权威专家团队

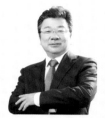

主　审

首都医科大学附属北京妇产医院/北京妇幼保健院　院长　**严松彪**

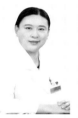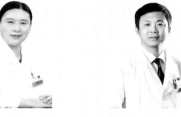

副主审

首都医科大学附属北京妇产医院/北京妇幼保健院　副院长　**赵　娟　阴赪宏**

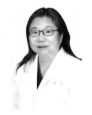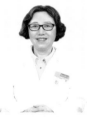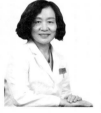

北京大学第一医院　　　　　首都医科大学附属北京妇产医院/北京妇幼保健院

妇产科主任医师　**陈　倩**　围产科主任医生　**沈汝冈**　儿童保健科主任医师　**杨海河**

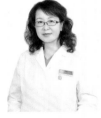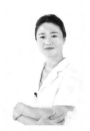

主　编　　　　　　　　　　　　　　　**副主编**

首都医科大学附属北京妇产医院/　　　　　首都医科大学附属北京妇产医院/

北京妇幼保健院主任医师　**游　川**　　　北京妇幼保健院主任医师　**陶旻枫**

编委会成员

北京妇产医院院长严松彪　主审推荐

怀孕分娩新生儿

医生最想告诉您的那些事

游　川／主编

北京科学技术出版社

图书在版编目（CIP）数据

怀孕分娩新生儿：医生最想告诉您的那些事 / 游川主编. —
北京：北京科学技术出版社，2018.10（2019.4重印）
ISBN 978-7-5304-9881-1

Ⅰ.①怀… Ⅱ.①游… Ⅲ.①妊娠期—妇幼保健—基本知识
②分娩—基本知识③婴幼儿—哺育—基本知识 Ⅳ.①R715.3
②R714.3③R174

中国版本图书馆CIP数据核字（2018）第238494号

怀孕分娩新生儿：医生最想告诉您的那些事

主　　编	游　川
策划编辑	刘　宁
责任编辑	路　杨
装帧设计	艺琳设计工作室
责任印制	吕　越
出 版 人	曾庆宇
出版发行	北京科学技术出版社
社　　址	北京西直门南大街16号
邮政编码	100035
电话传真	0086-10-66135495（总编室）
	0086-10-66113227（发行部）
	0086-10-66161952（发行部传真）
网　　址	www.bkydw.cn
电子信箱	bjkj@bjkjpress.com
经　　销	新华书店
印　　制	北京宝隆世纪印刷有限公司
开　　本	710mm×1000mm　1/16
印　　张	21.75
字　　数	310千字
版　　次	2018年10月第1版
印　　次	2019年4月第2次印刷

ISBN 978-7-5304-9881-1 / R·2522

定　　价：78.00元

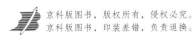

目 录

第4章
产前检查的重点内容和注意事项

第8章
孕期运动评估与规划

第9章
孕期心理变化及调适

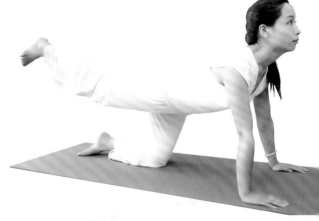

第10章
轻松自然，顺利分娩

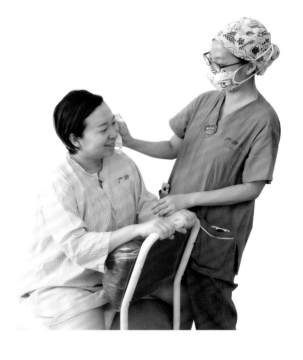

第11章
认识剖宫产

第12章
产褥期保健

第13章
促进母乳喂养成功

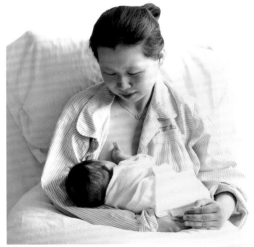

第14章
新生儿护理

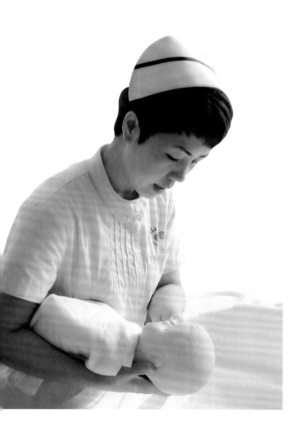

第16章
关注婴儿睡眠质量

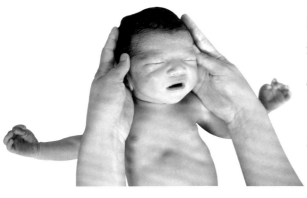

第15章
新生儿神经心理发育与儿童早期发展

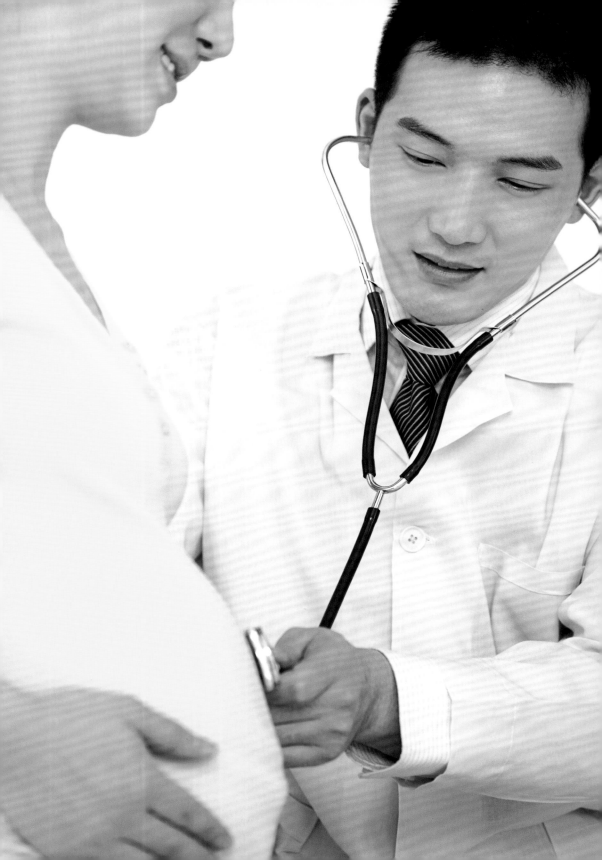

第 1 章

怀孕分娩可以享受的
政策红利

　　为了使每一个新生命从起始就有健康和安全相伴，我国政府制定了多项孕产期和新生儿保健惠民政策，让每个迎接新生命的家庭都能享有健康和幸福！从此刻起，科学备孕、保持身心健康，为可爱的新生命创造一个健康的起点！

免费孕前优生健康检查

研究表明，孕前优生健康检查能够及时、全面地发现准备妊娠者的各类危险因素，帮助其全面了解自身健康状况，主动避免高危因素，是预防出生缺陷的关键环节和重要手段。

2010年，我国政府启动了国家免费孕前优生健康检查项目试点工作，并从2013年起在全国范围实施。符合生育政策并准备怀孕的户籍和常住人口夫妇均可享受免费孕前优生健康检查服务，服务内容包括优生健康教育、体格检查、临床实验室检查、影像学检查、风险评估、咨询指导等（详见表1.1），帮助备孕夫妇评估影响优生的风险因素，对影响怀孕的各种疾病提供专业的治疗意见。相关内容将在本书第2章做详细介绍。

表1.1 孕前优生健康检查基本服务内容

服务项目		女性	男性
优生健康教育		√	√
病史询问(了解孕育史、疾病史、家族史、用药情况、生活习惯、饮食营养、环境危险因素等)		√	√
体格检查	常规检查（包括身高、体重、血压、心率、甲状腺触诊、心肺听诊、肝脏脾脏触诊、四肢脊柱检查等）	√	√
	生殖系统检查	√	√
实验室检查9项	白带常规检查	√	
	阴道分泌物 淋球菌检测	√	
	沙眼衣原体检测	√	
	血液常规检验（血红蛋白、红细胞、白细胞及其分类、血小板）	√	
	尿液常规检验	√	√
	血型检验（包括ABO血型和Rh阳性/阴性）	√	√
	血清葡萄糖测定	√	
	肝功能检测（丙氨酸氨基转移酶）	√	√

续表

服务项目		女性	男性
	乙型肝炎血清学五项检测	√	√
	肾功能检测（肌酐）	√	√
	甲状腺功能检测（促甲状腺激素）	√	
病毒筛查4项	梅毒螺旋体筛查	√	√
	风疹病毒IgG抗体测定	√	
	巨细胞病毒IgM抗体和IgG抗体测定	√	
	弓形虫IgM和IgG抗体测定	√	
影像学检查1项	妇科超声常规检查	√	
风险评估和咨询指导		√	√

免费增补叶酸预防神经管缺陷

叶酸是生产血红细胞和形成神经管所必需的营养物质，叶酸缺乏可影响胚胎细胞增殖、分化，增加胎儿发生神经管畸形及流产的风险。2009年，我国政府启动了增补叶酸预防神经管缺陷项目，在全国范围为准备怀孕的农村妇女（包括流动人口）免费增补叶酸预防神经管缺陷。北京市不仅为准备怀孕的常住待孕妇女（包括非农业户籍）免费发放叶酸，怀孕3个月内的妇女也能享受这一政策红利。具体领取方法详见本书第2章。

知识链接

神经管是胚胎发育成脑、脊髓、头颅背部和脊椎的部位，停经后44天神经管完全闭合，在此期间叶酸需求量增加。叶酸不足或缺乏可导致神经管发育缺陷，主要表现为无脑儿、脑膨出、脑脊髓膜膨出、隐性脊柱裂、唇裂及腭裂等。补充叶酸被证明可以显著降低神经管缺陷的发生率。

免费孕产期保健服务

孕产期是一个家庭最幸福甜蜜的时光，但新生命的开始并不意味着可以高枕无忧。十月怀胎期间，准妈妈和胎宝宝需要医生和家人的悉心呵护。

2009年，我国政府在全国范围启动了基本公共卫生服务项目，孕产妇可在户籍所在地或常住地免费享受孕产期保健服务，服务内容包括建立《母子健康手册》、5次产前检查和1次产后访视。各地流程不同，下面以北京市为例进行详细介绍。

1. 建立《母子健康手册》

《母子健康手册》将孩子的成长印记、父母的养育笔记与医生的服务手记融为一体，是送给孩子的第一份珍贵的礼物，可以记录准父母获知怀孕喜讯时的激动、第一次感受胎动的喜悦、听到新生命第一声啼哭和宝宝第一次叫"爸爸""妈妈"的快乐……每次孕产期检查、每次儿童保健和预防接种都要带上它并做好记录！

建册对象： 在北京市居住的孕产妇，包括北京市户籍、外嫁京籍以及在北京市居住半年以上的常住人口。

携带证件： 医院出具的妊娠化验结果，夫妻双方的户口簿、身份证、北京市居住证等相关材料。

建册地点

- 夫妻双方均为外地户籍，到居住地社区卫生服务机构建册。
- 夫妻一方为北京市户籍，到北京市户籍所在地社区卫生服务机构建册。
- 夫妻双方均为北京市户籍：
  ①且均为个人户籍，到女方户籍所在地社区卫生服务机构建册。
  ②且一方为个人户籍，另一方为集体户籍，到个人户籍所在地社区卫生服务机构建册。
  ③且均为集体户籍，若均为正式集体户籍，到女方户籍所在地社区卫生服务机构建册。
  ④且均为集体户籍，若一方为正式集体户籍，另一方为临时集体户籍，到正式集体户籍所在地社区卫生服务机构建册。
- 军人视作集体户籍者。

建册流程

到医院进行妊娠化验，确认是否怀孕

↓

怀孕6周后到社区卫生服务机构领取《母子健康手册》

↓

带着《母子健康手册》到医院建档，进行产前检查

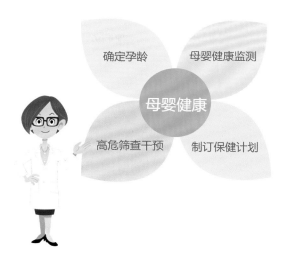

确定孕龄　　母婴健康监测

母婴健康

高危筛查干预　　制订保健计划

2. 免费产前检查+产后访视

规范、系统的产前检查和产后访视是保障母婴健康与安全的关键环节，可以早期发现影响母婴健康的危险因素并及时进行干预，预防或减少孕期并发症、合并症；对严重的出生缺陷进行筛查，减少出生缺陷的发生；结合孕妇个人情况，制订个体化的孕期和分娩计划，为胎儿的生长发育创造良好的内外环境。

免费对象： 北京市户籍人口孕产妇、常住北京市的外地户籍孕产妇（孕前已在北京市实际居住6个月及以上并持有居住证者，以居住证有效期为准）。

免费金额： 产前检查费用675元，产后访视费用20元。

实施单位： 北京市各级助产技术服务机构（即有产科的医院）和社区卫生服务机构。

实施内容： 详见第6页表1.2。

申领程序（以北京市为例）

- 孕产妇提前垫付产前检查和产后访视费用。
- 凡符合补助条件的产妇，自分娩之日起60天内，持5次产前检查和1次产后访视的门诊收费专用收据原件、出院（诊断）证明原件及其复印件、夫妻双方户口簿原件及其复印件、居住证原件及其复印件、《北京市母子健康手册》，到户籍所在地或常住地基层卫生服务机构申领补助。
- 逾期视为自动放弃。

表1.2　产前检查及产后访视时间和项目

检查时间	检查项目
第1次产前检查 孕12周前（含12周）	基础检查：身高、体重、血压、胎心
	实验室检查：血常规+血型（ABO+Rh）、尿常规、肝功能、肾功能、乙肝表面抗原、艾滋病病毒抗体、梅毒血清学筛查、空腹血糖
第2次产前检查 孕16～20周（复查1次）	基础检查：体重、血压、宫高、胎心
	实验室检查：血常规、尿常规
	妇科检查（宫颈检查）
	阴道分泌物检查（清洁度+霉菌+滴虫）
	辅助检查：心电图
第3次产前检查 孕21～24周（复查1次）	基础检查：体重、血压、宫高、胎心、腹围
	实验室检查：血常规、尿常规
	辅助检查：产前超声筛查
第4次产前检查 孕28～36周（复查1次）	基础检查：体重、血压、宫高、胎心、胎位、腹围
	实验室检查：血常规、尿常规、肝功能、肾功能
第5次产前检查 孕37～40周（复查1次）	基础检查：体重、血压、宫高、胎心、胎位、腹围
	实验室检查：血常规、尿常规
	骨盆测量，胎心监护
产后访视 出院后7天内	观察产妇的一般情况、精神状态、是否有抑郁症状；了解本次分娩过程、分娩方式、胎产次、会阴切开或腹部伤口情况、有无产后出血和感染等异常情况；测量体温、血压；检查乳房、乳头、乳量；查子宫底高度、有无压痛，腹部及会阴伤口；观察恶露的量、色、性状；观察产妇喂奶的全过程

 特 别 提 示

　　已参加生育险、公费医疗、新型农村合作医疗的产妇按原渠道报销，不重复享受该政策。具体政策执行及报销金额等相关问题，请咨询建立《母子健康手册》的基层卫生服务机构。

免费母婴传播性疾病干预服务

2001年，我国政府启动预防艾滋病母婴传播试点工作。2010年起整合开展了预防艾滋病、梅毒和乙肝母婴传播工作，2015年起在全国范围为孕产妇（包括流动人口）免费提供艾滋病、梅毒和乙肝筛查，为检测发现的艾滋病、梅毒感染孕产妇（包括流动人口）及所生儿童，以及乙肝感染孕产妇（包括流动人口）所生儿童提供免费干预服务。

1. 免费对象

免费筛查对象：所有孕产妇（包括流动人口）。

免费治疗对象：感染艾滋病的孕产妇（包括流动人口）及所生儿童。

免费免疫接种对象：感染乙肝的孕产妇所生儿童。

2. 服务地点

各级助产技术服务机构（即有产科的医院）。

3. 服务项目

在孕产妇初次接受孕产期保健时，各级医疗卫生机构会告知艾滋病、梅毒和乙肝母婴传播的危害及接受相关检测的必要性等核心信息，并提供相关检测和检测后的咨询服务。对感染孕产妇，在进行常规孕产期保健的同时定期随访，免费给予药物阻断，并在住院分娩期间提供安全助产服务，产后给予产妇和婴儿药物治疗、定期随访、喂养指导等。乙肝感染孕产妇所生儿童可以免费注射1针乙肝免疫球蛋白。

特别提示

在各级助产技术服务机构（即有产科的医院）建档必须出示艾滋病、梅毒和乙肝检测报告单，否则不予建档。

- **艾滋病病毒（HIV）**是通过接触感染者体液（主要是血液或精液）传播的，最常见的传播方式是性接触和共用针头注射毒品。HIV一旦进入人体，就会破坏人体免疫系统，导致严重的感染，其中一些可能会导致死亡。目前还没有治愈HIV感染的方法。

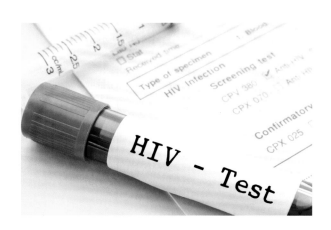

在大多数情况下。感染了HIV不会马上发病，有些人需要5年甚至更长时间才会出现相关症状。有些人在感染的时候会有一些短暂的类似流感的症状包括体重减轻、疲劳、淋巴结肿大、盗汗、发热、腹泻和咳嗽。

HIV可在怀孕期间、阴道分娩期间或哺乳期间由母亲传染给婴儿。由于这个原因，所有怀孕女性都要进行HIV检测。如果在怀孕早期发现自己感染了艾滋病，可以得到医疗护理，改善自己的健康并保护孩子的健康。

- **乙型肝炎**是一种影响肝脏功能的病毒感染，如果不采取预防措施，70%～90%感染乙肝病毒的女性会在怀孕期间将乙肝病毒传染给胎儿。婴儿患肝炎可能面临严重的健康问题，甚至会危及生命。

- **梅毒**是由细菌引起的，分阶段发生，在某些阶段比在其他阶段更容易传播。如果不治疗，会导致心脏和大脑损伤、失明、瘫痪和死亡；如果及早发现并进行治疗，危害可能会小一些。

梅毒可以通过胎盘传染胎儿，增加早产、死产的风险。出生时被感染并存活下来的婴儿可能有严重的健康问题，涉及大脑、眼睛、牙齿、皮肤和骨骼。

特别提示

梅毒在发病初期很少出现症状或体征，需要通过血液测试进行诊断。妊娠期梅毒感染可以用抗生素治疗。

免费新生儿疾病筛查

某些先天性和遗传性疾病，在患病早期并无明显症状，患儿外观和行为表现与正常儿差别不大，但是出现症状后有些会导致不可逆性的损伤。所以，最好是在未出现疾病表现，而其体内生化、激素水平已有明显变化时做出诊断，结合有效治疗，避免重要脏器出现不可逆性的损伤，保障正常的体格发育和智能发育。

2012年，国家卫生健康委员会（原国家卫生计生委，后文简称卫健委）联合中国残疾人联合会启动了新生儿疾病筛查项目，在项目开展地区免费为新生儿开展苯丙酮尿症（PKU）、先天性甲状腺功能减低症（CH）及新生儿听力筛查。各省在此基础上，根据本省实际情况，逐步扩大免费筛查病种，如广东、云南、浙江等省将葡萄糖-6-磷酸脱氢酶（G6DP）缺乏症纳入到新生儿疾病筛查病种中。下面以北京市为例进行介绍。

1. 筛查病种

北京市对在本市住院分娩并接受社区儿童保健的新生儿进行以下5种先天性疾病的免费筛查：先天性甲状腺功能减低症（CH）、苯丙酮尿症（PKU）、先天性听力异常（包括新生儿听力筛查和耳聋基因筛查）、先天性心脏病、发育性髋关节脱位。

- **先天性甲状腺功能减低症**是一种常见的先天性内分泌疾病，发病率为1/3000～1/2050。甲状腺激素作用于全身多系统、多器官，是一种非常重要的促进生长发育的激素。甲状腺分泌不足，可严重影响儿童正常的生长发育和智力发育。

- **苯丙酮尿症**是一种遗传代谢性疾病，我国的发病率约为1/10000。本病在遗传性氨基酸代谢缺陷疾病中比较常见，其遗传方式为常染色体隐性遗传。由于苯丙氨酸（PA）代谢途径中的酶缺陷，使得苯丙氨酸不能转为酪氨酸，导致苯丙氨酸及其酮酸蓄积，并从尿中大量排出。患儿除躯体生长发育迟缓外，主要表现为智力发育迟缓。

2018年5月11日，国家卫健委、科技部、工信部、国家药监局、国家中医药管理局五部门联合下发《关于公布第一批罕见病目录的通知》，苯丙酮尿症已纳入首批国家版罕见病目录。

- 我国先天性听力障碍发病率高达3‰～6‰，依靠父母观察，50%的聋儿不能被早期发现。在新生儿期进行听力筛查可以早期发现先天性听力障碍，从而做到早诊断、早干预，使有先天性听力障碍的儿童能听会说。

- 60%的耳聋与遗传因素有关，父母双方可能听力正常，但却携带耳聋基因，结果会在孩子身上体现出来，这就是为什么90%的聋儿父母听力正常的原因！耳聋基因筛查是运用遗传性耳聋基因芯片检测致聋基因，可以早期发现遗传因素导致的先天性耳聋，有效避免语前聋；对潜在的药物性耳聋患儿给予明确和有针对性的用药指导和提示，避免发生药物性耳聋；发现易受强力打击或强烈声音影响致聋的新生儿，避免一巴掌打聋或听音乐致聋等迟发性聋。对遗传性耳聋基因携带者（自己不发病，但会遗传给下一代），可以预警其在婚育时主动接受遗传咨询，减少后代出生聋儿的风险。

- 先天性心脏病是指胎儿时期心脏血管发育异常所致的解剖结构异常，或出生后应自动关闭的通道（在胎儿期属正常）未能闭合的情形，发病率约为0.8%。其发病可能与遗传尤其是染色体易位与畸变、宫内感染、大剂量放射性接触和药物等因素有关。随着心血管医学的快速发展，许多常见的先天性心脏病得到

 特别提示

我国每年通过新生儿听力筛查可以发现约3万名听障新生儿，然而每年实际新增聋儿（0～6岁）超过6万，超过半数的新生儿不能通过新生儿听力筛查中被检测出来！因为新生儿听力筛查仅停留在物理听力检查阶段，即把小耳塞放进宝宝的耳朵里，利用相关检测仪器接收宝宝的听力反应，这种检测只能测出新生儿当时听力是否异常，无法早期发现遗传因素导致的先天性耳聋和药物性耳聋高危个体。

准确的诊断和合理的治疗，病死率已显著下降。

- 发育性髋关节脱位是一种较常见的畸形，系髋臼发育不良和韧带松弛引起的股骨头脱位。女性比男性多5~8倍，左侧发病率高于右侧，影响生活质量，致残率高。新生儿期临床表现不明显，诊断主要依靠临床检查。

2. 筛查地点

分娩医院和居住地社区卫生服务机构。

3. 筛查方法

先天性甲状腺功能减低症：新生儿出生72小时并充分哺乳后，分娩机构依照《北京市新生儿疾病筛查采血技术规范》采集足跟血（采集1次足跟血可进行CH、PKU和耳聋基因3种筛查），逐级递送至北京妇幼保健院北京市新生儿疾病筛查中心进行筛查检测。如果不及时筛查，延误治疗，可导致患儿智力发育落后。

苯丙酮尿症：筛查方法同先天性甲状腺功能减低症。

新生儿听力筛查：新生儿出生48小时后至出院前，在分娩医院进行初筛（采用耳声发射测试的方法进行）；出生后因各种原因转诊到新生儿重症监护病房（NICU）的新生儿，在出院前进行初筛。产科初筛未通过的新生儿需要在42天时进行双耳复筛；在NICU初筛未通过的新生儿直接转诊至北京市儿童听力障碍诊治机构进一步检查。复筛仍未通过，应在3个

第1步：知情同意（采血前工作人员告知新生儿监护人）

↓

第2步：采血制片

↓

第3步：送北京市新生儿耳聋基因筛查机构筛查

↓

第4步：结果反馈（手机短信或上网查询）

↓

第5步：未通过者按要求预约就诊时间

↓

第6步：就诊咨询

月内转诊至北京市儿童听力障碍诊治机构进一步检查。

耳聋基因筛查：耳聋基因的筛查标本采集与CH和PKU的筛查一起进行。

先天性心脏病：居住地社区卫生服务机构妇幼保健人员进行新生儿访视和健康体检时，通过检测新生儿血氧饱和度和心脏听诊的方法进行筛查。

发育性髋关节脱位：居住地社区卫生服务机构妇幼保健人员进行新生儿访视和健康体检时，通过双髋关节外展试验进行筛查。诊断越早，疗效越好；因早期病理改变较轻，极易矫正。

4. 筛查结果通知

先天性甲状腺功能减低症和苯丙酮尿症的筛查结果一般在1个月后出来。无论筛查结果是否正常，均会以短信形式告知家长，筛查结果不正常者会另行电话通知家长。家长也可以登录北京市卫生和计划生育委员会网站查询。

耳聋基因筛查结果2~3个月后出来。无论筛查结果是否正常，均会以短信形式告知家长，筛查结果不正常者会另行电话通知家长。家长也可以登录新生儿耳聋基因筛查数据库网站查询筛查结果。

转诊医院

- 先天性甲状腺功能减低症转诊医院：北京妇幼保健院。
- 苯丙酮尿症转诊医院：北京妇幼保健院。
- 新生儿听力筛查转诊医院：首都医科大学附属北京同仁医院、首都医科大学附属北京儿童医院、中国人民解放军总医院、中国听力语言康复研究中心（原中国聋儿康复研究中心）、北京协和医院、北京大学第三医院。
- 耳聋基因筛查转诊医院：首都医科大学附属北京同仁医院、中国人民解放军总医院、北京协和医院。
- 先天性心脏病转诊医院：首都医科大学附属北京儿童医院、中国医学科学院阜外医院、首都医科大学附属北京安贞医院、北京华信医院。
- 发育性髋关节脱位转诊医院：首都医科大学附属北京儿童医院、北京积水潭医院。

0～6岁儿童免费健康服务

为了宣传科学育儿知识，指导儿童喂养、护理和疾病预防，并早期发现异常和疾病，及时处理和转诊，降低患病率和死亡率，促进儿童健康成长，2009年我国政府在全国范围启动了基本公共卫生服务项目，0～6岁儿童可在户籍或常住地免费享受新生儿访视、健康检查和免疫接种服务。下面以北京市为例进行介绍。

1. 免费新生儿访视

分娩后将持有的《母子健康手册》交回建册的社区卫生服务机构，可享受免费的新生儿及产妇访视服务。

访视次数： 正常足月新生儿不少于2次；高危新生儿根据具体情况酌情增加访视次数。

首次访视： 正常足月新生儿出院7日之内，社区卫生服务机构的医生会上门访视；高危新生儿首次访视在得到高危新生儿出院（或家庭分娩）报告后3日内进行。

满月访视： 在宝宝出生28天后，妈妈带着宝宝到社区卫生服务机构接受随访，同时给宝宝接种第2针乙肝疫苗。

● 询问母亲孕期及新生儿出生前后的情况和新生儿喂养情况。

有下列高危因素的新生儿为高危新生儿

● 早产儿（胎龄<37周）或低出生体重儿（出生体重<2500g）。
● 宫内、产时或产后窒息儿，缺氧缺血性脑病及颅内出血者。
● 患有高胆红素血症。
● 患有新生儿肺炎、败血症等严重感染。

● 患有各种影响生活能力的出生缺陷（如唇裂、腭裂、先天性心脏病等）以及遗传代谢性疾病。
● 母亲有异常妊娠及分娩史、高龄分娩（≥35岁）、患有残疾（视、听、智力、肢体、精神）并影响养育能力者等。

- 给予相应的喂养、防病指导。
- 对新生儿神经精神发育情况及患病情况做好记录。
- 观察新生儿的面色、皮肤、精神、呼吸。
- 检查新生儿的脐部、四肢、外生殖器及肛门，心肺听诊。

- 对新生儿进行血氧饱和度检查、体温测量。
- 对新生儿进行髋关节外展试验。
- 出生时未在分娩医院进行听力筛查的要补筛。
- 满月时测量体重并做健康评价。

访视流程图

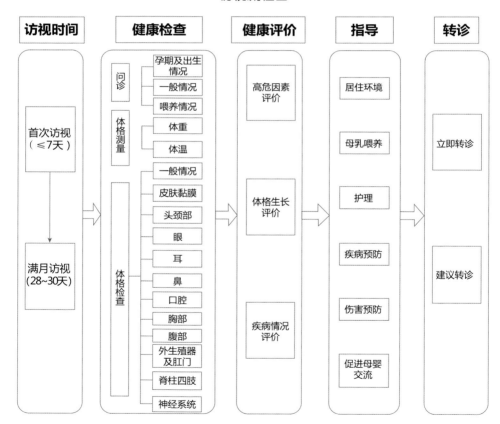

访视时间	健康检查	健康评价	指导	转诊
首次访视（≤7天）	问诊：孕期及出生情况／一般情况／喂养情况 体格测量：体重／体温 体格检查：一般情况／皮肤黏膜／头颈部／眼／耳／鼻／口腔／胸部／腹部／外生殖器及肛门／脊柱四肢／神经系统	高危因素评价 体格生长评价 疾病情况评价	居住环境 母乳喂养 护理 疾病预防 伤害预防 促进母婴交流	立即转诊 建议转诊
满月访视（28~30天）				

2. 免费健康体检

为了及时掌握儿童生长发育及健康状况，普及科学育儿知识，预防和早期发现生长偏离、疾病和其他异常情况，及时指导干预和治疗，促进儿童健康、家庭和社会和谐，北京市自2009年起为居住在北京市具有北京市户籍，或父母双方为北京市常住人口的0~6岁儿童进行定期健康体检工作。

服务地点：居住地社区卫生服务机构。

服务内容：详见表1.3。

表1.3 免费健康体检时间和体检内容

体检时间	体检内容
出生至1岁前体检4次 分别是3月龄、6月龄、9月龄、12月龄前	·身高（长）、体重测量及体格发育评价 ·检查头面部、胸部、腹部、四肢、皮肤等全身状况 ·进行心肺听诊 ·测查血红蛋白，进行听力筛查 ·根据月龄(年龄)给予相应的喂养、辅食添加、防病指导 ·对神经精神发育情况及患病情况，做好记录 ·检查乳牙萌出情况、龋齿发生及龋齿填充情况 ·心理行为发育监测 ·佝偻病症状和体征的检查 ·综合询问与全面体检结果，对受检儿童进行健康状况评估，发现问题及时给予医学指导 ·对体检中发现的佝偻病、贫血和营养不良儿童，按《北京市体弱儿童管理常规》进行管理，积极给予相应疾病治疗的指导
1~3岁前每年体检2次 分别是18月龄、24月龄前、30月龄、36月龄前	·身高（长）、体重测量及体格发育评价 ·检查头面部、胸部、腹部、四肢、皮肤等全身状况 ·进行心肺听诊 ·测查血红蛋白，进行听力筛查 ·根据月龄(年龄)给予相应的喂养、防病指导 ·对神经精神发育情况及患病情况，做好记录 ·检查龋齿发生及龋齿填充情况 ·佝偻病症状和体征的检查 ·综合询问与全面体检结果，对受检儿童进行健康状况评估，发现问题及时给予医学指导 ·对体检中发现的贫血和营养不良儿童、肥胖儿童进行管理，积极给予相应疾病治疗的指导
3~7岁前每年体检1次 分别是4岁、5岁、6岁、7岁前	·4岁以上儿童查视力 ·其他检查内容同1~3岁前

3. 免费免疫接种

接种对象：所有达到应种月（年）龄的适龄儿童，均为接种对象。

预防疾病种类：乙型肝炎、甲型肝炎、结核病、脊髓灰质炎、百日咳、白喉、破伤风、麻疹、流行性脑脊髓膜炎、流行性乙型脑炎、风疹、流行性腮腺炎12种传染病。

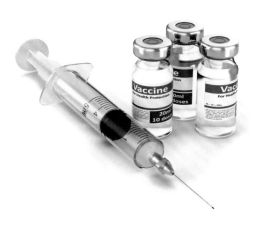

从非疫区新入京的35岁以下成人，如大学生，免费接种1剂乙脑减毒活疫苗，第2年加强1剂。

其他公共卫生服务

1. 国家地中海贫血防控试点

自2012年起，由中央财政出资，在广西、海南、云南等3个省（自治区）启动实施地中海贫血防控试点项目，免费为群众提供地中海贫血初筛、基因检测和产前诊断。目前，项目实施区域扩大到广西、广东、海南、云南、贵州、江西、福建、湖南、四川、重庆等10个高发省市（自治区）。

2. 国家儿童营养改善项目

自2012年起，国家卫健委与全国妇女联合会合作实施贫困地区儿童营养改善项目，应用中央财政专项补助经费，为项目地区6～24月龄婴幼儿免费提供营养包，开展营养与儿童喂养知识普及，预防婴幼儿营养不良和贫血。

疫苗种类

- 重组乙型肝炎疫苗（HepB，简称乙肝疫苗）。
- 卡介苗（BCG）。
- 脊髓灰质炎疫苗（PV，简称脊灰疫苗）。
- 脊髓灰质炎灭活疫苗（IPV，简称脊灰灭活疫苗）。
- 二价口服脊髓灰质炎减毒活疫苗（bOPV，简称脊灰减毒活疫苗）。
- 无细胞百日咳白喉破伤风疫苗（DTaP，简称无细胞百白破疫苗）。
- 白喉破伤风联合疫苗（DT，简称白破疫苗）。
- 成人及青少年白喉破伤风联合疫苗（dT，简称成人及青少年白破疫苗）。
- 麻疹风疹联合减毒活疫苗（MR，简称麻风疫苗）。
- 麻腮风联合减毒活疫苗（MMR，简称麻腮风疫苗）。
- 麻疹减毒活疫苗（MV，简称麻疹疫苗）。
- A群脑膜炎球菌多糖疫苗（MPSV-A，简称A群流脑多糖疫苗）。
- A群C群脑膜炎球菌多糖疫苗（MPSV-AC，简称A群C群流脑多糖疫苗）。
- 乙型脑炎减毒活疫苗（JE-L，简称乙脑减毒活疫苗）。
- 甲型肝炎灭活疫苗（HepA-I，简称甲肝灭活疫苗）。

免疫接种程序（2017版）

- 出生：乙肝疫苗（HepB）。
- 1月龄：乙肝疫苗（HepB）。
- 2月龄：脊灰灭活疫苗（IPV）。
- 3月龄：脊灰减毒活疫苗（bOPV），无细胞百白破疫苗（DTaP）。
- 4月龄：脊灰减毒活疫苗（bOPV），无细胞百白破疫苗（DTaP）。
- 5月龄：无细胞百白破疫苗（DTaP）。
- 6月龄：乙肝疫苗（HepB），A群流脑多糖疫苗（MPSV-A）。
- 8月龄：麻风疫苗（MR）。
- 9月龄：A群流脑多糖疫苗（MPSV-A）。
- 1岁：乙脑减毒活疫苗（JE-L）。
- 1.5岁：甲肝灭活疫苗（HepA-I），无细胞百白破疫苗（DTaP），麻腮风疫苗（MMR）。
- 2岁：甲肝灭活疫苗（HepA-I），乙脑减毒活疫苗（JE-L）。
- 3岁：A群C群流脑多糖疫苗（MPSV-AC）。
- 4岁：脊灰减毒活疫苗（bOPV）。
- 6岁：白破疫苗（DT），麻腮风疫苗（MMR）。
- 小学四年级（相当于9周岁）：A群C群流脑多糖疫苗（MPSV-AC）。
- 初中一年级：乙肝疫苗（HepB）。
- 初中三年级：成人及青少年白破疫苗（dT）。
- 大学进京新生：成人及青少年白破疫苗（dT）。

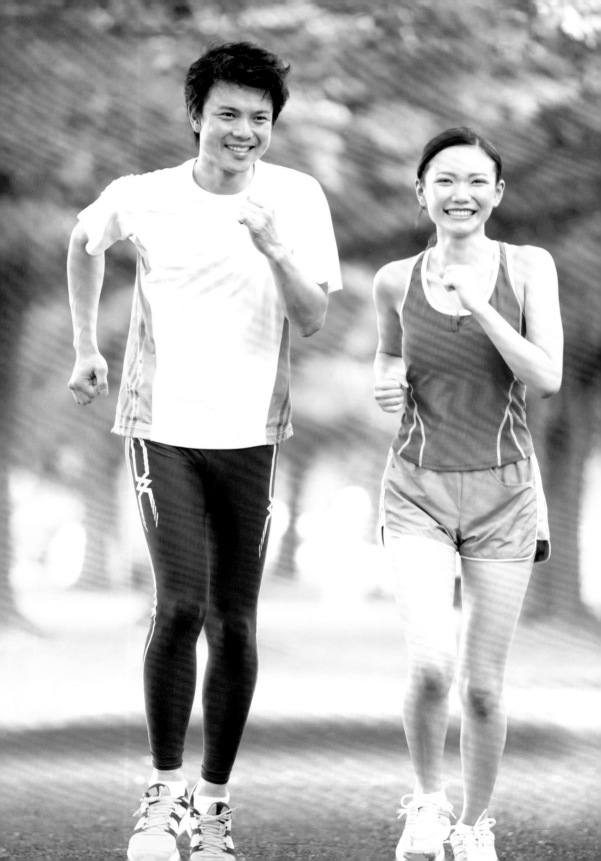

第 2 章

怀孕前将身心调整到
最佳状态

　　人类要繁衍，每个家庭都希望孕育聪明、健康的宝宝。新生命的诞生承载着全家人的希望，为了实现这个美好的愿望，夫妇双方要做好充分的孕前准备，不要打无准备之仗！健康的身体是孕育新生命必需的物质基础，而良好的心态则有助于成功受孕。

接受孕前优生健康检查

健康是父母给予下一代最珍贵的礼物。怀孕前，夫妇双方应该进行全面的优生健康检查，找出可能影响怀孕的因素。符合生育政策并准备怀孕的户籍和常住人口夫妇可享受政府提供的免费孕前优生健康检查服务。

1. 检查时间及地点

检查时间： 计划怀孕前3～6个月。

检查地点： 辖区内定点服务机构（北京市定点服务机构名录可登录北京市公共卫生信息中心网站www.phic.org.cn查询）。

携带证件： 夫妇双方身份证、结婚证、户口簿（居住证）。

2. 检查项目

优生健康教育（男女双方）

进行优生健康教育，帮助备孕夫妇建立健康的生活方式，提高其风险防范意识和进行风险防范的自觉性，规避风险因素。

病史询问（男女双方）

了解孕育史、疾病史、家族史、用药情况、生活习惯、饮食营养、环境危险因素等，评估是否存在相关风险，降低发生不良生育结局的风险。

关于孕育史，医生会重点询问怀孕几次、分娩几次，是否有早产、高血压、子痫前期和妊娠期不良反应，是否分娩过有先天缺陷的婴儿。有流产或死产经历的女性常常担心这种情况会再次发生，大多数有以上经历的女性能正常怀孕并分娩健康的婴儿，但在再次怀孕之前要有足够的时间恢

特别提示

有些疾病如先天性心脏病、慢性高血压、糖尿病、甲状腺功能亢进、甲状腺功能减退、肾病、血液病、肝病、精神疾病等，应先征询医生的意见，进行怀孕风险评估，再决定是否怀孕，不适合怀孕的就不能怀孕！不要勉强怀孕，避免悲剧的发生！适合怀孕的调整用药后再准备怀孕。

复身体、调整情绪。

　　一些疾病如糖尿病、高血压、癫痫等，可能会对准妈妈的健康造成不利影响，增加胎儿出现健康问题的风险。但女性患有这些疾病并不意味着不能正常怀孕，怀孕前的正确管理可降低与怀孕相关的风险。

　　许多先天缺陷是由染色体异常或基因问题引起的，这些类型的疾病被称为遗传性疾病。一些遗传性疾病是由基因突变引起的，大多数突变是无害的，但有些可能会导致疾病。怀孕前进行遗传咨询和致病基因携带者检测（通过血液或唾液检测），可以有更多的选择和更充足的时间做决定，防止某些遗传病在家族中再次发生！虽然女性怀孕后可以通过产前检查判断胎儿是否患有某种遗传性疾病，但通常要花很长时间才能得到诊断结果，而且到那时选择的余地已经很有限了。

　　一些药物包括非处方药和中草药，可能对生育造成不利影响，不能在怀孕前和怀孕期间服用。即使是普通的营养素补充剂也可能是有害的。如果你每天服用2～3种复合维生素补充剂，可能会导致某些维生素摄入过量（比如维生素A摄入过量），增加发生出生缺陷的风险。怀孕前是评估所有药物和维生素补充剂的理想时间，医生会对其安全性作出判断。进行孕前检查时应该告诉医生正在服用的所有药物——处方药、非处方药、中草药，包括营养素补充剂。最好能把药带着，方便医生了解和判断。

体格检查（男女双方）

　　进行身高、体重、血压、心率、甲状腺触诊、心肺听诊、肝脏和脾脏触诊、四肢和脊柱检查等常规检查，还要进行男女双方生殖系统检查，评估健康状况，发现影响优生的相关因素，减少影响受孕及导致不良妊娠结局的风险发生。

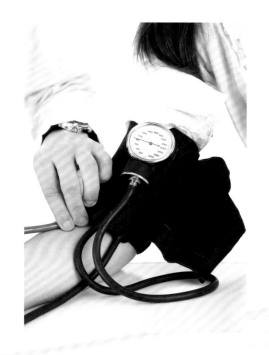

实验室检查（男女双方）

- 女性阴道分泌物检查，包括白带常规检查（检查有无阴道炎症，减少宫内感染的发生）、淋球菌检测和沙眼衣原体检测（检查有无感染，减少流产、早产、死胎、胎儿宫内发育迟缓等发生风险）。

　　有些阴道炎症如滴虫阴道炎和细菌性阴道病，可能会引起胎膜早破、早产和胎儿生长问题。它们均可表现为阴道分泌物异常（如分泌物呈黄灰色、绿色或白色，有鱼腥味），及外阴红肿、瘙痒、有灼烧感，但通常情况下症状轻微或没有症状。因此在孕前进行检查非常重要，如果患病应该治愈后再怀孕。

　　淋球菌和衣原体感染经常同时发生，可引起口腔、生殖器官和直肠感染（25岁及以下女性感染的风险更大）。女性感染最常发生在子宫颈，细菌可从子宫颈扩散到子宫和输卵管，引起盆腔炎。盆腔炎是一种严重的感染，会对输卵管造成损害，导致不孕。由盆腔炎造成的输卵管瘢痕也增加了异位妊娠的风险。如果不及时治疗，怀孕后这两种感染会增加发生胎膜早破、早产和胎儿发育问题的风险，淋球菌感

特别提示

　　有淋球菌和衣原体感染的女性通常只有轻微的症状，如阴道分泌物异常、尿频尿痛、盆腔内疼痛、阴道有灼烧感或发痒、外阴红肿、喉咙痛、淋巴结肿大等，有些女性根本没有症状。因此，在怀孕前进行检测很重要。

染还与流产和羊水感染有关。

　　淋球菌和衣原体感染可以通过分娩由母体传染给新生儿，使新生儿患结膜炎（眼部感染性疾病）。衣原体可使婴儿患肺炎，淋球菌可引起婴儿心脏、大脑、关节和皮肤感染。

　　如果新生儿有淋球菌或衣原体感染的体征，将接受抗生素治疗。父母也需要接受治疗。

- 女性血常规检验（血红蛋白、红细胞、白细胞及其分类、血小板），筛查贫血、血小板减少等，减少因重症贫血造成的胎儿宫内发育迟缓、因血小板减少造成的新生儿出血性疾病的发生。

- 男女双方尿常规检验，筛查泌尿系统疾病及代谢性疾病，减少生殖道

感染、宫内感染、胎儿死亡和胎儿宫内发育迟缓的发生。

- 男女双方血型检验（包括ABO血型和Rh阴性/阳性血型检验），预防因血型不合造成的溶血，减少发生流产、早产、胎儿畸形等的风险。
- 女性血清葡萄糖测定，筛查糖尿病，减少发生流产、早产、胎儿畸形等风险。
- 男女双方肝功能检测（丙氨酸氨基转移酶）和乙型肝炎血清学五项检测，评估是否感染及肝脏损伤情况，指导生育时机选择，减少母婴传播。
- 男女双方肾功能检测（检测血肌酐水平等），评价肾脏功能，指导生育时机选择，减少胎儿宫内发育迟缓的发生。
- 女性甲状腺功能检测（检测促甲状腺激素水平），评价甲状腺功能，指导生育时机选择，减少发生流产、早产、胎儿宫内发育迟缓、死胎、死产、子代内分泌及神经系统发育不全、智力低下等风险。

病毒筛查（男女双方）

- 男女双方梅毒螺旋体筛查，筛查有无梅毒感染，减少发生流产、死胎、死产、母婴传播的风险。
- 女性风疹病毒IgG抗体测定，发现风

特别提示

准妈妈感染风疹病毒可以导致胎儿患先天性风疹综合征，出现眼损害、耳聋、先天性心脏病、智力低下等。怀孕前应进行血液检验，确认是否患过风疹。如果没有患过风疹，应接种风疹疫苗，接种1～3个月后再怀孕，麻风腮疫苗接种3个月后再怀孕！

疹病毒易感个体，减少子代发生先天性风疹综合征（先天性心脏病、耳聋、白内障、脑积水等）的风险。

- 女性巨细胞病毒IgM抗体和IgG抗体测定，筛查有无巨细胞病毒感染，减少新生儿耳聋、智力低下、视力损害、小头畸形等发生风险。

巨细胞病毒是一种常见的病毒，但很难被发现，因为其很少引起症状。常见的症状包括发热、咽痛和疲劳，一般感染者不需要治疗。女性怀孕期间，病毒可通过胎盘进入胎儿体内，或胎儿出生后通过接触母亲的体液感染该病毒。巨细胞病毒感染可导致婴儿出现严重的问题，包括黄疸、神经问题和听力损失。

足月出生的婴儿在出生时或出

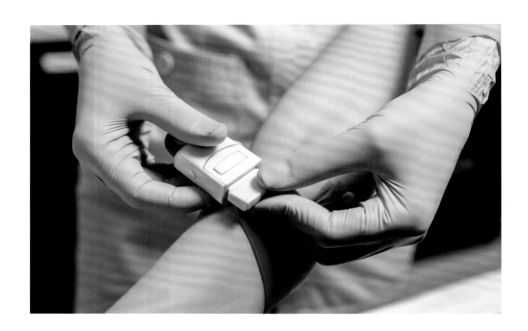

生后通过母乳感染巨细胞病毒通常不会发病，但早产儿和低出生体重儿很可能会发病，所以不建议有巨细胞病毒感染的产妇给早产儿或低出生体重儿喂母乳。

- 女性弓形虫IgM抗体和IgG抗体测定，筛查有无弓形虫感染，减少发生流产、死胎、胎儿宫内发育迟缓等风险。

　　弓形虫病是由寄生虫引起的感染，人类通常通过食用未煮熟、被污染的肉类或接触有弓形虫的动物而感染。弓形虫病可能不会引起任何症状，也可能出现类似流感的症状，比如疲劳和肌肉疼痛。女性如果怀孕前感染了弓形虫，不会传染给胎儿；但如果怀孕后感染了弓形虫（即使没有任何症状），有可能传染给胎儿，引起严重的问题（如神经系统和眼部的疾病）。

　　外出猎食野生动物的猫在弓形虫病的传播中扮演了重要角色。它们通过食用受感染的啮齿动物、鸟类或其他小动物而感染。如果家中养猫，虽然不必在怀孕期间把猫送走，但备孕女性需要采取一些预防措施。

- 如果家里养的猫经常到户外活动，应尽量避免更换猫砂，让家里其他人代办。
- 如果需要更换猫砂，应戴上一次性

手套，换完后用肥皂洗手。

- 不要收养或处理流浪猫，特别是小猫。
- 不要养新猫。
- 只吃彻底煮熟的肉。
- 接触生肉、家禽、海鲜或未洗的水果或蔬菜后，用热肥皂水清洗切菜板、操作台、餐具和手。
- 做园艺与土壤接触时要套上手套，做完后要彻底清洗双手。

影像学检查（女性）

妇科超声常规检查，筛查子宫、卵巢异常，减少不孕、流产及早产等不良妊娠结局的发生风险。

风险评估和咨询指导（男女双方）

评估风险因素，指导和落实预防措施，降低妊娠风险的发生率，减少出生缺陷的发生，提高出生人口素质。

3. 生育二胎更要进行孕前检查

这是很多准备生育二胎的妈妈想要了解的问题。一般认为第一个孩子生下来很健康，说明夫妻双方都很健康，生育二胎就不用做孕前检查了。这种想法是错误的。因为随着年龄的增加，生殖细胞的质量会下降，发生染色体相关疾病的概率会增加，所以孕前更应该进行优生健康检查。

温馨提示

- 体检前一天饮食应清淡，注意休息，体检当日禁食禁水。
- 女性避开月经期，体检前3天避免性生活。
- 女性妇科超声检查需要憋尿。
- 请如实告知医生个人既往病史。

经产妇有人工流产、引产或上环、取环史的，容易发生子宫内膜炎，进而导致前置胎盘、胎盘植入等问题。第一胎是剖宫产的女性，手术瘢痕可使子宫切口弹力变差。如果两胎间隔时间短，再次怀孕子宫瘢痕处易附着胎盘，发生胎盘粘连、植入。因此，在计划怀孕前应进行相应的妇科检查及超声检查等辅助检查，排除盆腔炎性疾病，检查子宫切口愈合情况是否利于怀孕，减少瘢痕妊娠的发生。

女性怀二胎后若行剖宫产，实际是在瘢痕子宫上进行手术，术后切口感染的发生率高于怀一胎施行剖宫产者。怀二胎的准妈妈应避免过度肥胖、预防和治疗生殖道炎症、纠正贫血、预防胎膜早破、预防二次剖宫产术后切口感染及其他危险因素的发生。

避免高龄生育

高龄孕妇是指预产期年龄超过35周岁的准妈妈。研究表明，高龄孕妇妊娠合并高血压、糖尿病及前置胎盘的比例明显增高，也更容易出现难产。此外，胎儿染色体病的发生率明显增加，尤其是21-三体综合征（唐氏综合征），发生率为1：（600～800）。从下表可见，随着孕妇年龄增加，21-三体综合征发生的风险明显上升。

母亲年龄	发生风险	母亲年龄	发生风险
21岁	1：1667	41岁	1：82
31岁	1：909	43岁	1：29
33岁	1：602	45岁	1：30
35岁	1：375	47岁	1：18
37岁	1：224	49岁	1：11
39岁	1：136		

唐氏综合征染色体核型示意图

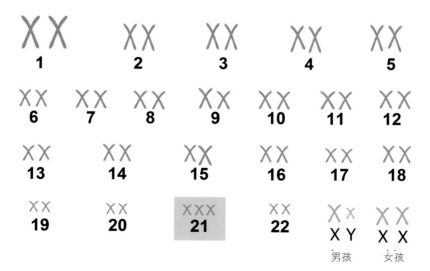

受孕不仅与卵子有关

如果女性朋友对自己的生育能力有疑问，可以通过血液测试了解卵巢的生育功能。但受孕不仅与卵子有关，还与精子有关。研究发现，35岁以上的男性可能需要更长时间使配偶受孕，而配偶受孕后会有一定的流产风险，因为年龄大的男性的精子更可能含有受损的DNA，对受精卵的质量也会产生不利影响。

按时、足量补充叶酸

在孕前准备阶段特别要强调两件事：第一件事是进行优生健康检查，第二件事就是要按时、足量补充叶酸。研究证实，孕前3个月到孕后3个月服用小剂量叶酸补充剂可以有效预防70%以上的神经管缺陷的发生。补充叶酸还可以提高受孕率，预防孕期并发症和其他出生缺陷发生的风险，促进红细胞成熟和血红蛋白合成，预防贫血并促进胎盘和胎儿的生长。

1. 为何要从孕前3个月开始补叶酸？

胚胎神经管分化发生在受孕后2～4周，即妊娠4～6周，补充叶酸400μg/d（0.4mg/d）4周后，体内叶酸缺乏的状况才能有所改善；持续补充12～14周后，血清或血浆叶酸浓度才可达到有效水平和稳定状态。所以，只有从孕前3个月开始补充，才能满足胚胎神经管分化对甲基的需要，起到预防胎儿神经管畸形的作用。女性备孕期间应该按推荐的剂量长期服用叶酸补充剂，有条件的整个孕期都应进行补充。

2. 是否可以通过食物补充叶酸？

叶酸有两种形式，即食物中的天然叶酸和人工合成叶酸。食物中的天然叶酸是结构复杂的多谷氨酸叶酸，进入人体后必须分解为小分子的单谷氨酸叶酸才能被小肠吸收，生物利用

必不可少的B族维生素

除了叶酸之外，其他B族维生素对成功受孕和胎儿发育也很重要：维生素B_1可影响排卵和受精卵着床，维生素B_2不足可能导致不孕和流产，维生素B_6可影响性激素分泌和功能发挥，维生素B_5和维生素B_{12}对胎儿的发育非常重要。孕前应多摄入富含B族维生素的食物，如牛奶、奶酪、全麦食品、卷心菜、香蕉等。如果这类食物摄入不足，可补充复合维生素补充剂。

率约为50%，而且对热、光和酸敏感，烹调加工的损失率可达50%～90%；人工合成的叶酸补充剂为叶酸单体，稳定性好，可被肠道直接吸收，空腹服用的生物利用率100%，与膳食混合后的生物利用率为85%。在摄入富含叶酸的食物的同时，每天口服小剂量叶酸片剂，是保证叶酸摄入达到理想水平的有效措施。

3. 补充叶酸的具体方法

服用剂量： 正常人群每天补充400μg（0.4mg），高危人群请遵照医嘱调整剂量。

服用次数： 每天服用1次。

请一定牢记，保证有效获得足量叶酸的方法是：每天服用1片400μg（0.4mg）叶酸，一定要每天坚持服用。

为了宝宝的健康，相信您一定能克服困难、坚持每天服用叶酸的。

温馨提示

- 可以在每天都要去的地方，如卫生间、冰箱上、厨房等显著位置粘贴提醒标志。
- 可以将叶酸药瓶放在床头、厨房的柜子、餐桌等方便取用的地方。
- 可以告诉家人、好友、同事服用叶酸的好处，让他们帮忙提醒您服用，特别应让自己的丈夫了解这一点。
- 可以在电脑中设定服用叶酸的提示语或屏幕保护。
- 可以利用手机设定提醒，帮助您坚持服用叶酸。

合理膳食，为受孕提供营养支持

备孕期的营养状况直接影响成功受孕的可能性和受精卵的质量，并可对女性及其下一代的健康产生长期影响。夫妻双方都应做好充分的孕前营养准备，保证成功受孕，提高生育质量，预防不良妊娠结局。

1. 均衡摄入七大类营养素

合理膳食最重要的一点是均衡摄入人体所需的七大类营养素：碳水化合物、脂肪、蛋白质、维生素、矿物质、水和膳食纤维。这七大类营养素是人体维持生命体征必不可少的，缺乏或者补充过量对人体健康都会产生不利影响。

碳水化合物

碳水化合物是人体主要的能源物质，人体所需能量的70%以上是由碳水化合物供给的。碳水化合物也是组织和细胞的重要组成部分。

碳水化合物可分为简单碳水化合物和复合碳水化合物两种。简单碳水化合物存在于水果等天然食物中，也存在于食糖、蜂蜜和枫糖浆等食物中，消化吸收得很快，可以为人体快速补充能量，但通常热量很高。因此，应该限制简单碳水化合物的摄入，远离含糖饮料和添加糖的食物。

复合碳水化合物包括膳食纤维和淀粉。身体需要更长的时间处理它们，所以复合碳水化合物能比简单碳水化合物提供更持久的能量。复合碳水化合物存在于面包、大米，以及某些水果和土豆、玉米等淀粉类蔬菜中。

蛋白质

蛋白质是一切生命的基础，是

碳水化合物的主要食物来源

碳水化合物主要来源于米、面，各种杂粮、薯类和部分水果。富含碳水化合物的食物所提供的热量应占每日所需总热量的55%～65%。

构成、更新、修补组织和细胞的重要成分，参与物质代谢及生理功能的调控，维持机体的生长发育、繁殖、遗传并提供能量。富含蛋白质的食物包括鱼类、禽类、畜类、蛋类、乳类、豆类。

脂肪

脂肪是能量来源之一，可保护和固定内脏、防止热量丢失、保持体温，omega-3等脂肪酸对大脑发育有重要作用。脂肪对免疫系统功能的发挥也至关重要，还可帮助人体利用维生素A、维生素D和维生素K。怀孕期间脂肪可帮助形成胎儿的器官和胎盘。

矿物质

矿物质是骨骼、牙齿和其他组织的重要成分，能活化激素及维持主要酶系统的功能，具有十分重要的生理调节功能。乳类及其制品、虾米、贝类、鱼类、豆类、绿叶蔬菜、芝麻酱等食物是钙的良好来源；动物性食物中的内脏、全血、鱼类等，植物性食物中的豆类、绿叶蔬菜等，均是铁的良好来源；海产品中的蛤贝类（如牡蛎）、肉类、肝脏、豆类、坚果类含锌量较高；海带、紫菜、海鱼等海产品含碘量较多，加碘盐以及海盐中的原盐也含有一定量的碘。

食物中含有不同种类的脂肪

- **饱和脂肪**：主要来自肉类和乳制品，冷冻时呈固态，如黄油、猪油、棕榈油和椰子油。
- **不饱和脂肪**：一般呈液态，主要来自蔬菜等植物，比如橄榄油、菜籽油、花生油、葵花籽油。鱼油中也含有较多不饱和脂肪。
- **反式脂肪**：在室温下经过化学处理变成固体的不饱和脂肪。经过化学处理，食物的保存时间可以更长、味道可以更好。植物黄油、人造奶油、饼干和薯片等零食通常含有反式脂肪。

脂肪应该占总食物摄入量的20％～35％，相当于每天6汤匙。饮食中的大部分脂肪和油应该是不饱和脂肪，如橄榄油和花生油。应限制饱和脂肪如黄油和红肉的摄入量，并避免摄入反式脂肪（没有营养价值）。过多的饱和脂肪和反式脂肪会导致心脏病等健康问题。

特别提示

　　硒和锌可保护精子，硒还可以帮助精子进入卵子，锰可以提高男性的生育能力。应该从计划怀孕前3个月重点关注这些影响精子质量的关键营养素，保证足量摄入。

维生素

　　维生素是维持人体健康所必需的物质，对生长发育和人体生理功能的正常发挥至关重要。需要量虽少，但因为人体不能合成或合成量不足，必须从食物中摄取。

　　动物肝脏、乳类、蛋黄、胡萝卜、南瓜等富含维生素A，海鱼、鱼肝油等富含维生素D，动物肝脏、肾脏和豆类、乳类等富含B族维生素，新鲜蔬菜、水果等富含维生素C。

水

　　水是人体液的主要成分，约占体重的60%，具有调节体温、输送营养和代谢废物、促进体内化学反应和润滑的作用。

膳食纤维

　　膳食纤维包括纤维素、半纤维素、木质素、果胶等，广泛存在于粗粮、薯类及蔬菜中，可促进肠道蠕动、吸附多余的脂肪和胆固醇，使之排出体外；可预防便秘、调节血糖、降低血脂，有效预防心血管疾病、胃肠道疾病的发生。

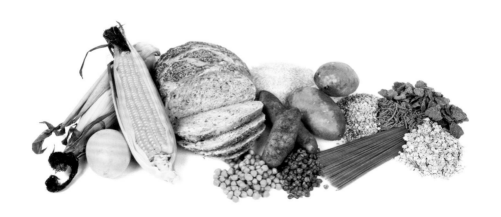

《中国居民膳食指南（2016）》相关建议

- **食物多样、谷类为主**。每天的膳食应包括谷薯类、蔬菜水果类、畜禽鱼蛋奶类、大豆坚果类等食物。平均每天摄入12种以上食物，每周摄入25种以上食物。每天应摄入谷薯类食物250～300g，其中全谷物和杂豆类50～75g、薯类50～75g。

- **多吃蔬菜水果**。蔬菜是平衡膳食的重要组成部分，应保证每天摄入300～500g蔬菜（每餐都有蔬菜），深色蔬菜应占1/2，每周吃1次含碘海产品；保证每天摄入200～350g新鲜水果（果汁不能代替鲜果）。

- **多吃乳制品、豆制品**。乳类富含钙，大豆富含优质蛋白质。每天摄入乳类食物300g，相当于15g大豆的豆制品及10g坚果。

- **适量吃鱼、禽、蛋、瘦肉**。肉禽蛋鱼类食物每天摄入130～180g，其中瘦畜禽肉40～65g、鱼虾类40～65g、蛋类50g。每周吃1次动物血或畜禽肝脏。优先选择鱼类和禽类，吃鸡蛋不弃蛋黄，少吃肥肉、烟熏和腌制肉制品。

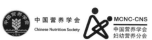 中国备孕妇女平衡膳食宝塔

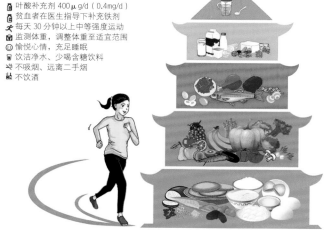

叶酸补充剂 400 μg/d（0.4mg/d）
贫血者在医生指导下补充铁剂
每天30分钟以上中等强度运动
监测体重，调整体重至适宜范围
愉悦心情，充足睡眠
饮洁净水、少喝含糖饮料
不吸烟、远离二手烟
不饮酒

加碘食盐	<6g
油	25～30g
奶类	300g
大豆／坚果	15g/10g
肉禽蛋鱼类	130～180g
瘦畜禽肉	40～65g
每周食用1次动物血或畜禽肝脏	
鱼虾类	40～65g
蛋类	50g
蔬菜类	300～500g
每周食用1次含碘海产品	
水果类	200～350g
谷薯类	250～300g
全谷物和杂豆	50～75g
薯类	50～75g
水	1500～1700ml

2. 培养清淡饮食的习惯

少盐少油（少吃高盐和油炸食品），控糖限酒，培养清淡饮食的习惯。成人每天食盐量不超过6g，烹调油用量25～30g，糖的摄入量每天不超过50g（最好控制在25g以下）。尽量不摄入反式脂肪，如果摄入，每日摄入量不超过2g。足量饮水，每天喝7～8杯水（1500～1700ml）。提倡饮用白开水，不喝或少喝含糖饮料。

3. 常吃含铁丰富的食物

育龄女性是铁缺乏和缺铁性贫血患病率较高的人群，孕前缺铁可导致早产、胎儿生长受限、新生儿低出生体重以及妊娠期缺铁性贫血。备孕女性应经常摄入含铁丰富且利用率高的食物（详见表2.2），为孕期储备足够的铁。

红枣、桂圆常被大众作为补血佳

特别提示

铁缺乏或缺铁性贫血者应纠正贫血或铁缺乏后再怀孕。孕前体检时要特别关注感染性疾病（如牙周病）以及血红蛋白、血浆叶酸、尿碘等反映营养状况的指标的检测，目的是避免相关炎症及营养素缺乏对成功受孕和妊娠结局的不良影响。

品用以改善贫血，其实食用红枣补铁效果不如食用动物肝脏、动物血，以及猪、牛、羊、马等动物的瘦肉。不仅是红枣，通常大家认为含铁量较高的菠菜、黑木耳、芝麻酱、海带、草莓等植物性食物，补铁效果都不如上述动物性食物。因为动物肝脏、动物血、红肉里的铁为血红素铁，吸收率较高，应适当多吃（一日三餐中应该有瘦畜肉50～100g，每周应吃1次动物

表2.2　常见食物铁含量（mg/100g）（举例）

食物名称	铁含量	食物名称	铁含量	食物名称	铁含量
鸭血	30.5	鸭肝	35.1	木耳（干）	97.4
鸡血	25.0	猪肝	22.6	油菜	5.9
猪血	8.7	鸡肝	12.0	菠菜	2.9

——以上内容引自《中国食物成分表（2002）》《中国食物成分表（2004）》

含铁和维生素C丰富的菜肴（举例）

猪肝炒柿子椒（猪肝50g、柿子椒150g），含铁12.5mg、维生素C 118mg。

鸭血炒韭菜（鸭血50g、韭菜100g），含铁16.8mg、维生素C24mg。

水煮羊肉片（羊肉50g、豌豆苗100g、油菜100g、辣椒25g），含铁7.6mg、维生素C118mg。

——以上内容引自《中国居民膳食指南（2016）》

血或畜禽肝脏）；而红枣、桂圆、菠菜、黑木耳中的铁为非血红素铁，必须在胃酸、维生素C、有机酸等成分的作用下还原为二价铁才能吸收，吸收率较低（红枣的铁含量和铁吸收率较其他植物性食物高）。新鲜蔬菜和水果中的维生素C能促进食物中非血红素铁的吸收。

4. 选用碘盐，多吃含碘丰富的食物

碘是合成甲状腺激素不可缺少的微量元素，孕前和孕期良好的碘营养状况可预防碘缺乏对胎儿神经系统和体格发育的不良影响。孕期对碘的需要量增加，早孕反应可影响碘的摄入。由于食物中普遍缺乏碘，选用加碘食盐可确保有规律地摄入碘，安全有效、方便经济。

我国食盐强化碘量为25mg/kg，

碘的烹调损失率为20%，按每日摄入6g食盐计算，可摄入碘约120μg/d，达到成人推荐摄入量。考虑到孕期对碘的需要量增加及孕早期妊娠反应会影响对食物和碘的摄入，建议备孕女性在选用碘盐之外每周摄入1次富含碘的海产品，如海带、紫菜、贻贝（淡菜）等，以增加碘的储备量。

每周吃1次富含碘的海产品

- 海带炖豆腐（鲜海带100g含碘114μg，豆腐200g含碘15.4μg）。
- 紫菜蛋花汤（紫菜5g含碘216μg，鸡蛋25g含碘6.8μg）。
- 贻贝（淡菜）炒洋葱（贻贝100g含碘346μg，洋葱100g含碘1.2μg）。

上述菜肴的含碘量分别加上每天由碘盐获得的120μg碘，碘摄入量为250～470μg，既能满足备孕女性对碘的需要，又在安全范围之内。

——以上内容引自《中国居民膳食指南（2016）》

适量运动，保持适宜的孕前体重

　　准妈妈的孕前体重与胎儿出生体重、新生儿死亡率以及孕期并发症等不良妊娠结局有密切关系，低体重或肥胖的育龄女性是发生不良妊娠结局的高危人群。科学管理体重应从孕前开始，并贯穿整个孕期。

　　备孕女性宜通过平衡膳食和适量运动调整体重，尽量使体质指数（BMI，体重/身高^2）在18.5～23.9的理想范围。

1. 太胖和太瘦都不利于受孕

　　体重过轻会影响排卵，造成生理周期不规律或者没有月经，从而影响成功受孕。而且，怀孕会消耗女性的身体储备，孕前身体应积累少量脂肪。低体重（BMI＜18.5）者可通过适当增加食物的摄入量和规律运动增加

女性不同体质指数（BMI）示例

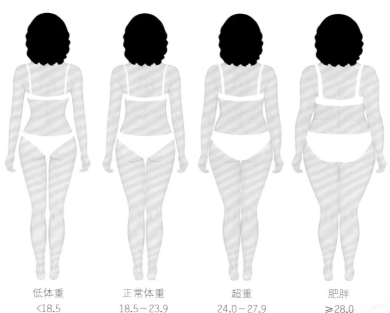

低体重	正常体重	超重	肥胖
＜18.5	18.5～23.9	24.0～27.9	≥28.0

体重。每天适量增加乳类、主食和肉蛋类食物的摄入量，根据个人膳食情况，每天可有1~2次加餐。加餐的食物可选择牛奶200ml，也可选择粮谷类/畜肉类50g，或蛋类/鱼类75g。

脂肪过多会影响新陈代谢和激素分泌，影响正常排卵，怀孕后发生孕期并发症的风险明显高于体质指数正常的准妈妈。肥胖（BMI≥28.0）者应改变不良饮食习惯，减慢进食速度，避免过量进食，减少高能量、高脂肪、高糖食物的摄入，多选择血糖生成指数低、富含膳食纤维、营养素密度高的食物，如绿叶蔬菜、大豆、粗粮等。同时应增加运动量，快走、慢跑、游泳都是很好的运动方式。推荐每天至少进行30~90分钟中等强度的运动（可以分为3次，每次20~30分钟）。

2. 运动强度和运动方法

孕前运动应该视身体情况而定，适度非常重要。所谓适度就是在身体觉得舒适的范围内锻炼，不要过度锻炼。过度锻炼会影响正常排卵，增加受孕难度。建议从餐后1小时开始运动（从吃第一口饭算起），每次运动30~60分钟，每周不少于5次。

尽可能地锻炼大肌肉群，尤其是血糖偏高者。研究发现，肌肉中的肌糖原浓度和葡萄糖的摄取有显著的负相关关系。骑40分钟自行车后（每分钟全身耗氧量为2~2.3L），大的骨骼肌葡萄糖摄入量可以增加11~20倍。大肌肉的激活如股四头肌，可以影响糖耐量。许多运动训练计划未能实现血糖正常这一预期目标，是因为大肌肉群没有被激活或者锻炼持续的时间不够长。

规律作息，睡眠充足

良好的睡眠不仅有利于消除疲劳、恢复体力、保护大脑、延缓衰老，还能增强免疫力，对维护身体的健康有非常重要的作用。良好的睡眠能帮助身体的自愈系统修复人体的大多数问题；没有良好的睡眠，不但身体的损伤无法修复，造血系统也无法正常运行，许多慢性疾病就会慢慢滋生，健康就会受到威胁。

保持良好的卫生习惯

1. 注意口腔卫生

口腔疾病主要有两大类：龋病和牙周病。龋病发病时会很疼，人们相对较重视，了解的人也较多，但对牙周病了解的人则甚少，很多人即使患病了也不知道。

牙周病是一种慢性细菌性疾病，会牵连牙龈组织受损，治疗不及时会导致牙齿脱落，以及糖尿病和心血管疾病等系统性疾病的发生。女性怀孕后受激素水平及血液循环变化的影响，牙龈容易肿胀受伤，牙齿容易松动，口腔比常人更易潜藏细菌。孕期患牙周病不仅会导致胎儿出生体重偏低，还会导致早产。因此，孕前要特别注意口腔卫生：吃东西后要漱口，早晚刷牙，不用牙齿咬过硬的东西，不

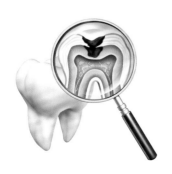

知识链接

第3次全国口腔健康流行病学调查数据显示：我国成年人牙周病的患病率高达85%左右。

吃过冷或过热的食物。如果出现牙齿过敏、牙龈发红或肿胀、刷牙或吃东西时牙龈出血、牙龈脱落、口臭及牙齿松动等，切勿掉以轻心，应及早接受专业治疗，治愈后再怀孕。

2. 注意性生活卫生

性生活前后要保持外生殖器清洁，坚持清洗会阴部。因为女性外生殖器阴蒂和大小阴唇之间会积存分泌物，男性外生殖器龟头和包皮下面也会堆积分泌物。经常用温水清洁，男性可预防包皮炎、龟头炎，女性可预防生殖器官炎症和尿道炎、膀胱炎、肾盂肾炎等。

女性没有炎症不要清洗阴道，因为阴道是酸性环境，如果被破坏，免

疫力下降，反而容易增加细菌感染的概率，影响怀孕。

　　月经期间禁止性生活，因为经期子宫内膜剥脱，子宫腔内有新鲜创面，性交容易引起生殖器官感染，不利于受孕。

3. 其他卫生习惯

- 生吃瓜果要洗净，不喝生水，不吃腐败变质的食物。
- 饭前便后、从公共场所回家后、吃东西前应洗手，触摸脏东西后应洗手，触摸传染病患者的物品后应用消毒液洗手。
- 早晚使用温水清洗鼻腔（有条件者可用淡盐水），清除其中的细菌和病毒，预防感冒、鼻炎等呼吸道疾病。
- 在尘埃较多的环境中应该佩戴口罩，避免过多的粉尘进入鼻腔，影响鼻腔的生理功能。
- 避免抠鼻子，以免损伤鼻腔黏膜。

专业8步洗手法

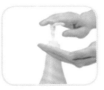

❶ 取适量洗手液于手心。

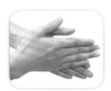

❷ 掌心相对，手指并拢，相互揉搓。

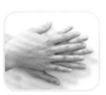

❸ 手心对手背沿指缝相互揉搓，然后交换进行。

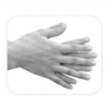

❹ 掌心相对，手指交叉，沿指缝相互揉搓。

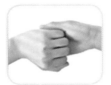

❺ 弯曲手指关节，双手相扣相互揉搓，然后交换进行。

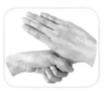

❻ 一只手握另一只手的大拇指旋转揉搓，然后交换进行。

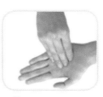

❼ 一手手指在另一手掌心旋转揉搓，然后交换进行。

❽ 如有必要揉搓手腕，然后交换进行。

避免接触有毒有害物质

怀孕之前应该和医生一起梳理一下在工作场所或家里可能接触到的有潜在风险的物质，下面的问题是很好的提示。

工作场所或家里可能接触到的有潜在风险的物质

- 你或家里的其他人曾因铅中毒而接受过治疗吗？
- 你有重新装修房子的计划吗？
- 你或你的家人是否使用陶瓷或水晶制成的烹饪用具、餐具或酒具？
- 你佩戴过可能含铅的首饰吗？
- 你家里有水银温度计吗？

- 你吃过鲨鱼、鲭鱼、剑鱼、方头鱼、长鳍金枪鱼吗？
- 你使用过杀虫剂、除草剂或灭鼠剂吗？
- 你在工作中接触过金属、化学物质、辐射、烟雾吗？
- 你有做彩色玻璃、陶瓷和家具翻新的爱好吗？

1. 药物

如果准备怀孕，应该将夫妇双方的用药情况（无论是处方药还是非处方药，甚至是一些营养补充剂）详细地告知医生。是否继续服药是一个复杂的决定，取决于病情的严重程度、目前是否有症状，以及关于药物导致出生缺陷风险的已知信息，医生会和你讨论所有这些问题并权衡风险和益处。

 特别提示

非处方类药中的镇痛药、抗酸药、感冒药、过敏药、皮肤药、鼻喷雾剂、戒烟辅助工具也可能会对怀孕产生不利影响，在使用之前一定要咨询医生。可以服用复合维生素补充剂，但要注意不要重复服用。

2. 酒精

任何形式的酒精饮品——白酒、啤酒、葡萄酒都会对胎儿发育造成不良影响。研究表明，长期嗜酒的男性，精子中不活动精子的数量高达80%，发生病理形态改变的高达83%。而且，大量饮酒还会造成男性阳痿。育龄女性长期嗜酒，卵巢会发生脂肪变性或排出不成熟的卵子。酒精可通过精子和卵子对胚胎产生不良影响。在受孕前6个月，夫妻双方均应戒烟戒酒，并远离吸烟环境。

所有与酒精相关的影响都是可以通过在怀孕前或怀孕期间不喝酒而预防的。如果你在知道自己怀孕之前喝酒了，也没有必要恐慌。在怀孕早期适量饮酒不太可能导致严重的出生缺陷。

精子的形态

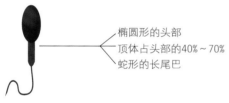

椭圆形的头部
顶体占头部的40%～70%
蛇形的长尾巴

正常的形态

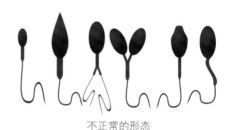

不正常的形态

导致精子形态异常的原因

吸烟

饮酒

药物

放射线

睾丸和附睾炎症

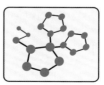

遗传

3. 邻苯二甲酸酯

有一种化学物质叫邻苯二甲酸酯，被广泛应用于玩具、驱虫剂、食品包装、乙烯地板、壁纸、清洁剂、润滑油、指甲油、头发喷雾剂、香皂和洗发液等数百种产品的生产中。研究表明，邻苯二甲酸酯在人体和动物体内发挥着类似雌激素的作用，可干扰内分泌，使男性精液量和精子数量减少，精子运动能力低下，精子形态异常，严重的会导致睾丸癌，是造成男性生殖问题的罪魁祸首。化妆品中的这种物质会通过女性的呼吸系统和皮肤进入体内，如果过多使用，会增加女性患乳腺癌的概率，如果生育男婴，会对男婴的生殖系统造成不利影响。因此，备孕期间除了用一些必要的防晒霜、润肤露、洗发液外，尽量不要用过多的化妆品，减少化学物质的干扰。

4. 铅、汞和农药

有研究显示，我们每天会接触几十种化学物质，这些化学物质对生殖健康的影响是长期的。特别是从事种植业和在工厂、干洗店工作的女性，在卫生保健行业工作（可能会接触到血源性病原体，如艾滋病病毒、乙肝病毒等）的一些女性，接触有害物质的风险会更高。如果可能在工作中接触到有害物质，应该将计划怀孕的想法告诉工作单位的领导，申请劳动保护。

铅：尽管在过去的30年，油漆和汽油中的铅已经被清除，但仍有很多育龄女性血液中的铅含量超标。铅釉陶器和化妆品往往含铅较多，目前一些制造业仍在使用铅。

汞：汞会对神经系统的发育产生不良影响，儿童的学习困难、语言和运动技能方面存在的问题可能与妈妈在怀孕期间接触汞有关。食用某些鱼类、使用含有汞的替代疗法或传统疗法进行治疗，或在工作时吸入汞蒸

特 别 提 示

如果有接触铅的危险，建议进行血液检测以确定体内的铅含量。如果铅含量超标，应该找到接触源，避免进一步接触。通常，避免接触就可以将血液中的铅含量降到一个安全的阈值。但如果体内的铅含量很高，医生可能会建议使用药物治疗。

气，都可能导致胎儿接触汞。不同种类的鱼，体内的汞含量各不相同。有些鱼的汞含量比其他鱼高，如鲨鱼、箭鱼、鲭鱼和方头鱼，应该避免食用。

农药：杀虫剂等农药是用于杀死虫子、杂草、啮齿动物和霉菌的化学物质，人们可能因食用水果或蔬菜，以及在家中或宠物身上使用化学用品而接触农药。怀孕期间接触农药会导致胎儿大脑发育不良，孩子将来还会有出现智力低下或患白血病的可能。所以，不要在家中使用杀虫剂，也不要购买宠物跳蚤项圈，所有的水果和蔬菜在吃之前都要洗干净。

5. 高温环境

高温是指一天中的最高气温达到或超过35℃。目前高温预警信号分为3级，分别以黄色、橙色和红色表示。黄色预警：连续3天气温达到35℃；橙色预警：当日气温达到37℃；红色预警：当日气温达到40℃。

高温天气对人体健康的主要影响是导致中暑，以及诱发心脑血管疾病。长时间在高温环境下，人体的许多生理功能会发生改变，易造成心率加快、血压下降、食欲减退、尿量减少，严重的还会造成心力衰竭和肾功能衰竭。另外，局部温度过高会影响男性生育能力，虽然究竟多高的温度才会对睾丸产生影响目前学界仍有争论，但男性阴囊部温度升高确实不利于精子发育。所以，长期久坐（开车、骑车）以及洗澡水温度过高、洗桑拿都会影响代谢功能，减少雄性激素的分泌，影响男性的生殖能力。

高温天气应注意防暑降温，出门注意防晒。天热出汗过多易口渴，应注意及时补充水分（在口渴前就补充水分，感觉口渴表明人体细胞已经开始脱水，此时喝水为时已晚），同时多摄入汤汁类食物并补充些盐分。但要注意，不要贪凉、吃冷饮，否则会使肠胃难以适应。

特别提示

有证据表明，准妈妈身体的温度过高与胎儿发生出生缺陷相关。因此，应避免长时间洗桑拿（不超过15分钟）和泡热水澡（不超过10分钟）。此外，泡热水澡时最好确保头、胳膊、肩膀和上胸部露出水面，这样身体暴露在热水中的面积就会减少。

月经周期和成功受孕

知道怀孕是如何发生的将会帮助你了解什么时候最有可能怀孕。

1. 月经周期

月经周期的变化是由雌激素和孕激素水平的变化引起的，在激素的作用下，子宫会形成一层富含血液的内膜，卵子会在卵泡中成熟，然后卵巢会将卵子释放出来，卵子进入输卵管，这个过程叫作排卵。如果卵子没有受精，会被身体吸收，激素水平随之下降，子宫内膜脱落，月经来潮。

有的女性在排卵前后会感觉小腹或背部有隐隐的抽动，有的会有乳房触痛、阴道分泌物增多、性欲增强的表现。

从月经来潮的第1天开始，到下一个月经周期的第1天为1个月经周期。

月经周期示意图

激素水平

- 促黄体生成素（LH）
- 促卵泡生成素（FSH）
- 雌激素
- 黄体酮（孕酮）

卵泡发育

月经周期

1. 2. 3. 4. 5. 6. 7. 8. 9. 10.11.12.13.**14**.15. 16.17.18.19.20.21.22.23.24.25.26.27.28.

卵泡期　　　　　　　　　排卵期　　　　　　　黄体期

月经周期从21天到35天不等，平均为28天。排卵通常发生在下一个月经周期开始前14天，如果你的月经周期是28天，排卵大约发生在第14天。

2. 何时最有可能怀孕

要想怀孕，精子必须在输卵管中与卵子相遇并结合。男性在性交并达到性高潮时射精，大量精子进入女性的阴道，然后通过子宫颈进入子宫和输卵管。精子可以在女性体内存活3天，有时长达5天。卵子的寿命则要短得多，只有12～24小时。因此，如果在性交时输卵管中已经有卵子，或者在性交后一两天排卵，就有可能怀孕。也就是说，可以在排卵前5天到排卵后1天之间性交，即在月经周期的第8～19天每天或每隔1天性交1次。

有很多方法可以帮助预测排卵期。以前需要连续测量和记录体温、观察宫颈黏液，现在可以借助排卵试纸和各种各样的智能手机应用程序，十分方便。排卵试纸是通过测试尿液中的促黄体生成素的峰值预测排卵期

 特别提示：心理压力可能导致不孕

据调查，近年来我国不孕不育症发病率呈上升趋势，平均发病率为12.5%～15%，即每8对夫妇就有1对有不孕不育问题，中国不孕不育症患者人数已超过5000万。最新研究表明，心理压力会影响下丘脑的功能，导致女性月经周期不规律、月经量过多或不足、痛经等问题，影响受孕。如果有以上问题，应该及时就医，按照医生的建议调整生活方式、治疗相关疾病，从身体和心理两方面为怀孕做好准备。

另外，生育孩子的愿望有时也会成为一种压力。如果停止避孕几个月没有受孕，很多女性会产生焦虑情绪，男性也会出现压力反应，甚至会造成性生活的不和谐。受孕受很多偶然因素影响，有统计显示，只有25%的人在尝试怀孕的第1个月受孕，尝试半年甚至1年都没有受孕的人很多。放松心情，享受性爱，受孕率会更高。

如果尝试怀孕1年都没有受孕，应该去医院做检查（男女双方都要检查）。如果备孕女性年龄超过35周岁或者有输卵管阻塞等影响受孕的问题，尝试怀孕6个月没有受孕就应该去医院检查。

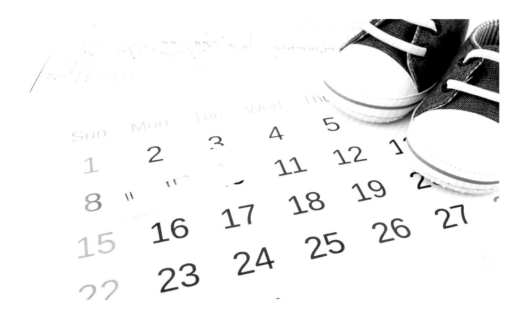

的，测试准确率可达99%。需要注意的是，使用时一定要先阅读操作说明，严格按照说明操作，而且尽量要在每天的同一时间测试，测试前不要大量饮水。如果测试结果显示阳性，一般会在未来的12～36小时排卵。

3. 停止避孕

如果使用避孕套避孕，停止使用后可以马上尝试怀孕；如果使用避孕药、子宫贴片或宫内节育器（IUD）避孕，一般可以在停止使用后2周内恢复排卵；如果使用的是长效避孕针，可能需要10个月甚至更长的时间才能恢复正常排卵。

4. 有助于受孕的性交姿势

有些性交姿势有助于受孕，如从女性后部进入，精子会更容易到达宫颈，避免了阴道分泌物对精子的阻碍。男性在上时，女性可以在臀下垫一个枕头，使骨盆抬高，帮助精子更快地到达宫颈。性交后女性腿部上举平躺15～20分钟，可以增加受孕的可能性。女性在上的姿势会使精液外漏，不利于受孕。另外，润滑剂也不利于受孕，应避免使用。

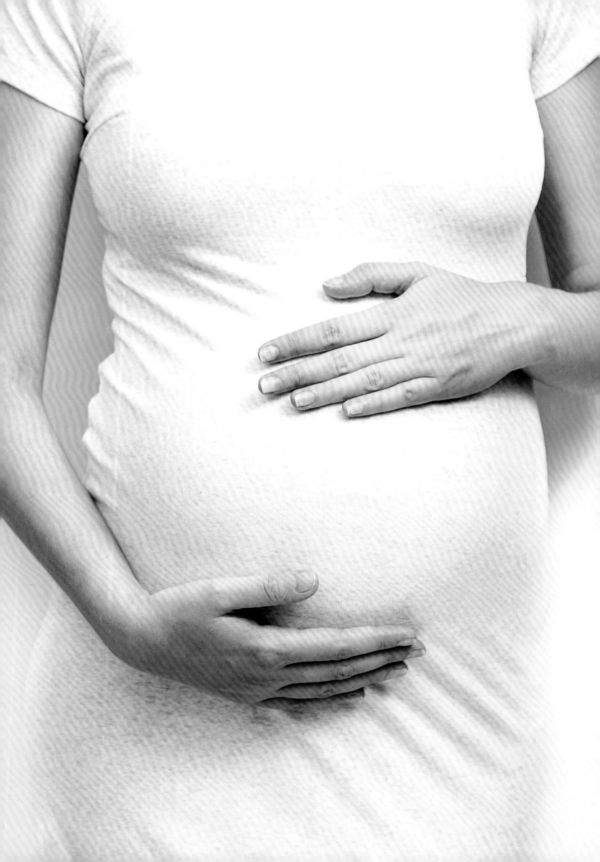

第 3 章

胎儿的生长与
准妈妈的身体变化

　　从成功受孕到胎儿发育成熟顺利分娩，大约需要38周的时间。再加上受孕前的2周（孕周是从最后一次月经来潮的第1天开始计算），整个孕期约为40周（怀孕42周及以上称为过期妊娠）。这一时期对准妈妈和胎宝宝来说十分重要，将对其一生产生持续而重大的影响。全面了解这一时期胎宝宝的生长发育情况和准妈妈的身体变化，有助于准父母提前规划孕期生活，主动规避孕育风险，提高孕育质量。

第1～4周：新生命的开始

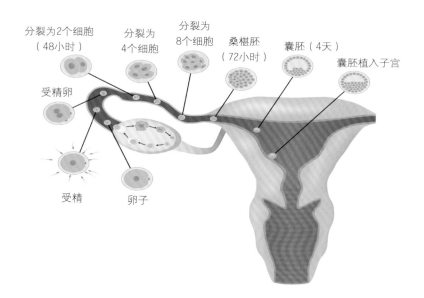

分裂为2个细胞（48小时）　分裂为4个细胞　分裂为8个细胞　桑椹胚（72小时）　囊胚（4天）　囊胚植入子宫

受精卵

受精　卵子

1. 受精与着床

在上文中我们已经介绍过，如果准妈妈的月经周期是28天，受孕大约发生在最后一个月经周期的第14天。精子与卵子在输卵管相遇，形成单细胞的受精卵（直径只有0.1mm），然后受精卵不断分裂，并一边分裂一边向子宫移动。受精72小时后，受精卵分裂为16个细胞，形成实心的细胞团，称为桑椹胚。桑椹胚中的每一个细胞都是全能细胞，可以分化为各种类型细胞。

受精后第4天，桑椹胚进入子宫，以游离的状态在子宫内继续发育，分裂为48个细胞，成为囊胚。囊胚会分泌一种重要的激素——人绒毛膜促性腺激素（hCG，验孕验的就是这种激素的水平），使子宫内膜为囊胚着床和发育创造条件，帮助囊胚植入子宫内膜（这个过程称为着床）。囊胚着床后hCG水平迅速上升，使卵巢停止释放卵子，并使身体产生更多的雌激素和孕激素，使月经周期停止、囊胚进一步发育——囊胚的一部分细胞将发育为胚胎，另一部分则会形成胎

细胞分化示意图

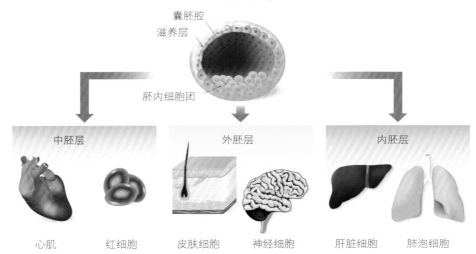

盘、脐带、羊膜囊和卵黄囊，为胚胎提供营养和保护。

2. 怀孕的迹象

怀孕后激素水平的变化会使准妈妈的身体出现一些迹象，但一般很轻微，只有一些敏感的准妈妈会立刻注意到。大多数准妈妈直到月经期延迟1周或2周后才意识到可能怀孕了。

- 乳房有轻微的胀痛或刺痛，对触碰十分敏感。这是激素水平升高引起的，几周后，身体适应了激素的变化，敏感和不适的感觉会减轻。
- 疲倦、嗜睡。疲倦、嗜睡是早孕的常见症状，没有人确切地知道是什么原因导致的，可能是黄体酮快速增加所致。这一感觉可能会持续整个孕早期，一般在进入孕中期后会有

受孕是一个复杂的生理过程，必须具备以下条件

- 卵巢排出正常的卵子。
- 精液正常并含有正常的精子。
- 卵子和精子能够在输卵管相遇并结合为受精卵。
- 受精卵顺利进入子宫。
- 子宫内膜适合受精卵着床。

以上条件有任何一个不具备，便无法成功受孕。

温馨提示

如果尿量过多或排小便时有疼痛或针刺的感觉，可能患有尿路感染，应该立即就医。

明显改善。

- 小便次数增多。这主要是怀孕后血液量增加，额外的液体被肾脏处理、进入膀胱所致。
- 情绪波动。怀孕后准妈妈的情绪可能会一会儿高涨、一会儿低落，这也是激素变化导致的。
- 身体有肿胀的感觉。虽然现在子宫还很小，但准妈妈自己可能会感觉衣服的腰身有些紧了，下肢也有些肿胀。
- 恶心、呕吐。这个月大多数准妈妈还没有出现恶心、呕吐的症状，但有些敏感的准妈妈可能会在这个月的月末出现相关症状。
- 阴道出血。在这个月的月末，有些准妈妈会注意到有一些少量的阴道出血，一般是粉色的，也可能是鲜红色的，还可能是褐红色的。因为与月经来潮的日期相近，常被误以为是月经。其实这是受精卵着床时

发生的植入性出血（并不是所有的准妈妈都会发生植入性出血），并不是月经。

温馨提示

植入性出血是正常的，只要出血量不多、没有不舒服的感觉，一般不需要特殊处理。但是，有些出血是流产的先兆，所以只要发现有阴道出血，就应该及时就医，请医生对出血的原因进行诊断。

3. 怀孕测试

如果月经没有如期到来，并且出现了上文提到的一些早孕症状，应该做一次怀孕测试。可以用早孕试纸在家中测试，几分钟结果就出来了。将早孕试纸放入尿液中，如果试纸上出现2条红线，则说明测试结果为阳性——怀孕了。

早孕试纸测试的是尿液中的β-hCG含量，品牌不同，能够检测出的β-hCG含量值也不同，因此阅读使用说明很重要。一般来说，能够检测到的β-hCG含量值越低，越能准确识别是否怀孕。

温馨提示

显示测试结果的标识线会慢慢变淡，所以一定要在规定时间内观察。如果不能确认结果，第2天再做1次。

有时候测试会出现假阴性，通常是测试时间过早、测试时尿液中没有足够的β-hCG导致的。如果检查结果为阴性但有一些早孕的症状，可以在月经延迟1周后重新测试，同时要确保测试方法正确，这样可能测试结果更准确。例如，用一天中的第1次小便（也称晨尿）进行测试，准确率更高，因为晨尿中的β-hCG水平最高。

测试也会出现假阳性的结果，常见的原因是测试方法不正确或错误地读取了测试结果，还有一种可能是刚刚经历了非常早期的流产。研究显示，大约有50%的受精卵在着床前可能流产。怀孕5周以内流产概率约为30%，5~7周流产概率约为25%，12周以后流产概率会大幅降低。怀孕早期的流产通常是因为胎儿的染色体异常或结构性异常等问题造成的，子宫肌瘤、感染和免疫功能失调也可能会导致流产。

如果对家庭测试的结果有疑问，可以去医院做血液检测和身体检查。血液检测比大多数尿液检测更敏感，因为血液中的β-hCG含量高于尿液中的β-hCG含量，而且血液检测技术能检测出更低的β-hCG含量值，排卵期后6~10天即可通过血液检测确认是否怀孕。

4. 特别提示

这个月大多数准妈妈还没有出现早孕反应，可以好好安排一下自己的生活和工作。改变吸烟、喝酒、熬夜、挑食偏食、久坐等不良生活习惯，合理饮食，坚持运动，远离生活和工作环境中的有毒有害物质。关于孕期饮食、运动和环境因素的影响，将在后面的章节详细介绍。

如果孕前没有补充叶酸，此时一定要开始补充了！在第1章和第2章我们已经对叶酸做过介绍，准妈妈应该从孕前3个月开始，每天补充400μg（0.4mg）叶酸，以降低神经管缺陷的发生风险。怀孕后至少应该再补充3个月（依然可以享受国家的免费补充政策），最好整个孕期都坚持补充。

第5~8周：开始出现早孕反应

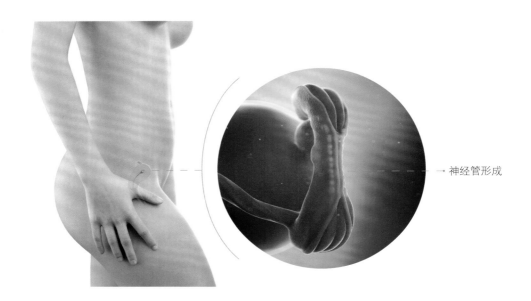

→ 神经管形成

1. 胚胎器官分化的关键期

这一阶段胎宝宝虽然只有几毫米长，而且还不具备人的模样，但所有重要的器官和系统都会在这一阶段分化、成形。

中枢神经系统最先开始发育。第5周，神经沟开始出现，神经沟的边缘会在几天内从两边翻卷、闭合，形成神经管。第6周，神经管的前端膨大为脑，后端衍化为脊髓。第8周，大脑开始出现皱褶并形成后脑、中脑、前脑等5个不同的区域。脑神经细胞向外扩展、彼此连接。与此同时，脊椎开始发育并慢慢伸直。

心脏、肺和消化系统也在这一时期开始发育。开始时心脏只是一个结构简单的管状物，然后发育出肌肉并折叠形成4个腔室。第6周末，心脏开始跳动并形成简单的血液循环。如果此时做超声检查，可以看到和听到心脏的跳动。肺的发育会一直延续到孕晚期，但基本结构已经开始形成。将发育为消化系统的管道也已经形成，食管从气管中分离出来，将形成胃、胰腺和胆道的组织已经出现。第7周，肝脏开始造血。

同样是在第6周，未来将发育为上肢的肢芽开始出现，然后出现下肢的肢芽。到第7周末的时候，肢芽的末端将变平，形成掌片，掌片的前端会发育为手指和脚趾的雏形（指和趾间有蹼相连）。随着上肢肢芽的生长，肘关节开始形成。

胎儿的面部开始发育，最先形成的可辨认的面部特征是眼睛。眼睛开始是浅浅的凹陷，在头面部的两侧，然后颜色慢慢变深。眼睑已经形成但还无法睁开。第8周，下唇和下颌形成，但上唇还没发育完全。鼻子开始成形。外耳的雏形清晰可见，但长在下颌的下部。随着下颌和面部其他部分的形成，颈部开始伸展，外耳也开始上移。

到第8周末，胎儿长约3cm、重约1g，胎盘和脐带开始工作，为胎儿输送营养、清除代谢产物。这周结束，宝宝就不再被称为胚胎，而可以称为胎儿了——这标志着初期发展阶段的结束。

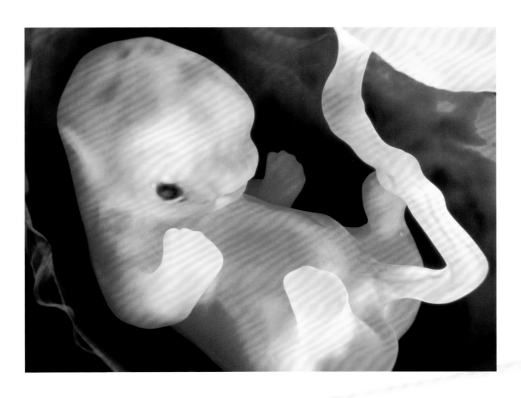

2. 乳房明显增大

怀孕早期，准妈妈的身体最明显的变化是乳房：腺体开始发育，脂肪开始增加，使乳房看起来更大、感觉更沉，对触摸更加敏感。乳头和乳晕的颜色开始变深，这是怀孕后身体产生更多的黑色素导致的。乳头可能会越来越突出，还可能会感到刺痛。其外围腺泡肥大，形成散在的结节状隆起，称为蒙氏结节。乳晕会越来越大。随着乳房变大，皮肤下面的静脉（蓝色血管）会更加明显。

建议选择有支撑能力、面料柔软的孕妇文胸，避免使用钢圈较小的文胸，以防压迫乳腺组织。

女性乳房解剖示意图

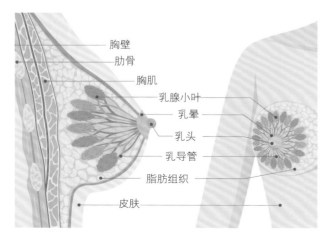

- 胸壁
- 肋骨
- 胸肌
- 乳腺小叶
- 乳晕
- 乳头
- 乳导管
- 脂肪组织
- 皮肤

特 别 提 示

孕37周前勿刺激和挤压乳头，不建议做乳头十字操，以免诱发宫缩。可以在孕37周后使用软毛巾轻轻擦拭乳头。

3. 出现早孕反应

这几周，很多准妈妈开始出现早孕反应，主要表现为：

- 食欲欠佳、恶心、呕吐、烧心、反酸。
- 倦怠无力、嗜睡、精神不振。
- 部分准妈妈因胃酸分泌增加，表现为食欲增加。

特 别 提 示

70%～85%的准妈妈在第一次怀孕时会有恶心、呕吐的症状。对于一个健康的女性来说，怀孕后有各种各样的反应或完全没有反应都是正常的。

恶心、呕吐的症状一般早晨比较严重，但并不只是发生在早晨，在一天的任何时候都可能发生，而且可能会持续一整天。在接下来的1个月反应可能会越来越严重，一般在孕16周后减轻或自然消失，但有的准妈妈会持续数月，甚至整个孕期都有恶心和呕吐的反应。

没有人确切地知道为什么会出现早孕反应，激素水平的变化可能是其中的一个原因。

- 胃贲门括约肌松弛，胃内酸性物质反流至食管下部，产生烧心、反酸的感觉。
- 嗅觉更敏锐，对某些气味更敏感，还会导致味觉异常，嘴里有酸、苦或其他奇怪的味道，或者吃什么都觉得无味儿、难以下咽。
- 新陈代谢速度加快，消耗更多的能量。如果是第2次怀孕可能比第1次更感觉疲倦，因为在怀孕的同时还需要照顾其他孩子、同时满足2个孩子的需求。

胃食管反流示意图

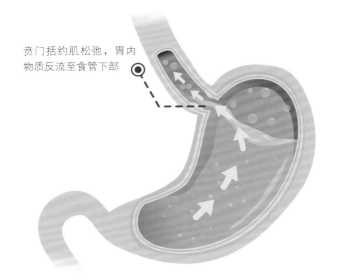

贲门括约肌松弛，胃内物质反流至食管下部

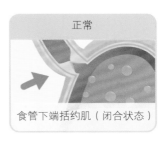

正常

食管下端括约肌（闭合状态）

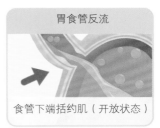

胃食管反流

食管下端括约肌（开放状态）

在日常生活中可以注意以下几点

- 根据个人饮食习惯选择食物，饮食清淡，避免过于辛辣。
- 少食多餐（血糖低可能会使恶心症状加重），可以每天吃五六顿饭，确保不会处于空腹状态。
- 为了避免饥饿性酮症的发生，每日碳水化合物的摄入量不应少于130g（相当于全麦粉200g、精制小麦粉或大米170～180g、大米50g+精制小麦粉50g+鲜玉米100g+薯类150g）。
- 如果可以接受，试着在每顿饭中加入一些富含蛋白质的食物，比如乳制品（牛奶、酸奶）、坚果、蛋白质粉等。

- 在床边放点儿零食，早上起床前吃点儿饼干，避免空腹状态下走动。
- 白天多喝点儿水。在怀孕最初的几个月准妈妈需要更多的水，不喝水会导致脱水、恶心症状加重。如果因为嘴里有异味而不想喝水，可以试着嚼嚼口香糖。
- 尽量远离自己不喜欢的气味。
- 试试用新鲜的姜或姜糖制成姜茶，可以帮助缓解胃部不适。
- 保证睡眠充足，不熬夜，建议午睡。
- 放松情绪，避免紧张。
- 家人多给予支持与关爱，不断改进烹调方法，增进准妈妈的食欲。

有一种严重的情况叫作妊娠剧吐，没有人知道是什么原因导致了这种情况的发生。有研究表明，怀双胞胎、三胞胎或更多胞胎的准妈妈比怀单胎的准妈妈更容易出现严重的恶心和呕吐症状。妊娠剧吐是一种严重的疾病，应该及时治疗。

医生会进行检查，排除其他症

温馨提示

胃里含有大量的胃酸，如果经常呕吐，反流的胃酸会损害牙釉质。用小苏打水漱口可以帮助中和胃酸，保护牙齿。

需要立即就医的情况

- 呕吐严重，从早到晚反复发作，24小时或更长时间不能进食或进食少。
- 嘴唇和皮肤都很干燥。
- 小便每天少于3次，尿液少或者尿液颜色较深且有异味儿。
- 1～2周内体重没有增加，或体重下降2kg及以上。
- 明显感觉虚弱或乏力。

温馨提示

怀孕期间，营养素的推荐摄入量会增加。在孕早期妊娠反应较明显时可以服用一些复合维生素补充剂，以保证能够获得所需要的重要营养素，降低出现严重呕吐的风险，但要注意在进行第1次产前检查时将服用维生素补充剂的情况告诉医生。这很重要，因为某些维生素过量摄入是有害的。

状。如果被诊断为妊娠剧吐，可能需要服用药物控制恶心和呕吐的症状。如果有严重的妊娠剧吐，可能需要静脉输液。

如果感觉疲倦、总是想睡觉那就休息一下，不要强求和怀孕前一样。妊娠早期充足的休息是很重要的，比做多少事更重要。试着放下一些事，等有精力了再去做，或者请家人、朋友帮忙。

疲倦、嗜睡的感觉通常在怀孕第4个月消失，以下方法可能会有帮助。

- 确保卧室不要太热、太冷或太亮，确保床是舒适的。
- 睡觉前试着做一些放松身心的运动如瑜伽或冥想，帮助进入一个安静的睡眠状态。
- 睡觉前洗个热水澡，帮助放松身心。

早孕反应对一些准妈妈来说只是带来一些烦恼，但对另一些准妈妈来说可能就很严重。无法预测哪些准妈妈会有更严重的症状，即使是同一个女性，第一次怀孕和第二次怀孕都可能会有不同的症状。无论是轻微的还是严重的，都有安全有效的处理这些不适的方法。

4. 特别提示

怀孕6周后，持医院出具的妊娠化验结果和夫妻双方的户口簿、身份证（居住证）等相关材料到居住地社区卫生服务机构领取《母子健康手册》，然后带着《母子健康手册》到分娩医院建档，进行产前检查。相关内容详见第4章。

第9～12周：需要努力坚持的几周

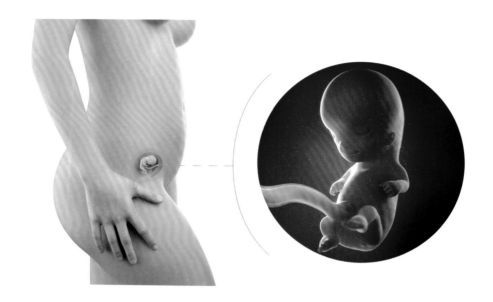

1.胎儿可以自己移动了

第9周，胎儿独特的面部特征开始形成：位于头部两侧的眼睛开始向中间移动，到第10周时眼睑将眼球完全覆盖。嘴唇和外耳已经形成，舌头开始生长，牙蕾已经形成，鼻子清晰可见。

骨骼开始发育：脊椎骨和肋骨已经形成，身体不再像之前那样蜷曲了。手指、脚趾清晰可见并且更加修长，指（趾）间的蹼已经消失。下肢骨骼进一步发育，和上肢的比例更加

合适，但四肢相对短小，手和脚看起来却很大。第11周，四肢的所有关节都已形成，胎儿可以做一些简单的动作了，但准妈妈还感觉不到。未来几周骨骼会慢慢钙化、变硬，骨骼中央的骨髓质将负责造血。

第9周末，消化系统迅速发育：大肠、小肠不断生长，胰腺、胆囊、膀胱、尿道开始形成，但还不具备消化功能。

第10周，分隔胸腔和腹腔的膈肌开始发育，胎儿开始打嗝。这周可以使用多普勒听诊装置听到胎儿的心

跳。第11周，膈肌发育成熟，胎儿可以做一些呼吸动作。

第11周，肾脏和生殖系统进入迅速发育时期。外生殖器开始形成，但在此阶段男女并无差别。胎盘已经足够成熟，完全取代卵黄囊，满足胎儿的各种需求。头几乎占了身长的一半，颈部变长，胎儿可以点头或左右转头了。皮肤仍然薄而透明，但很快就会变厚。

第12周，胎儿长约7cm、重约28g。视觉、听觉和味觉器官迅速发育，晶状体和早期的视网膜（但视神经对来自视网膜的信号还不能产生反应）已经形成，耳朵移动到最终的位置，舌头上已经出现味蕾，嘴可以张开或闭合。胎儿可以完成吞咽和打哈欠的动作。

2. 子宫开始增大

非妊娠状态的子宫只有一个小鸭梨那么大，到第10周时就和一个大橘子一样大了。第12周时，子宫开始向上倾斜，离开原来在盆腔内的正常位置。

知识链接

胎儿打嗝的原因不明，可能是由于膈神经发育不成熟，也可能是由于胃的扩张造成的。胎儿打嗝时间很短，只有1秒钟，但常常是连续出现的。

3. 尿频、夜尿增加

妊娠期增大的子宫压迫膀胱，容易出现尿频。怀孕3个月时，最容易产生尿频症状，因为此时子宫增大，超出盆腔的范围。逐渐增大的子宫和胎头，挤压位于子宫前下方的膀胱，膀胱受到刺激产生尿意，出现尿频症状。

子宫与膀胱位置示意图

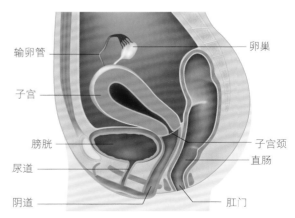

输卵管　子宫　膀胱　尿道　阴道　卵巢　子宫颈　直肠　肛门

在日常生活中应注意以下几点

- 妊娠期尿频属于正常的生理现象，不要过于紧张。
- 及时排空膀胱，有尿意一定要上厕所。不要憋尿，憋尿容易引起泌尿系统的感染。
- 饮食起居要有规律，睡前少喝水，不喝甜饮料。
- 平时适当补充水分，不要因为尿频而不喝水。平时可以准备一个杯子，随身携带，每隔半小时喝一次水，每次十几毫升——这个量的水刚好能够被身体吸收，而不会被排出体外。

另外，怀孕后由于输尿管和膀胱位置的变化，使尿液聚积于尿路，细菌易于繁殖，容易发生尿路感染，也会出现尿频。

出现以下情况应及时就医

- 尿道口有烧灼感。
- 腰痛。
- 血尿。
- 发热。

夜尿增加是妊娠期正常的生理现象。白天多为站立位或坐位，增大的子宫压迫腹腔内的大血管，使下腔静脉发生回流障碍，肾脏血流量减少，所以尿量会减少；夜晚，准妈妈卧床休息，子宫对下腔静脉的压迫减轻，使肾脏血流量增加、夜尿增多。

4. 粉刺

怀孕后皮肤会发生一些变化，如果准妈妈在孕前很容易长粉刺，怀孕期间情况会变得更糟。即使在怀孕前从不长粉刺的准妈妈，怀孕后也可能会被粉刺困扰。在日常生活中可以通过以下措施缓解不适。

- 每天用洗面奶和温水洗脸2次。
- 如果头发是油性的，最好每天洗头，而且不要让头发贴在脸上。
- 不要挤、压粉刺，减少可能造成的瘢痕。
- 选择无油化妆品。

许多药物可以用于治疗粉刺，有处方药，也有非处方药。和怀孕期间服用任何药物一样，使用前一定要咨询医生。

5. 便秘

　　激素水平的增加会使准妈妈的消化系统工作得更慢，肠蠕动减弱使大便在大肠停留时间延长，导致便秘。复合维生素补充剂中的铁也会导致便秘。在日常生活中可以注意以下几点。

- 多吃富含纤维素的食物（如香蕉、芹菜、韭菜等果蔬和粗粮）。纤维素经过肠道时不被消化，有类似海绵的作用，可以吸满液体。水分增加有助于大便更快地移动，较轻松地排出体外。

- 少吃辛辣的食物。
- 适当增加饮水量。
- 养成定时排便的习惯，每次排便时间不宜过长，不要在排便时看书、玩手机。
- 保持肛门周围的清洁。
- 适度运动，避免久坐。

出现以下情况应及时就医

- 3天以上不排便。
- 大便带血。

第13～16周：开始进入舒适期

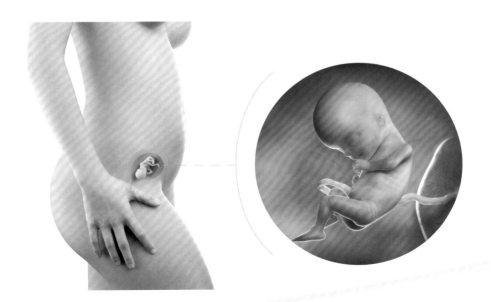

1. 胎儿生长速度加快

第13周，胎儿的大脑迅速发育，左右半球开始连接。运动神经最先发育成熟，胎儿不断地进行更多、更复杂的运动。脾脏开始产生红细胞，性激素（睾丸激素和雌激素）也开始分泌了。羊水量在稳定地增加，以保证胎儿有足够的空间自由活动和生长、维持恒定的体温、得到安全的缓冲。

神经细胞结构示意图

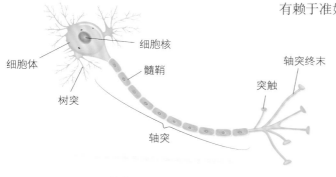

细胞核
细胞体
髓鞘
轴突终末
突触
树突
轴突

神经元连接示意图

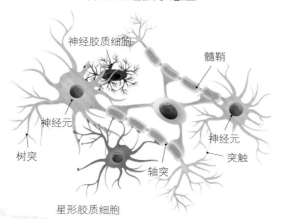

神经胶质细胞
髓鞘
神经元
神经元
树突
突触
轴突
星形胶质细胞

第14周，中枢神经系统进入关键发育期：神经细胞的数量不断增加，并移动到最终的位置，具有特定的功能；神经元之间的连接更加复杂，神经纤维彼此绝缘。

头发和眉毛开始生长，眼球开始移动，外耳的螺旋状结构清晰可见。手很快就能张开并握紧拳头，把手放到嘴边这样的动作会发生得更加频繁。皮肤开始变厚，并出现毛囊。胎儿体内开始产生少量的白细胞，但还有赖于准妈妈的白细胞对抗感染。

第15周，颈部进一步伸长，头可以仰得更高。内耳骨已经发育成熟，可以传导各种声音。胎儿可以听到妈妈心跳声等许多声音。肾脏开始工作，慢慢具备过滤血清、清除毒素的作用。甲状腺开始产生甲状腺激素。

第16周，胎儿变得更加活跃，基本上每5分钟就活动一次。可以吸吮自己的拇指，还可以在羊水中翻跟头，但只有当他用力触碰子宫壁时，准妈妈才能感觉到。皮肤非常光滑，呈现红色，但皮下脂肪很少，所以皮肤几乎是半透明的。面部肌肉已经发育成熟，开始出现皱眉等表情。消化系统开始工作。如果做超声检查，可以看到外生殖器。胎儿长约18cm、重约113g。

研究表明，胎儿更容易听到较低沉的男性的声音，而不是女性的声音。

2. 早孕反应消失了

恶心、呕吐等早孕反应在这几周会明显减轻，接下来的几个月，大多数准妈妈都感觉自己状态非常好。很多准妈妈胃口大开，饮食量迅速增加。所以，这一阶段要特别注意合理饮食（具体内容详见第6章"孕期营养与饮食"），不要让体重增长得过快。

很多准妈妈夜间会被饿醒，这在孕中晚期很常见。可以在睡前吃一些适宜的食物，防止夜间饥饿。鸡蛋、牛奶（或奶酪、酸奶）是很好的色氨酸来源，会帮助身体产生维生素B$_6$，使大脑产生5-羟色胺（血清素），有助于镇定和睡眠。食用全麦面包等血糖指数低的食物和坚果等，也有助于远离饥饿感。

准妈妈看上去容光焕发

雌激素和皮肤下血液供应的增加可改善准妈妈的脸色，皮脂腺分泌量的增加会使皮肤看上去很有光泽。头发会更粗、生长得更快，而且很少掉发。这一切都使准妈妈看起来容光焕发。

3. 小腹向前突出

这几周，子宫明显增大。准妈妈开始时腹部还不突出，只是感觉腰围变粗了，到第16周时，小腹已经明显向前突出了。医生可以在腹部触摸到子宫底（子宫位置最高的部位）。

随着子宫的增大，支持子宫的韧带被拉伸，同时牵拉周围的神经，准妈妈可能会感觉腹股沟和下腹部有些

特 别 提 示

孕中期应该避免仰卧，因为仰卧时子宫会压迫下腔静脉，造成血液回流不畅，引起头晕、低血压甚至子宫缺血。睡眠时最好采取左侧卧的体位（右侧卧也可以），这样的体位可以增加胎盘的血流，帮助肾脏清除代谢产物。

疼痛，有时疼痛感会放射到臀部。疼痛可能是短时间的锐痛，也可能是长时间的钝痛，咳嗽或打喷嚏时疼痛最明显。卧位和坐位有助于减轻疼痛，洗个热水澡也有帮助。如果疼痛严重，请咨询医生。

4. 口腔问题

怀孕可能会使牙龈变得很敏感，刷牙和使用牙线时牙龈可能会肿胀或出血，引发牙龈炎。牙龈炎如果不治疗可发展为牙周病，导致牙菌斑在牙龈下积聚，造成感染，破坏牙齿和牙龈。牙周病可使早产风险增加。

免疫系统为了消除口腔中的致病菌"加班工作"，容易发生口腔溃疡（通常在分娩后好转）。早孕反应明显的准妈妈，频繁的呕吐可能会使其牙齿暴露在高于正常水平的酸性环境中，酸会腐蚀牙釉质，使其更容易

特别提示

用盐水（1茶匙盐和1杯温水）漱口、换软一点儿的牙刷可以减轻对牙齿的刺激。

患龋齿（蛀牙）。怀孕后，准妈妈的身体会分泌一种可以使骨盆和韧带松弛的激素，这种激素同样会使牙齿松动（不至于脱落）。

如果在怀孕前有定期看牙医的习惯，怀孕期间应该坚持，出现口腔问题应该及时就医。

5. 白带增多

正常情况下，白带是阴道渗液和子宫颈黏液的混合物，内含阴道杆菌及生殖道黏膜的脱落细胞（以阴道和宫颈上皮细胞为主，偶有输卵管上皮细胞及子宫内膜细胞）。妊娠期生殖器官发生充血及组织增生等变化，阴道皱襞增多、松软而富于弹性，表面积增大。此外，胎盘分泌的大量孕激素阻断了雌激素对阴道上皮细胞的增生及角化作用，阴道上皮细胞停留于中层阶段，阴道黏膜变薄，故渗液比非孕时增多。黏稠、透明或白色的渗液是正常的，不必担心。如果渗液的颜色发生了变化且质地异常，如呈豆腐渣样、凝乳块样或泡沫样，灰黄色，有难闻的气味或伴有阴道区域的疼痛或瘙痒，可能是阴道感染的迹象，应及时到妇产科就诊，查明原

因，进行治疗。

细菌性阴道炎是由于阴道内生长的细菌不平衡引起的感染，主要症状是分泌物增多，带有强烈的鱼腥味，性交后气味可能更强烈。有一些研究将有症状的细菌性阴道炎与低出生体重、早产、胎膜早破联系起来。因此，怀孕期间的症状性感染应该治疗。用于治疗细菌性阴道炎的甲硝唑和克林霉素可以口服，也可以将其乳霜或凝胶制剂插入阴道，在怀孕期间使用是安全的。

酵母菌感染是由阴道内某种真菌过度生长引起的，主要表现为阴道分泌物呈白色凝乳状、外阴周围瘙痒、排小便时疼痛。通常使用单剂量口服抗真菌药物或抗真菌阴道霜进行治疗。长时间服用高剂量抗真菌药物治疗慢性酵母菌感染，可能与某些类型的出生缺陷有关，在怀孕期间应该避免使用。

6. 色素沉着

妊娠4个月后，有的准妈妈脸上会出现茶褐色斑，分布于鼻梁、双颊，也可见于前额部，呈蝴蝶形分布，俗称"蝴蝶斑"，医学上称为"妊娠斑"。除此之外，准妈妈的乳头、乳晕、腹正中线及阴部皮肤着色也会加深，深浅程度因人而异。如果准妈妈孕前有黑痣，黑痣的颜色也会加深。这些表现是妊娠期内分泌改变，使皮肤中的黑色素细胞功能增强造成的，属于妊娠的生理性变化，不必担心，也不需要治疗。

第17～20周：可以感觉到胎动了

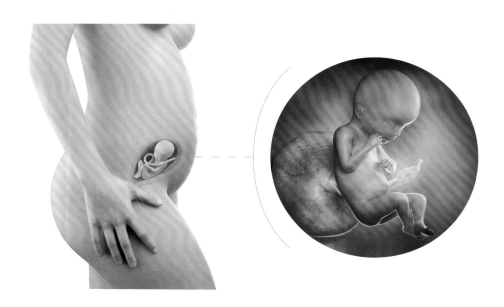

1.胎儿活动更加有力了

在接下来的几周，胎儿的体重会增加1倍。胎儿非常活跃，不断变换姿势，一会儿蜷缩、一会儿伸展，一会儿头朝上、一会儿头朝下，甚至会在子宫中翻跟头。皮肤开始产生一种油腻物质，这种物质可防止水分流失。心跳有力，而且心率很快（120～160次/分），用听诊器就可以听到。嘴不断地张开、闭合，吞入并咽下羊水。规律的胸壁呼吸运动，有助于胸腔肌肉的发育和肺的成熟。味蕾正在成熟，但神经尚未连接起来，所以胎儿还没有味觉。

第18周，踢腿和转身更加有力，大多数准妈妈都能在这个月感觉到胎动（有的准妈妈在16周就能感觉到）——下腹部感觉有小的波动或者有气泡，像肠道正在排气。第1次感觉胎动会使准妈妈有一种强烈的幸福感，实实在在地感受到宝宝的存在，甚至能与宝宝互动，但随之而来的一个问题是，准妈妈感觉不到胎动的时候会焦虑、紧张。其实，很多时候胎宝宝是在睡觉——第18~20周，胎儿开始有明确的睡眠和清醒周期（噪声和准妈妈的动作可以将胎儿从睡眠中唤醒）——准妈妈醒着的时候，胎宝宝常常在睡觉。

肺的主要结构气管已经形成，正在不断地发育出支气管，但支持肺泡的细支气管还未形成。虽然肺泡壁非常薄，但已经可以进行气体交换了。女孩的卵巢已经形成，并且已经有卵子生成；男孩的睾丸开始下降。早期的牙蕾和下颌骨开始硬化，钙质开始沉积。柔软的绒毛开始形成，并将覆盖胎儿的身体。

第19周，眼睛和耳朵移到最终的位置，决定胎儿肤色的黑色素定植在皮肤中（肤色深浅取决于黑色素细胞的数量，而不是每一个细胞所分泌的黑色素的量）。

第20周，胎儿长约25cm、重224~500g。脊柱基本可以伸直，消化系统开始产生胎粪。

2. 扩张的子宫

扩张的子宫开始挤压其他腹腔器官，并使腹部变圆。第19周时，子宫底已经和肚脐平齐。

肺解剖示意图

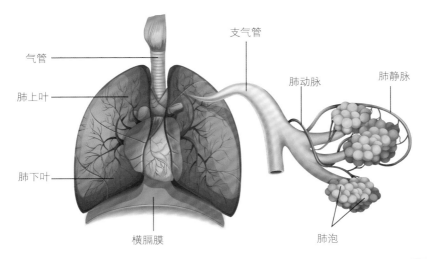

气管

支气管

肺上叶

肺动脉　肺静脉

肺下叶

横膈膜

肺泡

3. 脚变大了

很多准妈妈在这个月发现自己的脚变大了，这主要是由于体重的增加、怀孕期间身体保留的多余的液体和松弛素的分泌引起的——松弛素使脚部的韧带放松，导致脚骨扩张。这种情况会进一步发展，直到怀孕后期。准妈妈坐着和躺着的时候尽量把脚抬高可缓解肿胀。穿比怀孕前大一号的鞋可能会感觉舒服一些。

特别提示

身体中多余的液体还会影响眼睛，使晶状体和角膜增厚；眼球中的水分也会增加，造成眼压升高、视觉模糊，分娩后可自愈。锻炼可使滞留的液体流动起来，避免戴隐形眼镜也会有帮助。如果症状加重，应及时就医。

4. 鼻塞或流鼻血

怀孕后激素水平上升、血容量增加，常会导致鼻腔黏膜肿胀、干燥、出血，还可能导致鼻塞或流鼻涕。如果出现以上症状，可以尝试以下缓解方法。

- 用盐水滴鼻子或用盐水冲洗鼻腔，以缓解鼻腔充血（未经医生许可，千万不要使用其他类型的滴鼻液、鼻喷雾剂或减轻鼻部充血的喷剂）。
- 多喝水。
- 使用加湿器，使空气更湿润。
- 在鼻尖周围涂一些护肤品。

5. 腰背部疼痛

怀孕后，由于胎儿的发育，子宫逐渐增大。特别是到了妊娠中晚期，腹部向前凸出，身体的重心随之前移，孕妇将肩部及头部向后仰，形成一种特有的挺胸凸肚的姿态，造成腰部脊柱过度前凸，引起脊柱痛。

孕期激素的变化可引起脊柱及骨关节韧带松弛，使脊柱及骨关节失去正常的稳定性，造成腰背痛，特别是从椅子上站起来、爬楼梯或下车时。

可以通过加强关节周围的肌肉的锻炼缓解疼痛。通常情况下，疼痛会在胎儿出生后自行消失。日常生活中应注意以下几点。

- 穿低跟、柔软的鞋，而不是平底鞋。
- 注意经常变换姿势，避免长时间处于

同一姿势。如果需要站很长时间，可以想办法活动下腿和脚，帮助减轻背部的压力。

- 遵医嘱适当补钙。
- 坐在有良好的背部支撑的椅子上，或者坐着的时候在背后塞一个小枕头，减轻骶尾部压力。
- 不要弯腰捡东西，如果需要捡东西，应该先蹲下去，且保持背部挺直。
- 适当运动，增强腰背部肌肉力量。

腰背部疼痛的另一个原因是坐骨神经痛，这是由增长中的子宫对坐骨神经的压迫引起的。坐骨神经痛会引起腰背部和臀部的疼痛，疼痛会扩散到腿的后部。通常在胎儿出生后自行痊愈，但如果感觉脚部麻木或腿无力，或有严重的小腿疼痛或发软，应该及时就医。

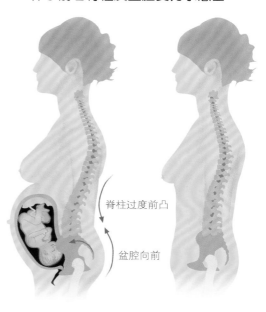

怀孕前后脊柱及盆腔受力示意图

脊柱过度前凸

盆腔向前

怀孕晚期　　　　　正常

6. 头晕健忘

怀孕中期感觉头晕是正常的，因为这一时期准妈妈的血液循环会发生很多变化，比如流向头部和上半身的血液量减少了。为了防止头晕，站起来或改变姿势时动作要慢一些。多喝水可能会有帮助。避免长时间站立或处于高温环境中。如果感觉头晕，侧身躺下。

特别需要注意的是，贫血和低血糖也会导致头晕。妊娠期红细胞虽然会增多，但血容量也增加了，所以单位体

特 别 提 示

出现以下情况请及时就医

- 腰痛伴有腿部放射性疼痛。
- 腿部剧烈疼痛、活动明显受限。

红细胞计数示意图

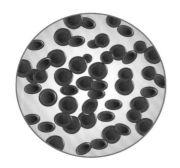

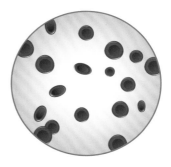

正常的红细胞计数　　　　　　　　　贫血时的红细胞计数

积血液中的红细胞数量可能会下降。贫血也可能是缺铁引起的，可以补充铁剂。如果是贫血引起的头晕，一般同时还伴有乏力和气短；而低血糖引起的头晕，会伴有无力感、饥饿感。随身携带一些可以补充能量的食物，感觉饿了就吃一点儿，然后坐下来休息一会儿。

还有一些准妈妈发现怀孕后很难集中精力工作，或者会忘记一些事情如约会或任务。不要太惊慌，在怀孕期间健忘是很常见的。可以把工作或家里要做的事情列成清单，以防止忘记重要的事情。

7. 皮肤瘙痒

有的准妈妈妊娠中晚期会出现皮肤瘙痒、皮疹（一般躯干多见，也可见于腿部、手臂），抓搔会导致皮肤破溃等，这种情况医学上称为妊娠痒疹，主要是由于皮肤的牵拉、激素的改变和体温的上升造成的。出现妊娠痒疹应该避免心情烦躁，保持规律生活，缓解精神压力；保持皮肤清洁、滋润，沐浴后及时涂抹护肤霜。尽量不要搔抓，可遵医嘱外用炉甘石洗剂缓解症状。避免过敏，少食辛辣刺激性食物。

 特 别 提 示

如果瘙痒很严重、皮肤出现黄染（没有皮疹），应该立即就医，以排除妊娠黄疸的可能性。妊娠黄疸是一种严重但少见的疾病，会影响肝脏的功能，发病率在1%左右。

第21～24周：腹部更加突出了

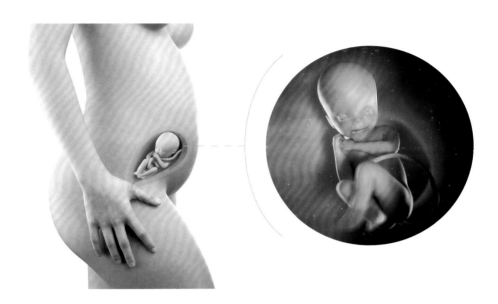

1. 胎儿感觉发育的重要时期

第21周，大脑负责接收感觉信息的部分和信息处理中枢开始建立联系，胎儿开始具备感受压力、温度和疼痛的能力。随着神经通路的建立、拓展和成熟，胎儿越来越能够控制自己的动作了。眼睛还没有睁开，但可以分辨明暗。生殖器官继续发育，卵巢从腹部下降到盆腔中，睾丸也在下降但还没有降到阴囊。皮下脂肪开始沉积（脂肪对神经和大脑成熟很重要），皮肤的透明度下降。

第22周，内耳已经发育成熟，可以将声音转化为神经信号传至大脑。胎儿开始对声音有反应，大的声音可能会使胎儿受到惊吓，做出缩紧四肢或眨眼的反应。除了负责听觉，内耳还是平衡器官，可以感觉各种方向的加速度，从而产生运动觉和平衡觉。骨骼中出现可以造血的骨髓。真皮层开始发育，胎儿开始出现指纹（指纹的图案是由基因决定的）。

第23周，胎儿可以对熟悉的声音（比如妈妈的声音）作出反应。神经和肌肉系统的协调性增强，出现抓握反射，如果有东西碰触手掌，胎儿会握紧拳头，还可以有意识地吸吮手指。

第24周，胎儿长29～35cm、重约560～680g。皮肤迅速发育：皮肤最外层变为保护性的细胞层（这个过程称为角质化），角质层和皮下脂肪层使皮肤具有防水功能。皮肤表面被胎毛覆盖，胎毛可以帮助固定皮肤表面的胎脂，防止羊水和其中的废物对皮肤造成损害。

2. 烧心、胀气

在怀孕早期，很多准妈妈都有胃酸反流等胃部不适。现在，增大的子宫向上顶着胃，胃部不适可能会变得更频繁，主要表现为喉咙和胸部的烧灼感或疼痛，医生称之为胃灼热。胃灼热在孕期很常见，主要是妊娠激素使胃与食管之间的瓣膜松弛造成的。瓣膜闭合不严，使胃酸反流到食管。

腹胀也与妊娠激素的大量分泌有关。孕激素使胃肠道平滑肌张力降低、肌肉松弛，胃排空时间延长，易出现上腹部饱胀感。准妈妈可以在日常生活中注意以下几点，预防和缓解腹胀。

- 饮食。可以多吃富含膳食纤维的食物，避免吃甜腻的食物，如点心等；适当控制产气食物的摄入，如豆类及其制品、油炸食物、土豆等；辛辣刺激的食物也不宜多吃；少食多餐，避免过饱。

- 饮水。多喝水，每天早上起床后可以先补充一大杯温开水，有促进排便的功效。

- 运动。每天适当运动，但要避免剧烈活动。饭后散步是很好的活动方式，建议准妈妈每天晚饭后30～60分钟到外面散步20～30分钟，可帮助排便和排气。

- 按摩。感觉腹胀难受时，可用通过简单的按摩进行缓解。双手搓热后，

孕中晚期子宫与其他脏器位置示意图

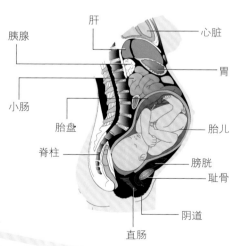

胰腺
肝
心脏
胃
小肠
胎盘
胎儿
脊柱
膀胱
耻骨
阴道
直肠

以下方法可能对缓解胃灼热有帮助

- 少食多餐。每天吃6顿小餐，而不是3顿大餐。
- 慢慢吃，仔细咀嚼食物。
- 吃饭时不要喝太多汤水，两餐之间要喝水。
- 睡前几小时不要进食或喝水，饭后也不要立刻躺下。

- 在肩下放几个枕头，抬高上半身。
- 避免吃容易使胃酸反流加重的食物，如柑橘类水果、巧克力和辛辣或油炸食物。

　　出现恶心、呕吐伴有腹痛等情况应立即就医。

从右上腹部开始按顺时针方向按摩10～20圈，每天可进行2～3次。要注意按摩时力度不要过大，并稍微避开子宫的位置，也不要在用餐后立即按摩。

3. 潮热和心率加快

　　妊娠激素的分泌和新陈代谢的加快，会使准妈妈总是觉得热、爱出汗。准妈妈可以穿宽松透气的衣服，多喝水，夏天可以适当通过风扇或空调降温。

　　怀孕期间心率加快（心跳加快）心跳加快是正常的，因为怀孕后心脏会比孕前更快地泵出更多的血液（多泵30%～50%的血液）——心率和血容量的增加使胎盘能够高效地为胎儿输送氧气和营养。心跳加快的另一个原因可能是咖啡因，孕期身体对咖啡因的影响可能更敏感。

　　如果心率一直在上升或者有呼吸短促的现象，应该立即就医。

4. 妊娠纹

　　妊娠中后期，随着子宫越来越大，很多准妈妈都会在腹部、大腿部出现妊娠纹。妊娠纹主要是因为妊娠期间肾上腺糖皮质激素分泌过多，导致皮肤弹性纤维变性，加之增大的子宫使腹壁张力变大，从而使腹部弹性纤维断裂而形成的。

　　合理控制营养，避免体重增长过多、过快，有利于减少妊娠纹的发生。孕中晚期体重每月增长不宜超过2kg。可以使用润肤油涂抹皮肤，增加皮肤的舒适度，不需要特殊处理。

第25～28周：腰背部负担加重

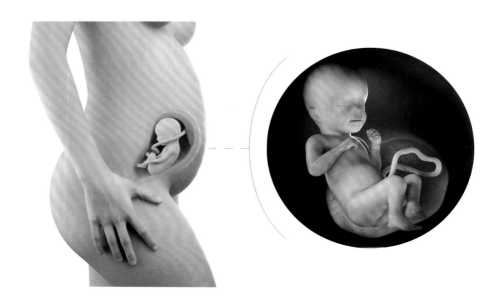

1.胎儿进入快速发育期

胎儿体重进入快速增长期，神经系统也在快速发育。组成大脑皮层的神经细胞已经全部到位，接下来它们将不断地彼此连接。胎儿能更自由地踢动和伸展，可以做抓取的动作；会发出迷人的微笑，尤其是在快速眼动（简称REM）睡眠时；经常做出一些有趣和奇怪的表情，好像是在为出生之后表达自己的感受做准备；听到熟悉的声音心率可能会下降，这是平静下来的表现。

身体的比例更接近新生儿，头、躯干和腿各占1/3。虽然还很瘦，但开始储存更多的脂肪。棕色脂肪组织开始出现在颈部、胸部和背部，出生后这种脂肪会产生热量。肺开始产生表面活性物质，这种物质可以帮助肺泡保持张开，使气体交换能够持续进行。缺少了这种物质，每次呼吸后肺泡就会塌陷，呼吸就会很费劲。男孩的睾丸已经下降到阴囊中。

眼睛已经睁开，会将头转向较强的光线。进入子宫的少量光线，可能会使胎儿形成自己的生物钟，开始出现固定的作息规律。胎儿每天大部分时间在睡觉，只有不到10%的时间是清醒的。

到这个月的月末，胎儿长35～42cm、重1.2～1.3kg。

2. 耻骨联合分离

骨盆对妊娠和分娩具有举足轻重的作用。骨盆的前缘部分是由左右两块耻骨合抱形成的，两块耻骨中间隔着纤维软骨构成了耻骨联合。未孕时，耻骨联合腔隙很窄，不易活动；妊娠后受激素的影响，关节活动稍有增加，使两块耻骨间稍有分离。这种轻微的活动和分离有利于胎儿入盆及

女性骨盆结构示意图

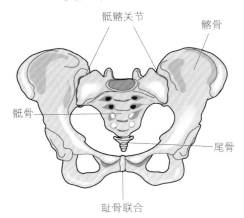

骶髂关节

髂骨

骶骨

尾骨

耻骨联合

顺利娩出，但如果分离幅度增大，准妈妈就会有牵拉痛，特别是在上下楼时疼痛更加明显。如果分离严重，则会影响行走而且伴有明显的腰骶部疼痛。

出现轻度耻骨联合分离、疼痛症状较轻者，只要注意避免负重劳动和长时间行走即可（锻炼腹部和盆腔肌肉也有帮助），一般无须特殊处理。如果疼痛明显，应该用束缚带固定骨盆，以缓解疼痛。另外，要避免胎儿过大。初产妇胎头大多在预产期前2周入盆，入盆后有可能使耻骨联合分离加重。所以，预产期前2周在家休息比较好。

3. 出现宫缩

怀孕中期就有可能出现宫缩，虽然有时候非常轻微，准妈妈几乎感觉不到或者只是感觉子宫有点儿发紧。这个阶段的宫缩可帮助准妈妈的身体为分娩做好准备，不会使子宫颈打开。宫缩通常发生在运动后或晚上，或者性交后。若出现频繁宫缩，应咨询医生。

第29～32周：体重开始迅速增长

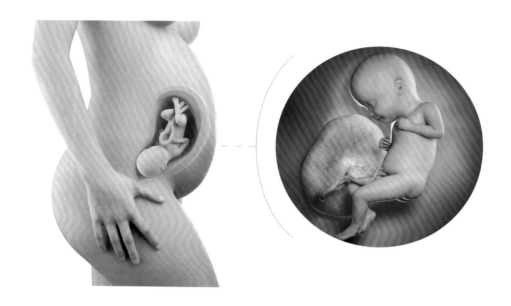

1.胎儿大脑继续增大

大脑继续增大，表面的沟回开始出现。神经细胞发育成不同的区域，将负责不同的功能。神经传导通路开始绝缘，信息传导更加高效。内脏器官（特别是肝脏）也开始迅速生长。

体重的增长速度加快，32周时胎儿重约2kg（出生时的体重有一半是在怀孕的最后两个半月增长的）。身长约45cm，已经接近出生时的身长。

皮下脂肪越来越多，皮肤从透明变为不透明，胎儿看起来丰满了很多。皮下血管被肌层覆盖，皮肤看上去不再是红色的，而是粉红色的。

覆盖在胎儿身上的胎毛开始退去，但有些胎儿出生时肩膀、背部和耳朵上还有胎毛。头上的毛发开始生长，有些胎儿一出生就有一头浓发。

骨骼变硬，但头骨仍然柔软、有弹性，以适应分娩时产道的挤压。

腿部肌张力增强，胎儿可以顺畅地做更复杂的动作，胎儿的活动多于其他任何时候。这些活动可以增强身体的协调性、强壮骨骼、增加肌肉组织的重量和强度——肌纤维会随着锻炼而伸长。未来2周羊水量将达到最大，为胎儿提供活动的空间，然后会逐渐减少。

2. 呼吸急促

孕32～34周时母体血容量增加最明显，可增加40%～45%，使心脏负担加重，可出现心率加快（较非孕时增加10次/分）、呼吸急促和疲乏无力等不适症状。

这个月，子宫底已经到达肚脐和乳房之间，占据了腹部更大的空间，把胃和横膈膜推向肺部，这也是造成呼吸急促的一个原因（不必担心，胎宝宝仍然可以得到足够的氧气）。

呼吸系统的不适多见于双胎妊娠或体重增加过多的孕妇，以及妊娠期并发贫血的孕妇。出现不适症状不要紧张，应该放松心情，适当增加

特 别 提 示

出现以下情况应及时就医

- 休息时脉搏100次/分以上。
- 心悸、气短、乏力症状加重或休息后不缓解。
- 日常家务活动即出现心悸、气短或乏力症状。
- 需要垫高头部缓解憋气症状，或者夜间憋醒、出现咳嗽、咳痰症状。

休息时间。同时应注意运动的方式和时间（尤其在孕32～34周心脏负担最重时），避免剧烈运动，如不适症状加重应及时就医。平时要注意动作慢一点儿，坐直或站直，让肺有更多的空间扩张。应少食多餐，同时选择营养均衡、含铁丰富的食物，如猪肝、瘦肉、蛋黄等，并遵医嘱补充铁剂。

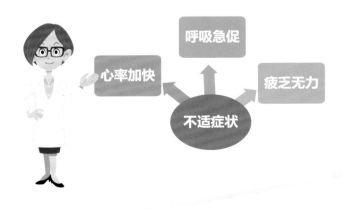

3. 痔疮

很多准妈妈都有痔疮（直肠部位的静脉曲张），局部会有疼痛、发痒。主要是因为盆腔区域的额外血流和子宫增大压迫下肢静脉，使直肠静脉压增加造成的。便秘会使痔疮加重，因为排便困难会使静脉里的血液滞留得更多。胎儿的重量会压迫直肠，妨碍血液的流动，导致准妈妈出现痔疮。

痔疮通常在胎儿出生后得到改善。可以询问医生是否可以使用非处方栓剂，也可以尝试以下这些方法缓解相关症状。

- 多吃富含纤维的食物，多喝水。

孕晚期子宫挤压盆腔内脏器示意图

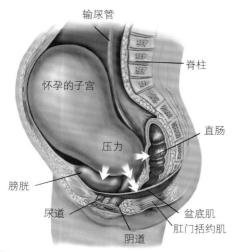

输尿管

脊柱

怀孕的子宫

直肠

压力

膀胱

尿道

盆底肌

肛门括约肌

阴道

- 保持体重适度增长。
- 长时间坐着会对骨盆顶端的静脉造成压力，应适当多走动。
- 使用冰袋冷敷。
- 试着每天用温水（而不是热水）进行几次坐浴。

4. 静脉曲张

正常情况下，下肢静脉中有静脉瓣可以阻止血液倒流，但怀孕后增大的子宫会刺激甚至压迫下肢静脉，使静脉瓣失去原有的功能，不能阻止血液倒流，从而使血液淤滞在皮肤下面的静脉中，使静脉血管发生迂曲扩张，形成静脉曲张（弯弯曲曲似蚯蚓样），准妈妈下肢会有沉重感、肿胀感和蚁走感。

静脉曲张往往随着孕周的增加而逐渐加重，轻度的静脉曲张只是使准妈妈感到腿、脚有些肿胀、麻木感；如果形成静脉瘤，不仅会出现酸痛感，还容易在磕碰时造成出血和感染。

以下方法可以帮助准妈妈预防和缓解静脉曲张。

- 多做腿部运动。坐半个小时就站起来走动一下，以促进肢体下端的静

知识链接

静脉曲张也可以出现在阴道、外阴和直肠。第2次怀孕更容易发生静脉曲张，而且有家族倾向。

脉血液回流。如果不得不长时间站立或久坐，要注意不时地变换姿势。

- 坐着的时候不要一条腿交叉放在另一条腿上（跷二郎腿）。
- 坐着或躺着的时候尽可能把腿支在沙发、椅子或脚凳上。
- 用双手的拇指由下至上按摩腿部肌肉：从脚踝到小腿背部，从大腿内侧到股间再到外侧。
- 坚持适度的有氧运动。不要因为行动不方便而停止运动，应该继续坚持散步等适宜的运动，加速血液循环，减轻静脉瘀血。
- 避免提重物。

特别提示

出现以下情况请及时就医

- 双下肢粗细程度不一致。
- 活动时小腿后部明显疼痛。

- 可选用弹力适当的妊娠弹力袜，促进血液循环和血液向心脏回流，对长时间站立的人尤其有帮助。
- 不要穿袜口有很紧的松紧带的袜子。

5. 小腿抽筋

怀孕中晚期，准妈妈常常在久坐、久站或睡觉时发生小腿抽筋，造成这一问题的常见原因主要有以下几点。

- 子宫变大，压迫下腔静脉，造成局部血液循环不良。
- 抽筋常发生在夜间，与夜间不当的睡眠姿势维持过久有关。
- 腿部受到寒冷刺激。
- 电解质不平衡。怀孕后，尤其在孕中晚期，准妈妈每天钙的需要量增加到1200mg。如果无法从膳食中摄入足够的钙及维生素D或缺乏日照，就会缺钙或加重钙的缺乏，肌肉及神经的兴奋性增加，引起抽筋。

小腿抽筋时不要害怕、慌张，可屈膝放松，然后用力将脚跟向前蹬，或者抓住脚趾往自己的胸部方向拉伸僵硬的小腿肌肉，然后放松，可迅速缓解症状。症状缓解后轻轻按摩小腿，或做局部热敷。

承山穴在小腿后部正中，小腿抽

筋时按压此穴位可以有效缓解疼痛。

微微施力垫起脚尖，小腿后侧浮起的肌肉（也就是人们俗称的小腿肚子）的下端正中出现尖角凹陷处即为承山穴。

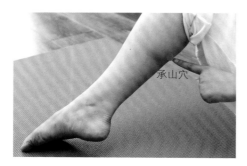

承山穴位置示意

- 平时要多注意休息，坐着的时候可以把腿垫高一些，以缓解腿部疲劳。
- 每天临睡前可以让家人帮忙按摩一下腿和脚，睡觉时在脚下垫一个垫子。
- 睡觉时注意腿部保暖。
- 不要久站久坐，要注意变换姿势。

温馨提示

如果不能缓解，或有发红、肿胀的现象，立即就医，排除发生血栓的可能（发生血栓很危险）。

- 经常晒太阳，穿柔软而有弹性的低跟鞋。
- 经常做腿部伸展和踝关节运动，转一下脚跟，动一动脚趾。

6. 疲劳感

大多数准妈妈发现怀孕后期比怀孕早期更感觉疲惫，这是正常的。身体正在努力工作，以保证胎儿能够迅速发育，不断增大的子宫可能会使准妈妈很难找到一个舒适的睡眠姿势。尽量多休息，即使是15～30分钟的小憩。继续锻炼身体，均衡饮食，因为这两件事均有助于增强体能。

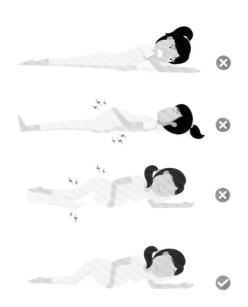

7. 胎膜早破

胎膜早破是指羊膜囊在怀孕37周前破裂。如果阴道有液体渗漏，应该立即去医院，医生会检查羊膜囊是否破裂。液体渗漏的其他原因有尿液渗漏、宫颈黏液流出、阴道出血或阴道感染导致分泌物增多。医生会根据准妈妈的病史、妇科检查结果和实验室测试结果确诊。

温馨提示

从第28周开始就进入了孕晚期，产检开始变得频繁起来。孕28～36周，每2周产检1次，时间通常在孕30周、32周、34周、36周；孕36周后每周产检1次，时间通常在孕37周、38周、39周、40周。

第33～36周：身体日益沉重

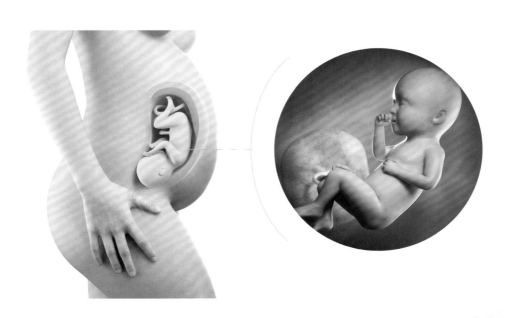

1. 胎儿体重增加得更快了

这个月胎儿的体重增加得更快了（大约每周增长220g），36周时重2.7～3.2kg。

不断长大的胎儿在羊膜囊中占据了很多空间，没有太多的空间能够自由移动了，34周时大多数胎儿变为出生时头朝下的姿势。36周时，胎儿的头进入准妈妈的骨盆，接近产道，为分娩做好了准备。

胎儿每天吞咽羊水，羊水经过口腔进入胃，然后平滑肌收缩将其送入小肠和大肠，促进消化道发育。味觉已经发育成熟，可以分辨羊水中不同的味道。循环系统、肌肉和骨骼系统也已发育完全。皮下脂肪进一步增加，皮肤的皱褶减少了。

神经系统还在继续发育，在接下来的几周大脑可增大1/3。胎儿已经适应了一些重复的声音，对一些熟悉的声音正在建立记忆。辨别黑白的视神经正在形成。胎儿会伸出舌头了，这种先天反射可以在出生后帮助胎儿找到乳头。

肺已经发育成熟，自然分娩时产道会挤压肺，排出其中的黏液，帮助新生儿建立呼吸。

2. 尿频、尿失禁

在怀孕的最后几周，当胎儿进入骨盆时，准妈妈会感到膀胱承受的压力越来越大，白天更频繁地排小便，晚上可能也要去好几次卫生间。一些准妈妈在接下来的几周还会漏尿，尤其是在大笑、咳嗽或打喷嚏的时候，这也是胎儿压迫膀胱、使膀胱贮尿量减少造成的。还有一个原因是准妈妈的盆底肌肉由于发育不良或锻炼不足或受过外伤，承托功能差，随着子宫增大、盆底肌变得柔软且被推向下方，

盆底肌支撑功能示意图

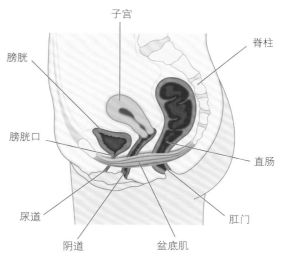

子宫

脊柱

膀胱

膀胱口

直肠

尿道

肛门

阴道

盆底肌

日常生活中应注意以下几点

- 避免重体力劳动。
- 防止长时间增加腹压，如有长期咳嗽、习惯性便秘等应及时治疗。
- 不要长时间憋尿。
- 不喝含咖啡因的饮料。含咖啡因的饮料

如咖啡、可乐和茶，都有利尿作用，会使尿液增加，实际上加重了水分的丢失。
- 从孕晚期开始进行盆底肌锻炼。

对盆腔内器官的承托、节制、收缩及松弛功能减退而导致尿失禁。

可采取任何自己感觉舒适的姿势，如躺、坐、站，然后收缩肛门（好像是在忍大便）、阴道（好像是在挤阴道里的月经棉塞）和尿道（好像是在排小便的中途停止），将盆底肌肉上提，然后放松。做盆底肌肉运动时不要憋气，也不要同时收缩臀肌或腹肌。

盆底肌肉运动有快、慢两种。做快速运动时，收缩肛门、阴道和尿道，然后放松。一边做一边按正常语速说："收缩-放松、收缩-放松、收缩-放松。"反复做10次，保证每次收缩到位。做慢速运动时，收缩肛门、阴道和尿道，将盆底肌肉上提，然后尽可能长时间保持，然后慢慢放松，使之回到原位。稍停片刻，然后重复，如此多次。

一旦掌握了盆底肌肉运动的方法，不论什么时候，也不论在干什么，不论躺着（仰卧、侧卧、俯卧）、坐着（看电视、看书）、站着（洗碗、熨衣服、排队）、走着（散步、逛街），都可以进行锻炼。

3. 宫缩更强烈

接近预产期时，宫缩可能会变得更强烈，甚至可能会被误认为是分娩发动了。如果出现宫缩，请注意记录宫缩间隔的时间和每一次持续的时间，以及宫缩时的感觉，记录1个小时。临产时的宫缩间隔是有规律的（而且间隔较短），每次宫缩可持续30～90秒。宫缩的强度也很重要，如果在宫缩期间走路和说话有困难，那么很有可能是要分娩了，应立即就医。

4. 睡眠问题

失眠在孕期的最后几周是正常的，因为沉重的腹部使准妈妈几乎找不到一个舒适的睡姿。给准妈妈创造尽可能舒适的睡眠环境，睡觉使用枕头支撑身体，尽可能多休息几个小时。

5. 下肢水肿

妊娠晚期，约有40%的准妈妈会出现下肢水肿。用手指重压足踝内侧或胫骨前方会出现局部凹陷，午后明显，经常站立工作的准妈妈症状更明显。孕期人体内分泌的改变，导致体内有水分及钠盐潴留。另外，妊娠期子宫压迫盆腔及下肢静脉，阻碍血液回流，使静脉压增高，故水肿经常发生在下肢远端，以足部及小腿为主。若水肿范围局限在膝盖以下，经过一夜睡眠可以消褪，且不伴有血压升高或蛋白尿，则属于正常现象，不必进行治疗。

应注意清淡、低盐饮食，每日食盐量不超过6g。咸菜、酱油、醋、各种酱中均含食盐，因此每日食盐的总摄入量应考虑这一因素。

6. 手脚麻木

有的准妈妈手或脚会感觉麻木或刺痛，这是由身体肿胀的组织压迫神经引起的正常反应。有的可能会发展为腕管综合征：腕管是手腕骨骼和韧带的通道，腕管综合征是由于腕管内的神经受到压迫而引起的手部不适。这些症状通常在分娩后消失，组织恢复正常。如果有这些症状，在产前检查时告诉医生，看是否需要治疗。

7. 骨盆压力增加

胎儿很快就会在骨盆更深的位置安顿下来，准备出生。当胎儿进入骨盆时，会导致骨盆、膀胱和臀部的压力增加，但可能会减少子宫对横膈膜和

特别提示

出现以下情况请及时就医

- 一夜睡眠后水肿仍不消失，或水肿向上发展，范围超过膝盖甚至累及全身，则为异常，常是妊娠期高血压疾病向严重阶段发展的征兆。
- 每周体重增加大于0.5kg。
- 血压升高（高于140/90mmHg），伴有头疼、头晕等症状。

肺的压力。

8. 阴道出血

怀孕后期阴道出血的原因有很多，可能是一些轻微的原因引起的，比如如果宫颈发炎可能会出血；也可能是一些严重的原因引起的，对准妈妈和胎儿构成威胁。阴道大出血可能提示胎盘有问题，最常见的问题是前置胎盘和胎盘早剥。前置胎盘是指胎盘位于较低的位置，覆盖子宫颈的全部或部分，阻止胎儿离开子宫，这种情况经常导致无痛的阴道出血；胎盘早剥是指胎盘在胎儿出生前就开始与子宫壁分离，这种情况经常引起腹部持续疼痛、轻微或严重的宫缩和阴道出血。

发生胎盘早剥和前置胎盘时，胎儿可能需要提前分娩。如果出血严重，可能需要输血和剖宫产。在某些情况下出血可能会停止，怀孕可能会继续下去。

请记住，任何阴道出血，无论轻微还是严重，都应该立即就医，以便采取相应的措施。

第37～42周：为分娩做准备

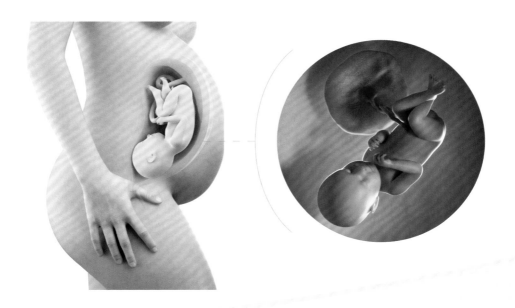

1. 胎儿准备出生了

胎儿已经准备好要出生了，头部可能已经下降到骨盆下部的位置，覆盖胎儿的胎毛大部分已经脱落。怀孕40周时，胎儿长50～55cm、重2.7～3.2kg。37周以前出生仍然属于早产，胎儿还没有发育完全。

2. 行动很不方便

已经到了怀孕的末期，在预产期前的最后几周，子宫将会完成扩张：从怀孕前的约55g增长到现在的约1000g。准妈妈可能感觉很不舒服，走路很费劲，躺下和坐起来都不容易，晚上很难完全入睡。子宫比以往任何时候都要大，对膀胱的压力也更大，导致一天中要去很多次卫生间。不要因为需要频繁去卫生间而减少喝水量，因为身体比以往任何时候都更需要液体。试着转移注意力，看看书或者和朋友聊聊天，不要为宝宝何时出生、是否能顺利分娩而紧张、焦虑。

3. 又开始感觉恶心

有些准妈妈会在怀孕的最后几周出现轻微恶心的症状，这可能是分娩开始的征兆。如果恶心严重或持续，需要立即就医。

每天吃四五顿饭比吃三顿饭更好，准妈妈和胎儿都需要能量应对分娩的压力。

4. 37～38周分娩

人们曾经认为37～38周出生的婴儿和39周出生的一样健康，现在专家们知道，胎儿在整个怀孕阶段都在生长。不要因为非医学原因让胎儿通过引产或者剖宫产提前出生（比如想让孩子在特定的日期或时间出生、准妈妈在怀孕的最后几周感到不舒服、害怕阴道分娩等）。

39周前出生的婴儿与39周及之后出生的婴儿相比，可能出现短期和长期健康问题的风险会增加，包括呼吸问题、饮食和睡眠困难、听觉和视觉问题，以及以后的学习问题。如果准妈妈或胎儿出现严重的并发症，提前分娩可能是必要的，但如果一切正常、没有并发症，不建议提前分娩。

关于分娩方式和分娩过程的更多内容详见第10章"轻松自然、顺利分娩"和第11章"认识剖宫产"。

第43周或更长时间：过期妊娠

　　过期妊娠指的是怀孕42周甚至更长时间。过期妊娠会增加胎儿和准妈妈的健康风险：胎盘的功能可能会退化；羊水量可能会开始减少，当胎儿移动或子宫收缩时会导致脐带收缩；胎儿可能比正常情况下长得大，增加阴道分娩的难度，可能需要剖宫产（使剖宫产的可能性增加了1倍）。如果到了预产期没有分娩，医生会做胎儿评估，检查胎儿的健康状况。

　　准妈妈要重视数胎动，以监测胎儿的健康状况。其他的监测则需要在医院里做，包括超声检查、羊水评估等。

　　如果已经超过预产期而子宫颈还没有变软、扩张，医生可能会给准妈妈使用催产素引产或含有前列腺素（由身体产生的使子宫颈成熟并引起子宫收缩的化学物质）的药物。药物可能会增加子宫收缩的速度和强度，使胎心率发生变化，需要对胎心率和子宫收缩的情况进行监测。

是否引产取决于以下因素

- 准妈妈和胎儿的状况。
- 妊娠时间。
- 宫颈是否已经开始变软（宫颈的成熟度），为分娩做好准备了。
- 胎儿健康检查的结果。

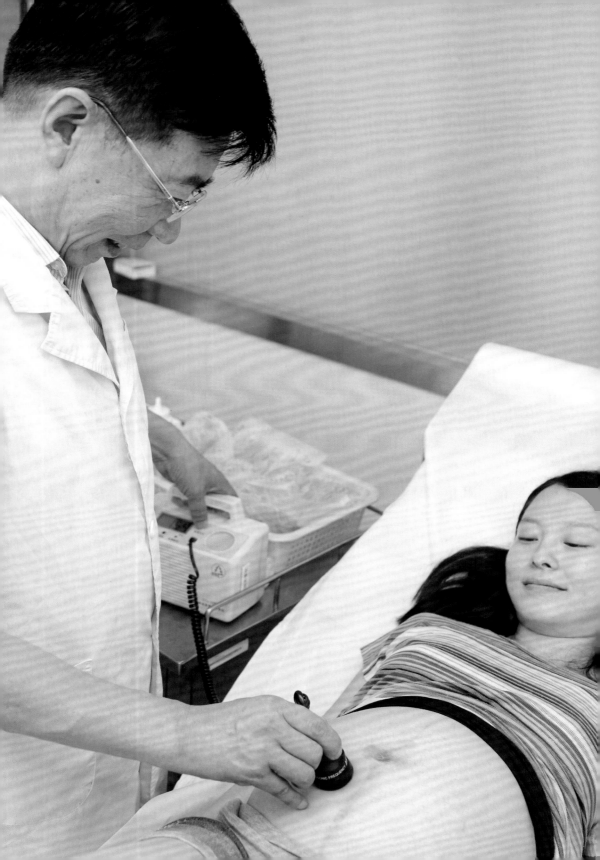

第4章

产前检查的
重点内容和注意事项

　　孕期是特殊的生理时期，准妈妈的身体状况和胎儿的生长发育情况始终处于变化中，孕前身体状况良好的准妈妈，孕期也可能出现异常。因此，按时进行产前检查非常重要。

　　产前检查时准妈妈有各种疑问：孕期每个月都该做哪些检查？哪些检查能帮助准妈妈避免不良后果？各种检查数据说明了什么？在本章中，我们将对大家比较关心的产前检查项目进行详细讲解。

产前检查的基本内容

　　根据国内孕期保健的现状和产前检查的需要，我国最新指南推荐的产前检查孕周为：妊娠6～13^{+6}周、14～19^{+6}周、20～24周、25～28周、29～32周、33～36周、37～41周。产前检查的主要项目均是根据国家卫健委和中华医学会妇产科分会发布的《孕产期保健工作规范》和《孕前和孕产期保健指南（2018）》确定的。常规检查主要包括询问病史、体格检查和辅助检查三大部分，体格检查包括全身检查（血压、身高、体重测量，心肺听诊）、妇科检查（一般在孕早期进行检查，以除外生殖器官疾患）和产科检查（胎心率检查，宫高、腹围、骨盆测量），辅助检查包括血液检验、尿液检验、超声检查、心电图检查和胎心监护。辅助检查分必查项目和备查项目，必查项目适用于所有准妈妈，备查项目适用于有条件的医院或有特殊指征的准妈妈。

产前检查主要项目示意图

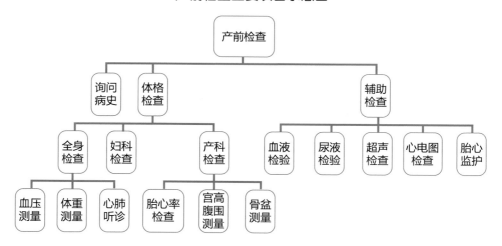

特别提示

　　以上检查孕周仅适用于单胎妊娠、无妊娠并发症和合并症的准妈妈，也就是怀孕前身体健康、怀孕后没有患病的准妈妈，有高危因素者需要酌情增加产检次数和产检项目。

具有下列情况者属高危妊娠

- 预产期年龄＜18岁或≥35岁。
- 有异常孕产史，如流产、早产、死胎、死产、各种难产及手术产、新生儿死亡、新生儿溶血性黄疸，新生儿有先天缺陷或遗传性疾病。
- 妊娠期接触有毒有害物质，如放射线、同位素、农药、化学毒物等，有过一氧化碳中毒、服用过对胎儿有害的药物等。
- 母儿血型不合。
- 孕期阴道出血，如前置胎盘、胎盘早剥导致的出血。
- 患有妊娠期高血压疾病。
- 患有妊娠合并内科疾病，如心脏病、糖尿病、肾炎、病毒性肝炎、重度贫血，以及巨细胞病毒、单纯疱疹病毒、风疹病毒等病毒感染。
- 早产或过期妊娠。
- 胎位、胎盘及脐带异常。
- 产道异常（包括骨产道及软产道）。
- 多胎妊娠，羊水过多或过少。
- 采用辅助生殖技术受孕。
- 曾患有或现患有生殖器官肿瘤者。
- 存在其他高危因素。

　　北京地区建有危重症转诊绿色通道，各辖区都有对应的上级转诊单位，但高危妊娠还是应该特别注意、高度重视，严格遵医嘱进行产前检查，加强自我监测（自测胎动、体重等），配合危重孕产妇网络转诊、会诊。

1. 询问病史

　　询问病史的目的是全面了解准妈妈的健康状况，排除常见的高危因素。首次产前检查时医生会问得比较详细，询问内容一般包括以下几项。

- **既往史**：医生会着重询问准妈妈是否患有慢性病和传染病，如是否患有糖尿病、慢性高血压、肥胖、肝脏疾病、肾脏疾病、心脏疾病、血液病、系统性红斑狼疮、神经和精神疾病等。如果准妈妈患有以上疾病，医生会请相关专科会诊。不宜继续妊娠的，医生会如实告知并建议及时终止妊娠。医生还会询问准妈妈是否做过手术、是否为瘢痕子宫等，不宜继续妊娠的，医生会及时告知。

- **家族史**：夫妇双方家族遗传病史，双方父母是否患有糖尿病、高血压等。
- **生育和避孕情况**：孕产次、妊娠分娩情况、避孕方法等，特别是是否有不良孕产史（如流产、早产、死胎、死产史）、胎儿畸形或婴幼儿智力低下，前次妊娠是否发生妊娠并发症。
- **月经情况**：初潮年龄、月经周期是否规律、末次月经时间等。
- **本次妊娠情况**：有无致畸因素（用药、发热、病毒感染）、胎动情况等。

此外，医生还会询问生活方式、饮食营养、职业情况及工作环境、运动（劳动）情况、家庭关系和其他人际关系等方面是否有特殊情况。

如果是高龄再孕准妈妈，医生还会

特别提示

医生询问时一定要提供真实的信息，避免隐瞒病情，以获得医生的帮助。本次妊娠的异常或不适也要如实告诉医生，如头痛、眼花、水肿、阴道流血、腹痛、阴道分泌物异常，以及饮食、睡眠、体重等方面的问题。

询问本次妊娠是否采用辅助生殖技术受孕、两次妊娠的间隔时间等，明确并记录可能影响怀孕的高危因素。

2. 全身检查：测量血压

每次心脏收缩会将血液泵入动脉血管，然后动脉血管把血液输送到身体的各个器官，静脉血管将血液回流到心脏。血压就是血液在血管内流动时对血管壁的压力，可分为动脉血压、静脉血压和毛细血管压，通常所说的血压是指体循环的动脉血压。心脏收缩时血液对动脉血管壁的压力称为收缩压（高压），两次心跳间隙血液对动脉血管壁的压力称为舒张压（低压），每次产检都要测量并记录这两个数值。

之所以如此重视准妈妈的血压，是因为在怀孕期间，准妈妈的身体会产生更多的血液帮助胎儿生长。如果血压升高，会给准妈妈的心脏和肾脏带来额外的压力，导致心脏病、肾病和中风，还可能导致胎盘早剥（胎盘过早脱离子宫壁，需要紧急治疗）；而且高血压会使流向胎盘的血液减少，进而使输送给胎儿的营养和氧气减少，可能导致胎儿生长受限，严重威

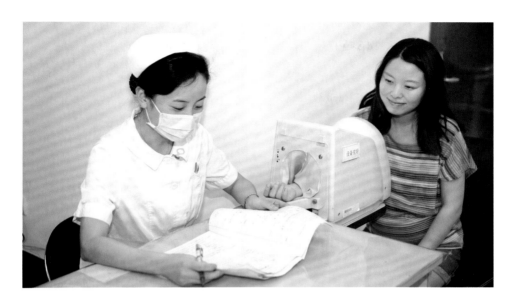

知识链接

　　孕期正常血压为收缩压（高压）低于140mmHg、舒张压（低压）低于90mmHg，与非孕时成人正常血压标准一样。

胁母胎健康。

　　如果胎盘不能为胎儿提供足够的营养和氧气，可能不得不选择通过剖宫产的方式让胎儿提前出生（必要性早产）。剖宫产有导致感染、内脏损伤和出血的风险，而且会对下一胎的分娩方式产生影响。

　　有的准妈妈在怀孕前或怀孕20周前就出现高血压（包括在怀孕前服用降压药使血压正常的），以往血压正常的准妈妈有的在妊娠中晚期可能出现血压≥140/90mmHg的情况。轻度高血压（收缩压140～159mmHg、舒张压90～109mmHg，或两者兼有）发生妊娠并发症的风险很小，重度高血压（收缩压≥160mmHg、舒张压≥110mmHg，或者两者兼有），发生妊娠并发症的风险较大。

　　白天血压经常会变化，兴奋或锻炼的时候会升高，休息的时候会降低，血压的短期变化是正常的。有的准妈妈产前检查时测量血压偏高，可能是因为紧张，也可能是在医院楼上楼下跑得比较匆忙，这时候深呼吸、休息一下，间隔10～15分钟再测量，

知识链接

孕中期血压往往会下降，这是因为雌激素——孕酮能够使血管壁松弛。较低的血压会使一些准妈妈在站得过久或快速站起来时觉得头晕，这一时期动作最好缓慢进行。在怀孕的最后几周，血压会恢复到正常水平。

通常血压会恢复正常。所以，准妈妈到产科门诊测量血压之前应该先休息5分钟，测量血压时不要紧张、焦虑、情绪激动。如果休息、间隔6小时以上，再次测量血压仍异常，则会被认为血压升高。

如果血压开始升高，尿常规检验结果对于接下来的诊断就至关重要了。尿液中是否出现蛋白质，以及是否合并水肿，可以帮助诊断是否患有比较严重的妊娠期高血压疾病（子痫前期）。

3. 全身检查：监测体重

体重增长是反映准妈妈营养状况最直观的指标，与胎儿出生体重、妊娠并发症等妊娠结局密切相关。为保证胎儿正常生长发育、避免不良妊娠结局，应该从确认怀孕的时候就开始监测并管理体重，使孕期体重增长保持在适宜的范围。

医生会根据准妈妈的孕前BMI（以最后一次月经周期时的体重作为基线计算），提出孕期体重增长范围和速度的建议。因为我国至今没有孕期体重增长范围和速率的权威统计数据，所以医生目前参照的是2009年美国医学研究所最新推荐的孕期体重增长范围和速率（详见表4.1）。

体重在一天中的不同时刻会相差1kg左右，如吃饭或喝水前后、睡觉前后、解大便前后的体重会有所差异。准

表4.1 孕期体重增长范围和速率

2009年美国医学研究院（IOM）推荐

孕前BMI		单胎孕期总增重范围（kg）	双胎孕期总增重范围（kg）	孕中晚期体重增长速度（平均增重范围）（kg·w⁻¹）
体重不足	<18.5	12.5~18.0	—	0.51（0.44~0.58）
体重正常	18.5~24.9	11.5~16.0	16.7~24.3	0.42（0.35~0.50）
超重	25.0~29.9	7.0~11.5	13.9~22.5	0.28（0.23~0.33）
肥胖	≥30.0	5.0~9.0	11.3~18.9	0.22（0.17~0.27）

孕期肥胖会带来额外的健康风险

- **妊娠期高血压**：妊娠期高血压（怀孕20周后出现的高血压）会导致严重的并发症，肥胖女性比非肥胖女性更容易患这种疾病。
- **子痫前期**：一种严重的妊娠期高血压疾病，可发生在怀孕期间（通常在怀孕后期）或分娩后不久，会导致准妈妈肾脏和肝脏衰竭。胎儿有可能出现生长问题，胎盘也可能出现问题，可能需要提前分娩。在严重的情况下，如果病情得不到确诊和控制，母胎都可能死亡。
- **妊娠期糖尿病**：患有妊娠期糖尿病的准妈妈分娩巨大儿和行破宫产的风险明显增加，未来患糖尿病的风险更高，她们的孩子也一样。
- **巨大儿（出生体重超过4kg）**：肥胖的准妈妈容易生出肥胖的宝宝，而出生体重超标的宝宝比出生体重正常的宝宝大，成年后患代谢性疾病的概率大。

- **增加检查难度**：准妈妈体内脂肪过多，进行超声检查时很难看到胎儿解剖结构的某些问题，分娩过程中检查胎儿的心率也会比较困难。
- **增加分娩难度**：胎儿过大可能会降低阴道分娩成功的概率，胎儿出生时受伤的风险增加，比如肩膀可能会被卡住。
- **增加剖宫产的风险**：手术时间可能更长，发生并发症的风险更大，这些并发症包括感染、手术麻醉问题和失血过多，伤口愈合可能需要更长的时间，而且更有可能出现伤口裂开和感染的问题。
- **增加早产的风险**：可能会早产，增加了胎儿出现健康问题的风险，包括呼吸问题、喂养问题，以及后期发育和学习困难问题。
- **增加死产的风险**：母亲的体质指数越大，死产风险越大。

妈妈最好选择在清晨排便后、早餐前或沐浴后赤脚穿内衣裤进行测量。每次选择同样的时间测量能减少误差。应坚持记录体重的变化，了解自己每周体重增加是否在正常范围。

4. 产科检查：听胎心

　　胎心就是胎儿的心跳，可以反映胎儿在宫内的情况。一般在妊娠12周之后，每次产检时医生都会用多普勒听诊器听胎心。正常的胎心率为110～160次/分，如果每分钟少于110次或多于160次，医生会再听一次胎心，或者建议进行胎心监护或超声检查，以明确是否有胎儿宫内窘迫的情况。极个别的时候在听胎心时可听到胎儿心律不齐，医生会安排进行胎儿超声心动检查或其他相关检查，以排查胎儿心脏畸形。

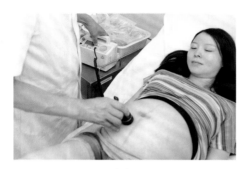

听胎心

准妈妈如果有发热的情况，或正在生气、喝完浓茶或咖啡、失眠，精神会比较亢奋，会引起胎心率的变化。所以，在听胎心前应保持良好的状态，放松心情，避免大喜大悲等情绪波动，少喝咖啡和浓茶，少吃辣椒、咖喱等刺激性食物。此外，准妈妈如果患甲亢或贫血，导致本人心率很快，胎儿的心率也常常会超过160次/分。如果出现这种情况，医生会进行进一步的检查。

5. 产科检查：测量宫高和腹围

宫高是指从下腹耻骨联合处到子宫底的长度，腹围是指腹部最大平面的周长。宫高和腹围与胎儿的大小关系非常密切。到了孕晚期，每次产前检查医生都会测量宫高和腹围，判断胎儿的体重增长情况（测量宫高前要排空小便），估计胎儿的大小与孕周是否相符。

正常情况下，妊娠各阶段宫高如下：妊娠12周末子宫底在耻骨联合上2～3cm，妊娠16周末在耻骨联合与肚脐之间，妊娠20周末在脐下1～2横指，妊娠24周末平脐或者脐上1横指，妊娠28周末在脐上2～3横指，妊娠32周末在肚脐与剑突之间，妊娠36周末在剑突下2～3横指，妊娠40周末下降至肚脐与剑突之间或者稍高。

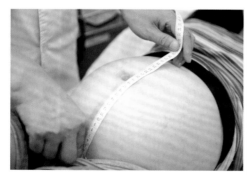

测量宫高

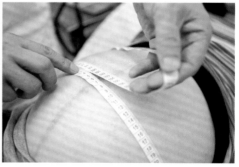

测量腹围

知识链接

正常单胎，宫高、腹围值差别较大，因为准妈妈高矮胖瘦不同，所以胎儿生长情况只能通过宫高、腹围监测数据的动态变化进行比较。

如果根据动态监测数据判断宫高或腹围增加过多或者没有增加，医生可能需要估计胎儿的宫内发育情况，通过超声检查了解有无羊水过多或过少、胎儿畸形、死胎、巨大儿等情况。

6. 产科检查：骨盆测量

骨盆大小及形状是决定胎儿能否顺利经阴道分娩的重要因素，骨盆测量结果是决定分娩方式的重要指标。骨盆测量一般分为外测量和内测量，有证据表明，骨盆外测量并不能预测产时是否会出现头盆不称，因此孕期不需要常规进行骨盆外测量。一般会在孕晚期进行骨盆内测量，并根据胎儿大小、胎位、子宫手术史等选择分娩方式。

测量时医生会将食指和中指伸到准妈妈的阴道内，触摸骨性标志。准妈妈可能会感到不舒服，甚至疼痛。进行骨盆测量时，准妈妈应深呼吸，同时放松腹部肌肉，越紧张医生越难操作，检查需要的时间就越长。

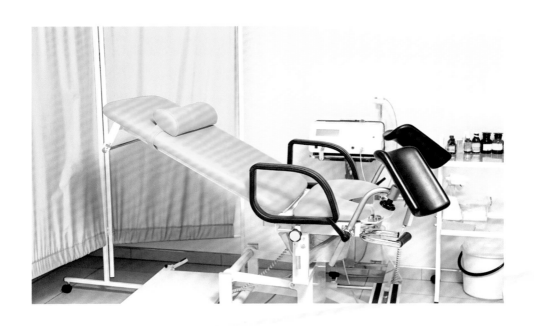

7. 辅助检查：血液检验

血液检验的必查项目包括血常规、血型（ABO血型和Rh阴性/阳性血型）、肝功能、肾功能、空腹血糖水平、乙型肝炎表面抗原测定、梅毒血清抗体筛查、艾滋病筛查，在某些地区还建议进行地中海贫血筛查。

血常规检验

各医院实验室设定的血常规检验的参考值可能略有不同，应该请医生科学地解释检验报告。另外，也要注意妊娠期参考值有可能与非孕期成人参考值不一样，准妈妈不必过度紧张。拿到血常规检验报告后，可以重点关注白细胞、血红蛋白、血小板这几个指标。

知识链接

准妈妈要通过血液给胎儿输送营养，血液总量增加，但红细胞数量没有增加，血液被稀释，因此很容易发生生理性贫血。如果血红蛋白值低于110g/L诊断为贫血以前身体贮存的铁已经耗尽，红细胞内的铁已经出现缺乏，那么血红蛋白水平降低就会造成严重缺铁。因此，准妈妈一定要重视血红蛋白值的下降。贫血的准妈妈容易发生产后出血。

- 白细胞是免疫系统的重要成员，当机体受到感染或有异物入侵时，血液中的白细胞数量会增多，但准妈妈的白细胞增多一般是生理性（正常）的。如果同时有体温升高、局部红肿热痛等不适症状，要警惕是否存在感染。
- 血红蛋白值如果低于110g/L说明贫血，贫血可引起早产、低出生体重儿等问题。
- 血小板如果低于参考范围低限，则说明凝血功能出现问题。

血型检验

血型系统分为ABO和Rh血型，准妈妈需要了解自己是否为特殊的Rh阴性血型。在我国，汉族99%以上为Rh阳性，即红细胞中含D抗原。如果准妈妈的血型为Rh阴性，别忘了让其配偶也查一下血型和Rh因子。如果夫妇双方都是Rh阴性血型，宝宝就没有溶血的风险；如果丈夫为Rh阳性，妻子为Rh阴性者，宝宝有溶血的风险，但Rh血型不合一般不发生在第一胎，因为怀第一胎时，准妈妈体内产生的抗体较少，还不足以引起胎儿患病。随着妊娠次数的增加，若不予治疗，胎儿溶血症状会加重，常导致流产或

其他血液检验

- 肾功能、肝功能、空腹血糖水平是帮助医生了解准妈妈是否存在基础的肾脏疾病、肝脏疾病和糖尿病。
- 乙型肝炎表面抗原测定、梅毒血清抗体筛查、艾滋病筛查则是了解准妈妈是否患有这些传染性疾病，如果患病，医生会给予相应的妊娠指导。
- 地中海贫血筛查则是针对广东、广西、海南、湖南、湖北、四川、重庆等地区准妈妈进行的，如果发现准妈妈患有地中海贫血，医生会建议做进一步的筛查及诊断。

早产。所以，如果准妈妈血型为Rh阴性，丈夫的血型为Rh阳性，医生就会让准妈妈接受间接Coombs试验。如果间接Coombs试验阴性，通常建议在孕晚期或者产后72小时之内注射抗D免疫球蛋白，以降低下一胎发生新生儿溶血的风险；而如果间接Coombs试验阳性，接下来就要检测抗D抗体效价，并且严密监测胎儿宫内状况，警惕可能发生宫内溶血、贫血、水肿甚至胎死宫内的情况。

8. 辅助检查：尿常规检验

尿常规是孕期很重要而且频繁进行的一项检验，主要检验酮体定性和尿蛋白是否正常，是否有白细胞升高等泌尿系统感染的表现。

- 尿比重的参考值为1.005～1.030，如果超过1.030，表示尿液浓缩；如果小于1.005，表示尿液稀释。
- 酮体定性的正常检验结果为阴性，如果结果为阳性，提示准妈妈可能患有妊娠期糖尿病、能量摄入不足或者碳水化合物摄入不足，还可以因妊娠反应而剧烈呕吐、进食不足导致酮症酸中毒等。
- 尿蛋白的检验正常结果为阴性，如果显示阳性，提示有患妊娠期高血压疾病、肾脏疾病的可能。
- 白细胞的正常检验结果为阴性，如果检验结果为阳性，同时伴有尿频、尿急、尿痛症状，提示有患泌尿系统感染的可能。

 特别提示

做尿常规检验前应该注意多喝水，清洁外阴，避免白带混入尿液。留尿标本时要注意留中间一段的尿液，留满整管送检。

9. 辅助检查：心电图检查

心电图是心脏兴奋的发生、传导及恢复过程的客观指标。心脏在每个心动周期，由起搏点、心房、心室相继兴奋，伴随着生物电的变化，通过心电描记器从体表引出多种形式的电位变化的图形。心电图是判断心脏能否承受分娩压力的主要依据，如果发现异常，需要请心内科医生会诊，还可能需要进行超声心动检查或者24小时动态心电图检查，评估心脏结构和功能。

10. 辅助检查：超声检查

超声检查是产科医生的眼睛，可以帮助医生观察胎儿的生长发育，筛查、诊断胎儿的重大畸形，了解胎盘功能、羊水和脐带的情况。所以，孕期各个阶段的超声检查都十分重要。

在孕早期进行超声检查，可以确认是宫内孕还是宫外孕，确定孕周、胎儿是否存活、胎儿数量、子宫附件情况；孕18~24周可对胎儿进行超声排畸检查；孕32周左右进行超声检查可评估胎儿体重，同时了解胎位、羊水和胎盘、脐带情况；孕足月超声检查可估计胎儿大小和羊水量。这些产前检查项目将在下文进行详细介绍。有特殊情况的准妈妈，比如双胎妊娠、胎儿宫内缺氧、胎儿畸形等，医生会根据实际情况增加超声检查的次数。

超声检查是一种利用超声波进行检查的无创技术，每次检查的时间并

妈咪提问　**做心电图检查需要注意什么？**

- 不需要空腹，以免出现低血糖或心跳加速，影响检查结果。
- 检查前最好先休息一会儿，在平静状态下接受检查。
- 检查过程中不要紧张，也不要说话，否则容易产生干扰现象，影响心电图的清晰度。

- 最好穿容易穿脱的衣服，特别是在冬季。
- 不要戴手表，也不要随身携带手机，以免对检查仪器产生干扰。
- 妊娠合并心脏病者做心电图检查时最好带上前一次的心电图报告，让医生作为参考。

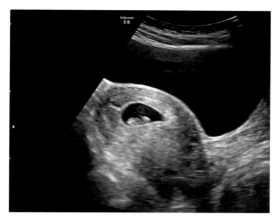

孕早期超声检查影像

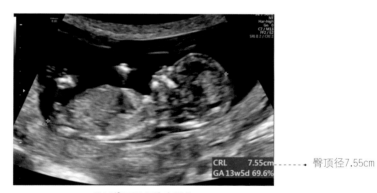

CRL 7.55cm ------→ 臀顶径7.55cm
GA 13w5d 69.6%

孕13⁺⁵周超声检查影像

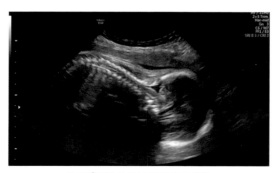

孕23⁺²周胎儿系统超声检查影像

不长，目前没有研究证实会对胎儿造成伤害，临床应用的孕期超声检查的安全性是可以保障的。但我们的态度仍然是谨慎的，尤其是怀孕极早期，要避免不必要的超声检查。

11. 备查项目

超声检查胎儿颈项透明层厚度（NT）排查畸形、丙型肝炎筛查、高危准妈妈孕早期75g口服葡萄糖耐量试验，还有甲状腺功能检测、血清铁蛋白检查、结核菌素试验等属于备查项目。

孕前12个月没有进行妇科检查的准妈妈建议进行子宫颈细胞学检查，高危准妈妈或有症状者做子宫颈分泌物淋球菌和沙眼衣原体检测，有症状或有早产史者进行阴道分泌物细菌性阴道病检测。

国家基本公共卫生服务项目为未参加生育险、公费医疗及常住外地户籍孕妇提供5次免费的产前检查服务。检查时间、检查项目、政策执行及报销金额等相关问题详见第5～6页相关内容。已参加生育险、公费医疗、新型农村合作医疗的孕妇按原渠道报销，不重复享受该政策。

孕早期检查重点与注意事项

孕早期至少应该产检1次，检查重点是抽血查人绒毛膜促性腺激素（hCG）和超声检查胎心、胎芽，确定是否妊娠以及是否为正常妊娠；另外还有一项重要的检查，即孕早期唐氏综合征筛查〔胎儿颈项透明层（简称NT）超声检查+血清学检测〕（详见表4.2）。

表4.2　孕早期产前检查重点

检查孕周	重点项目	意义
6～8周	抽血查hCG	确认是否妊娠
	超声检查	确认是否为正常妊娠
11～13⁺⁶周	孕早期唐氏综合征筛查（NT超声检查+血清学检测）	染色体异常筛查

1. hCG检查

检查时间：孕6～8周。

受精卵着床后，胎盘开始产生人绒毛膜促性腺激素（hCG），尿妊娠试验检测的就是hCG指标。通常尿检为阳性时，尿液中的 β -hCG水平为50～100mIU/ml，而血清检测 β -hCG水平最低可检出5mIU/ml，因此血清检查hCG可以较早确认是否妊娠。

孕早期 β -hCG水平定量与孕周相关，妊娠第4～8周 β -hCG水平定量应该每2～3天增长1倍。 β -hCG水平的下降或不升不降提示异常妊娠，但不能区分自然流产和异位妊娠。只有在出现停经后阴道出血、腹痛等症

知识链接

在没有腹痛和出血症状时，不建议检查 β -hCG水平和孕酮水平，更不建议补充黄体酮进行治疗。

状，结合超声检查才有意义。医生同时会进行腹部触诊和盆腔检查（了解子宫的大小和位置、压痛和反跳痛的部位，以及是否有肿块。附件区的压痛和肿块常提示异位妊娠，阴道窥器检查可以排除非子宫因素导致的出血，明确宫颈是否开大，以及是否有组织物堵在宫颈口），同时结合临床表现、血或尿 β -hCG水平、超声影像进行诊断和处理。

 特 别 提 示

宫外孕是指胚胎在子宫以外着床发育，以输卵管妊娠最常见。输卵管妊娠可导致单侧腹痛和不规则的阴道出血，甚至会导致输卵管破裂，引起剧烈疼痛。如果不及时医治，很快会出现休克，有人甚至会因此丧命，所以必须立即就医、紧急救护！

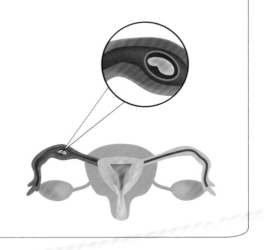

2. 孕早期超声检查

检查时间：孕6～8周。

通过孕早期超声检查，可以确定是否为宫内孕。如果有宫外孕史或有阴道出血、腹痛等症状，更需要进行超声检查，以确认胎囊在子宫内的位置。若未在子宫内看到胎囊，则怀疑有宫外孕的可能。

通过孕早期超声检查还可以看到胚胎数量，以确定是否怀有双胞胎或多胞胎。

若能通过超声检查看到胎儿心跳，即代表胎儿处于正常状态。若未看到胎儿心跳，可以隔几天或隔1周再去医院做超声检查。

如果准妈妈月经周期不规律或者刚刚停止服用口服避孕药，对末次月经的日期记忆不准确，此次超声检查可以通过测量胎儿的臀顶径（CRL）核对孕周、推算预产期（约有5～7天的误差）。

特别提示

第1胎行剖宫产的准妈妈，可通过超声检查确认剖宫产切口与孕囊着床的位置关系。

知识链接

孕12周后做超声检查时不需要憋尿，而是需要提前排空尿液。

3. 孕早期唐氏综合征筛查

筛查时间：孕$11 \sim 13^{+6}$周。

唐氏综合征（即先天愚型）可造成胎儿身体发育畸形和严重的智力发育障碍，多数伴有各种复杂的疾病如心脏病、弱视、弱听等，患儿长大后生活不能自理。孕早期唐氏综合征筛查一般是影像学和血清学组合筛查：NT超声检查+血清学检测。组合筛查的准确率比单项筛查的准确率高，约为82%～87%。

筛查方法：NT超声检查（经腹部或经阴道超声测量）+血清学检测（抽血检测与妊娠相关的血浆蛋白A和游离β-hCG两项指标）。

筛查之前需要确定孕周和筛查当天准妈妈的体重，因为筛查所采用的指标的正常范围是随着孕周而改变的，要想准确判断检测数据是否在正常范围，必须要有准确的孕周。如果孕周不准确，筛查结果（风险可能很高或很低）不能反映实际的风险。如

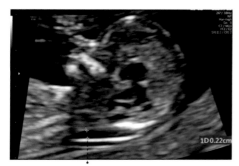

胎儿颈项透明层厚度2.2mm

果月经周期很规律、末次月经记得很清楚，甚至为计划妊娠而知道排卵和性生活的日期，孕周的估计应该很容易。但是，如果月经周期不规律、末次月经日期记不清，筛查之前就要依赖超声检查对孕周进行评估。如果医生拿到一份高风险的报告单，所做的第一件事就是重新计算孕周，排除双胎妊娠。如果推算的孕周与之前的不符合，要按照核对后的孕周重新计算风险。

确定孕周和体重之后进行超声检查和抽血检测。通过超声检查，可观察到胎儿颈项的皮下积水（透明层），染色体异常的胎儿其颈项透明层会明显增厚，筛查的准确率约为80%。需要注意的是，NT的正常厚度会随孕周的增加而增加，因此检查时机特别重要。宜选择孕11～13^{+6}周时检查，此时胎儿的臀顶径长45～84mm，98%～100%的胎儿可测量NT厚度，而孕14周时只有11%的胎儿可测量NT厚度。

孕11～13^{+6}周时进行NT超声检查通常以3mm作为NT增厚的标准值，如果NT值大于3mm则要考虑有唐氏综合征的可能。医生会结合血清学检测的结果和准妈妈的年龄综合考量，得出胎儿患唐氏综合征的可能性。

如果综合考量结果为高风险，需要进一步做绒毛穿刺取样或者羊膜腔穿刺等产前诊断（综合诊断的准确率在90%以上），以进一步排查染色体异常。如果染色体未见异常，医生可能会建议进行胎儿超声心动检查，排除先天性心脏病。

羊膜腔穿刺即羊水胎儿细胞染色体检查（也就是人们常说的羊水穿刺），是目前常用的产前诊断技术，

特别提示

NT值并不是越小越好，只要在参考范围内、不高于临界值都是可以接受的。这项检查并不是所有医院都能够开展的孕期必查项目，需根据自己的情况和医生的建议进行选择。

大约在孕15～19周进行，一般1～2周后可拿到诊断结果。

检查时医生用一根细针穿入准妈妈的子宫，抽取少量羊水样本。羊水中含有胎儿细胞，医生会在实验室的特殊环境下将这些细胞培养10～12天，然后进行细胞染色体分析，以确定胎儿是否患有唐氏综合征等染色体异常疾病。有时还可检查出是否存在细菌和病毒感染，这些感染可能会造成早产。

做完羊膜腔穿刺后需要注意什么？

穿刺当天不要洗澡。穿刺的地方可能会有一点儿疼，也有人可能会有少量阴道出血或阴道分泌物增加，只要休息几天，症状就会消失，不需要服用任何药物。但要注意，如果疼痛剧烈或伴有发热、阴道有液体流出，就要赶快就医。

虽然是侵入性检查，但整个穿刺过程都是在超声监控下进行，一般对胎儿不会造成伤害（可能会稍微提高流产概率，约提高0.3%），而且大多数准妈妈也不会有明显的疼痛感（疼痛感和抽静脉血差不多）。怀孕4个月时，羊水量至少有400ml，而羊水穿刺只抽走20ml左右，之后羊水还会再产生，所以羊膜腔穿刺的危险性比较小。当然，医学操作都是有潜在风险的，包括对胎儿、胎盘或脐带的伤害或造成感染、培养失败等。所以，准妈妈一定要充分了解羊膜腔穿刺的利弊和必要性，然后再做出选择。如果决定做羊膜腔穿刺，要选择有产前诊断资质的医院并由有产前诊断资质的医生操作。

需要指出的是，筛查的目的在于发现高危准妈妈，筛查结果具有一定的假阳性率（即怀有正常胎儿的准妈妈筛查结果显示为"高风险"）和假阴性率（即怀有先天缺陷胎儿的准妈妈筛查结果显示为"低风险"）。

特别提示

筛查结果为高危者需携带筛查单位开具的《产前筛查转诊单》，到指定的产前诊断机构进行产前诊断。

孕中期检查重点与注意事项

孕中期应每月进行1次产前检查，检查重点为唐氏综合征筛查（孕产期年龄35岁以下的准妈妈）、胎儿系统超声筛查和75g口服葡萄糖耐量试验（简称75gOGTT），高危孕妇需要进行产前诊断（详见表4.3）。

表4.3　孕中期产前检查重点

检查孕周	重点项目	注意事项
15～20周	唐氏综合征筛查	预产期年龄35岁以下的准妈妈
18～24周	胎儿系统超声筛查	筛查胎儿的严重畸形
24～28周	75g口服葡萄糖耐量试验（75gOGTT）	有特殊情况适当提前

1. 孕中期唐氏综合征筛查

筛查对象： 预产期年龄35岁以下的准妈妈。

筛查时间： 孕15～20周。

筛查目的： 主要筛查唐氏综合征、18-三体综合征和开放性神经管缺陷。

筛查方法： 抽取2ml外周血，检测血清中甲胎蛋白（AFP）、人绒毛膜促性腺激素（hCG）和游离雌三醇（uE3）的浓度，结合准妈妈的预产期年龄、体重和采血时的孕周等信息，计算出胎儿罹患上述疾病的危险系数。

筛查前的准备： 提供较为详细的个人资料，包括出生年月、末次月经日期、孕周、体重、身高、是否患1型糖尿病、是否双胎、是否吸烟、是否有异常妊娠史等。由于筛查风险率的统计需要根据上述因素做一定的校正，因此在抽血之前填写化验单的工作十分重要。做唐氏综合征筛查有些医院需要空腹，不需要空腹的也应该注意少吃油腻的食物和水果。

产前筛查不仅仅是检查血清学指标，还要考虑一系列因素（如孕周、体重、年龄、是否吸烟、是否有1型糖尿病等），综合判断胎儿异常的发生风险。筛查结果报告会显示计算得出的唐氏综合征、18-三体综合征和开放

孕中期唐氏筛查注意事项

- 适用于预产期年龄35岁以下的准妈妈。
- 筛查结果为低风险：提示风险未增加，并非没有风险。
- 筛查结果为高风险：提示风险增加，但不是确诊，需要做产前诊断！
- 如果筛查结果为高风险，首先要做的不是重复筛查，而是再次计算、核对孕周、体重、年龄以及各种病史中的相关要素。

性神经管缺陷的风险值，通常以百分比来表示。根据检测方法的不同，各医院判定高风险和低风险的标准值也不同。

唐氏综合征的产前筛查并不等于产前诊断，其准确率约为80%，筛查结果为高风险并不代表胎儿就一定为先天愚型。事实上，筛查结果为高风险的胎儿绝大多数（90%以上）不是先天愚型，但是由于这些胎儿先天愚型的发生概率较高，通常需要进行产前诊断；同样的，唐氏综合征筛查结果为低风险也不代表胎儿一定不是先天愚型，只是表示其发生概率较低。

2. 无创DNA产前检测

无创DNA产前检测是应用高通量基因测序等分子遗传技术，检测孕期母体外周血中胎儿游离DNA片段，以评估胎儿常见染色体非整倍体异常风险，即通过给准妈妈抽血，从血液中提取游离的DNA（包含准妈妈的DNA和胎儿的DNA），分析胎儿的染色体情况，准确率达99%。

国家卫健委发布的《无创产前筛查与诊断技术规范》对无创DNA产前检测的适用人群做出了具体规定。

- 血清学筛查显示胎儿常见染色体非整倍体异常风险值介于高风险切割值与1/1000之间的准妈妈。

慎用人群

- 孕早期、孕中期产前筛查高风险。
- 预产期年龄≥35岁。
- 重度肥胖（体质指数>40）。
- 通过体外受精、胚胎移植方式受孕。
- 有染色体异常胎儿分娩史，不包括夫妇一方或双方有染色体异常的情形。
- 双胎及多胎妊娠。
- 医生认为可能影响检测结果准确性的其他情形。

不适用的情况

- 孕周<12周。
- 夫妇一方或双方有明确染色体异常。
- 1年之内接受过异体输血、移植手术、异体细胞治疗等。
- 胎儿超声检查提示有结构异常，需要进行产前诊断。
- 有基因遗传病家族史或提示胎儿有患基因病的高风险。
- 孕期合并恶性肿瘤。
- 医生认为有明显影响检测结果准确性的其他情形。

- 有介入性产前诊断禁忌证（如先兆流产、发热、出血倾向、慢性病原体感染活动期、准妈妈Rh阴性血型等）者。
- 孕20^{+6}周以上，错过血清学检测最佳时间，但要求评估唐氏综合征、18-三体综合征风险者。

各位准妈妈可以自己先对号入座，看是否合适做这项检测，然后和医生沟通做出决定。无创DNA产前检测的取样方法比较简单，不需要提前很长时间预约和排队。孕12周后抽取血样进行检测，出检测报告的时间约为2周，有利于早期干预。

3. 孕中期超声筛查

筛查时间：孕18～24周。

筛查目的：筛查胎儿的严重畸形。

筛查方法：超声扫描。

孕中期的超声筛查通常称为"大排畸"，会对胎儿的主要器官进行仔细检查，可以筛查无脑儿、先天性脊柱裂、先天性心脏病、唇腭裂、四肢缺如、消化和泌尿系统等方面的严重畸形，检出率为50%～70%。受孕周、羊水、胎位、母体脂肪厚度等因素的影响，不是所有的畸形都能筛查出来（外耳畸形、白内障等无法筛查出来）。因此，筛查结果为低危只是提示风险未增加，并非确认正常；筛查结果为高危也不是确诊，只是提示风险增加，需要做产前诊断。

知识链接

国际妇产科超声学会和我国卫健委印发的《产前诊断技术管理办法》均要求：禁止非医学指征的超声检查，如非医学指征三维超声检查、胎儿肖像照片及非医学目的胎儿性别鉴定。超声检查是一种医学技术，只能用于医学原因。

三维超声可以进行胎儿头面部立体成像，清晰地显示胎儿的眼、鼻、口、下颌等部位，在怀疑体表畸形时可协助医生直接对胎儿的先天畸形进行诊断。四维超声在三维图像的基础上加上时间维度参数，可以实时观察胎儿的动态图像，但目前没有证据表明三维和四维超声检查比常规的二维超声检查更有利于诊断。目前，产科临床的超声检查主要是二维超声，一般不需要借助三维或四维超声排除畸形。

4.75g口服葡萄糖耐量试验

妊娠中晚期，准妈妈对胰岛素的敏感性下降，易发生妊娠期糖尿病。75g口服葡萄糖耐量试验的目的是明确准妈妈有无妊娠合并糖尿病，包括孕前已患病和妊娠后才发生或首次发现的糖尿病（怀孕期间因为胰岛素抵抗而发生的糖尿病）。

准妈妈如果患妊娠期糖尿病而没有控制血糖，患妊娠期高血压疾病、早产的概率比未患病准妈妈大，还可能出现羊水过多、巨大儿，产后出血的概率也会增加，而且以后患糖尿病的风险会增加。另外，胎儿畸形率和胎儿、新生儿死亡率增加，后代发生糖尿病的风险也会增加。

检查时间： 孕24～28周。具有糖尿病高危因素的准妈妈，如有糖尿病家族史、巨大儿分娩史、高龄、肥胖等情况或患有多囊卵巢综合征，可提前进行75g口服葡萄糖耐量试验。

检查方法： 检查前3天正常饮食、活动，检查前8小时开始禁食（上午9点或之前开始检查），检查期间静坐。空腹抽血1次，然后用200～300ml水溶解75g葡萄糖，5分钟内喝完。从喝第一

妈咪提问　如何避免成为一名"糖妈妈"？

注意餐次分配。 少食多餐，将每天应摄入的食物分成五六餐，特别应注意晚餐与隔天早餐的时间间隔别太长（所以睡前应加餐）。每日的饮食总量要控制好。

多摄入膳食纤维。 在可摄入的食物量范围内，多摄入富含膳食纤维的食物，如

以糙米或五谷米饭取代白米饭，增加蔬菜的摄入量，多吃新鲜水果，不喝饮料，等等。千万不要无限制地吃水果。

饮食以清淡为主。 控制植物油及动物脂肪的用量，尽量少用煎、炸的烹调方式，多选用蒸、煮、炖等烹调方式。

口开始记录时间，在喝糖水后1小时和2小时再分别抽血1次。

诊断标准： 空腹血糖值≥5.1mmol/L，1小时血糖值≥10.0mmol/L，2小时血糖值≥8.5mmol/L，任何一次符合诊断标准均诊断为妊娠期糖尿病。

5. 产前诊断

常用的产前诊断方法包括绒毛穿刺取样、羊膜腔穿刺、脐带血穿刺等，某些特殊情况还要进行超声心动检查和磁共振检查。医生会根据准妈妈的具体情况，推荐适合的诊断方法。

染色体异常的胎儿如果不伴有解剖结构异常，超声检查无法检出，通过羊膜腔穿刺获取胎儿细胞，然后进行胎儿染色体核型分析才能进行诊断。还有一些遗传病属于基因突变或先天性基因异常，需要进行遗传咨询，然后通过相关的基因检测进行产前诊断。35岁及35岁以上的高龄准妈妈及其他有异常分娩史的准妈妈应咨询产科医生，询问是否需要做羊膜腔穿刺。

羊膜腔穿刺示意图

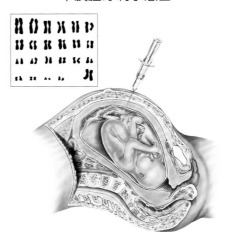

哪些人需要做产前诊断？

- 预产期年龄≥35岁的高龄准妈妈。
- 产前筛查发现的高风险准妈妈。
- 超声筛查发现或者怀疑胎儿畸形的准妈妈。
- 生育过染色体异常儿的准妈妈。
- 夫妇一方为染色体异常携带者的准妈妈。
- 可能为某种X连锁遗传病基因携带者的准妈妈。
- 产前检查怀疑胎儿患有染色体异常疾病的准妈妈。

- 有不明原因的反复流产、死胎、死产等情况的准妈妈。
- 生育过不明原因智力低下或多发畸形儿的准妈妈。
- 有明确遗传病家族史的准妈妈。
- 其他需要进行产前诊断的准妈妈。

有以上情况的准妈妈应携带筛查单位开具的《产前筛查转诊单》，到指定的产前诊断机构进行产前诊断。

孕晚期检查重点与注意事项

从孕28周开始就进入了孕晚期，产前检查开始变得频繁起来。孕28～36周，每2周检查1次，孕36周后每周检查1次。

孕晚期产检，医生会更加关注妊娠期糖尿病、妊娠期高血压疾病及肾脏功能是否正常，如果有出血、疼痛、破水、胎动减少以及发热等情况，需要立即到医院就诊。检查重点包括产科超声检查，评价胎儿、胎盘、胎位、羊水等情况；进行骨盆测量，确定分娩方式；进行胎心监护，评估胎儿在宫内的情况（详见表4.4）。

表4.4　孕晚期产前检查重点

检查孕周	检查内容	目的	注意事项
30～32周	产科超声检查	评价胎儿、胎盘、胎位、羊水	酌情复查
37周以后	产科超声检查	评价胎儿、胎盘、胎位、羊水	酌情复查
	骨盆测量	制订分娩计划	
	胎心监护	评估胎儿宫内情况	每周1次 有糖尿病等合并症提前检查

1. 产科超声检查

孕晚期要进行2次超声检查，一次在孕30～32周时，另一次在孕37周以后，检查结果主要用于评估胎儿的大小、观察羊水多少和胎盘功能。如果有羊水过少、胎儿与孕周不符等情况，会进行进一步的检查和治疗。此外，胎位也是能否顺利分娩的重要指标。这时大多数胎儿都是头部朝下、脸部朝向准妈妈的脊柱、背部朝向准妈妈的腹部。

2. B族链球菌筛查

B族链球菌是一种条件致病菌，寄居于阴道和直肠，一般健康人群如果感染了不致病，但如果孕产妇感染了则会引起菌血症、泌尿系统感染、胎膜感染、子宫内膜感染以及创伤感染，从而导致胎膜早破、早产合并低出生体重和极低出生体重。准妈妈B族链球菌的感染率为10%～30%，其中40%～70%在分娩过程中会传染给新生儿。如果新生儿带菌，1%～3%会出现早期侵入性感染，严重者会导致死亡。B族链球菌还是分娩时及产褥期生殖道感染的主要致病菌，可引起局部和全身的炎性反应，严重者可危及生命。

孕35～36周时，医生会给准妈妈做阴道拭子和直肠拭子检查，进行B族链球菌培养。如果检查结果显示阴性，则表示没有此类细菌生长。如果发现B族链球菌定植，就要给予抗生素预防新生儿感染。

3. 胎动计数

胎动计数是家庭自我监测胎儿宫内情况的有效方法，孕晚期对胎动的严密监测就是监护胎儿的生命安全。孕28～32周时胎动最强烈，孕晚期尤其是临近分娩时（孕38周后）胎动幅度和次数有所减少，准妈妈可感觉为蠕动。

胎动计数方法： 每天在同一时间数1小时（可以早、中、晚各数1小时）。

胎动的4种模式

- **全身性运动：** 整个躯干的运动，如翻身。这种运动力量比较强，且每次动作持续时间较长，一般为5～30秒。
- **上肢运动：** 运动速度比较慢，力量比较弱，每个动作持续5～15秒。
- **下肢运动：** 运动速度比较快、力量比较强，每一下胎动持续时间一般在1秒以内。
- **胸壁运动：** 一般时间比较短而且力量弱，不容易感觉得到。

胎动评价： 胎动≥3次/小时为正常，<3次/小时或胎动次数减少50%提示胎儿有缺氧可能。

正常胎动是胎儿情况良好的一种表现。每个胎儿都有自己的活动规律，有的活动较多，有的活动较少。准妈妈需要细心观察，发现胎动规律。当胎动规律出现变化，胎动次数少于或多于正常胎动次数时，要格外小心。比如，如果胎动次数在短时间内明显增加，或1小时内胎动少于3次，通过刺激仍没有明显的胎动，则预示胎儿可能缺氧或有危险，需要立即就诊。临床上发生过胎动消失2天未及时就诊胎死宫内的情况。

4. 胎心监护

监护时间： 孕34周后，有妊娠合并症和并发症的准妈妈需要进行胎心监护，通过检测胎动和胎心率了解胎儿的状况；无妊娠合并症或并发症的准妈妈，妊娠延期后进行胎心监护。

监护方法： 胎心监护是通过胎心监护仪进行的。一个探头（压力感受器）绑在子宫顶端，主要作用是了解有无宫缩及宫缩强度；另一个放置在胎儿的胸部或背部所对应的准妈妈的腹部的位置，进行胎心测量。监护数据显示在监护仪的屏幕上，准妈妈可以清楚地看到胎儿的心跳情况。

知识链接

受到外力冲击和外界噪声的刺激，准妈妈高血压等，都会使胎动出现异常。所以，准妈妈应尽量和其他人保持距离，不要到嘈杂的环境中去，以防止外力冲撞及噪声刺激。一旦出现异常，应立即就诊。有妊娠期高血压疾病的准妈妈，应定期到医院检查，不要过度劳累。

另外还有一个按钮，当准妈妈感觉到胎动时可以按此按钮，胎心监护仪会自动将胎动记录下来，并将胎儿的心跳数依次描记在图纸上，以显示

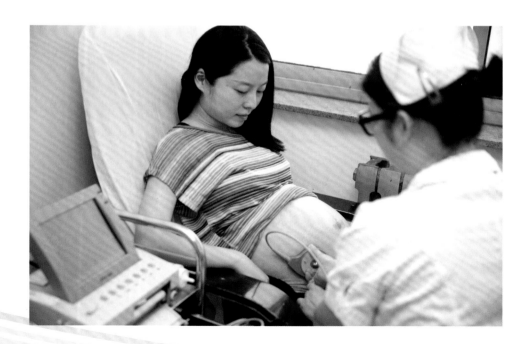

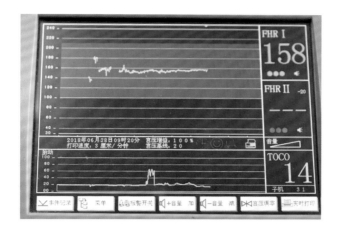

胎心基线的变化。胎心基线在一定范围内变化表示胎心中枢植物神经调节和心脏传导功能建立，胎心有一定的储备力。医生会根据胎心监护图纸进行判断，如果出现异常情况，会及时进行处理：或再做一次胎心监护，或给准妈妈做超声检查，或让准妈妈入院观察。

胎心监护一般每次做20分钟。如果20分钟内胎动次数超过3次，每次胎动时胎心加速超过15次/分，并且没有太频繁的宫缩出现，说明胎儿在子宫内非常健康。如果胎心监护的结果不理想会继续做，做40分钟或1小时也是有可能的，准妈妈不要过于焦虑。

因为胎心监护每次需要做20分钟，所以很多时候需要排队等候。明明排队的时候胎儿还动得很欢，准妈妈暗自庆幸，这一次准能通过了，结果等到自己做监护的时候，胎儿反而安静了。有的准妈妈会因此心烦意乱、心生埋怨，这些不良情绪胎儿都是可以感知的。可以换种想法：胎儿是在和妈妈做游戏，多做一次胎心监护也没关系。

 胎心监护怎样一次就通过？

很多准妈妈做胎心监护时都不是一次通过的，其实大多数时候胎儿并没有异常，只是睡着了。所以，在做胎心监护前准妈妈应该轻轻摇晃或抚摸腹部，将胎儿唤醒。也可以在做胎心监护前30分钟内吃些健康的食物，有助于胎儿活动。在做胎心监护时，准妈妈最好选取一个自己感觉最舒服的姿势，比如半卧位或侧卧位，避免平卧位。

需要特别关注的问题

1. 妊娠期贫血

怀孕以后，由于血容量增加，血浆的增加多于红细胞的增加，血液呈现稀释状态，准妈妈易出现生理性贫血。在考虑了以上情况的基础上，准妈妈血红蛋白值＜110g/L、血细胞比容＜0.33即可诊断为妊娠期贫血，其中血红蛋白值≤60g/L为重度贫血。

妊娠期贫血中最多见的是缺铁性贫血。胎儿生长发育的需要及妊娠期血容量的增加，使准妈妈对铁的需要量增加，若铁摄入不足或吸收不良，常会引起贫血。有些准妈妈虽然血红蛋白值

红细胞计数示意图

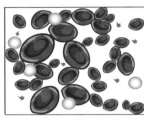
正常的红细胞计数

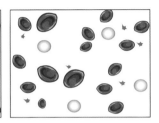
贫血的红细胞计数

正常，不能诊断为贫血，但是身体贮存的铁已经出现缺乏，称为铁储备不足。

铁储备不足和贫血都会给母胎健康带来不良影响，不仅会使准妈妈的抵抗力下降，容易发生感染，对分娩、手术和麻醉的耐受能力下降，也可能使分娩的风险增加，全世界每年都有很多孕产妇因贫血死亡。由于胎儿的

孕期缺铁的7大信号，有可能已经威胁到胎儿！

- 经常感觉疲倦，想睡觉，多走几步就累得不行。
- 经常感到呼吸困难或者呼吸急促。
- 食欲不振，基本吃不下东西。
- 注意力不集中，不愿思考问题。
- 心悸是最突出的贫血症状，严重者还会出现胸痛。

- 皮肤黏膜暗沉或苍白。
- 腹胀，频繁便秘。

准妈妈应多吃富含铁质的食物，如瘦肉、动物血、蛋黄、木耳、绿叶蔬菜等，预防妊娠期贫血。诊断为贫血的，一定要遵医嘱及时治疗。

营养主要通过准妈妈的血液供应，准妈妈贫血或缺铁容易引起胎儿发育迟缓、早产、低出生体重、出生不久就容易出现贫血等，严重的贫血则很有可能出现流产、胎盘早剥甚至死胎等情况，所以要重视妊娠期贫血。

贫血初期表现出来的一些症状都不是特别明显，很容易被忽略，所以要定期进行产前检查。

2. 妊娠期糖尿病

糖尿病是一种身体不能产生足够的胰岛素或不能正确使用胰岛素的疾病。胰岛素是一种由胰腺分泌的激素，可将人体的主要燃料——葡萄糖转移到细胞中，转化为能量。当身体不能产生足够的胰岛素或身体细胞对胰岛素的作用产生抵抗时，葡萄糖就不能进入细胞而停留在血液中，导致血糖水平升高。血糖水平长期处于高位，可对心脏、眼睛、肾脏和其他器官造成损害。

糖尿病的3种类型

糖尿病有3种类型：1型糖尿病、2型糖尿病和妊娠期糖尿病。1型糖尿病患者自身产生的

胰岛素很少或根本不产生。2型糖尿病患者可产生足够的胰岛素，但细胞对胰岛素有抵抗。怀孕期间，准妈妈的细胞会对胰岛素产生更大的抵抗，使血糖水平升高，从而为胎儿提供更多的营养。为了使血糖水平保持在正常范围内，准妈妈的身体需要制造更多的胰岛素。大约5%的准妈妈无法产生足够的胰岛素维持正常的血糖水平，这些准妈妈会成为妊娠期糖尿病患者。

胰岛素分泌及功能发挥示意图

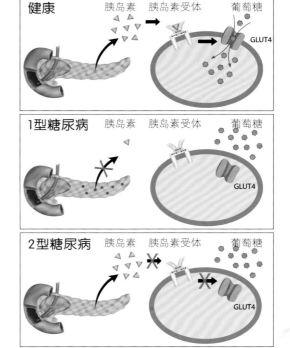

血糖水平示意图

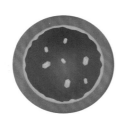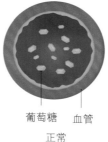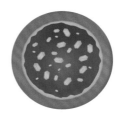

葡萄糖　血管

低血糖　　　　　　　　　　　　正常　　　　　　　　　　　　高血糖

如果女性患有糖尿病并计划怀孕，应该在怀孕前控制好血糖水平，因为一些由高血糖引起的出生缺陷常发生在怀孕的前8周（胎儿器官分化阶段），那时很多准妈妈还不知道自己怀孕了。因此，怀孕前一定要进行全面的身体检查，并请医生制订详细的治疗方案。

妊娠期糖尿病对母胎健康的影响

如果妊娠期糖尿病控制不良，会增加母胎患某些疾病的风险。

- 怀孕早期的高血糖会增加胎儿发生出生缺陷的风险，通常涉及心脏、大脑和骨骼。
- 容易发生流产和死产。
- 容易使羊水过多，导致早产。
- 容易发生子痫前期。
- 容易导致巨大儿和剖宫产。
- 患有糖尿病的准妈妈所生婴儿可能会出现呼吸困难、低血糖和黄疸等

问题。

对于大多数女性来说，妊娠期糖尿病会在分娩后痊愈，但以后患糖尿病的风险会增加：1/3患妊娠期糖尿病的女性在分娩后很快就会有糖尿病或较轻微的胰岛素抵抗，大约有1/2患妊娠期糖尿病的女性会在孩子出生后的25年内患糖尿病。患有妊娠期糖尿病的女性所生的孩子在儿童期可能会超重或肥胖，且有患糖尿病的风险。建议孕前患有糖尿病的女性，怀孕后定

危险因素

- 预产期年龄超≥35岁。
- 超重。
- 曾患妊娠期糖尿病。
- 曾生育巨大儿。
- 有近亲患有糖尿病。
- 在之前的怀孕中有死产的经历。

期检测血糖，患有妊娠期糖尿病的女性所生的孩子也需要监测糖尿病的发生风险。

妊娠期糖尿病的检测

所有准妈妈都应该进行妊娠期糖尿病筛查。医生会通过询问病史，了解准妈妈是否患病的危险因素，还会通过血液检验进行筛查。筛查方法已经在第110～111页做过介绍。

控制妊娠期糖尿病

治疗妊娠期糖尿病可以大大降低母胎发生并发症（如子痫前期和其他妊娠期高血压疾病）的风险。

如果被诊断为妊娠期糖尿病，需要每天测试血糖水平，并通过饮食和锻炼进行控制。健康的饮食很重要，不正确的饮食会导致血糖水平过高或过低。

除了科学饮食，锻炼也非常重要，有助于使血糖水平保持在正常范围。最好每天进行30分钟的适度锻炼，如快步走、游泳或骑固定自行车。

如果饮食和锻炼效果不理想，可能需要通过药物控制血糖水平——口服降糖药物或注射胰岛素，并按照医生的建议持续监测血糖水平，以确保治疗有效。因为随着怀孕时间的增加，身体对胰岛素的抵抗会增强，所

妊娠期糖尿病饮食建议

- 按时吃饭，并吃一些小点心（尤其是在晚上），避免血糖水平过高或过低。
- 限制碳水化合物的摄入量，摄入大量的碳水化合物可使血糖水平升高。
- 吃富含纤维素的食物，控制含糖食物的摄入，可以帮助降低血糖水平。
- 保持适宜的体重增长速度。怀孕期间每天需要的能量取决于怀孕前的体重、怀孕所处的阶段，以及活动水平。超重或体重增长过快会使身体对胰岛素的反应更加迟钝，使血糖控制更加困难。

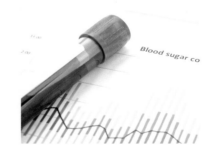

以需要不断调整药物，以帮助准妈妈保持正常的血糖水平。

分娩

患有妊娠期糖尿病的准妈妈也有可能阴道分娩，但如果怀孕期间出现问题，可能会在预产期之前引产。如果胎儿非常大，可能需要剖宫产。

分娩时，医生会密切关注准妈妈

的血糖水平。如果需要，可以通过静脉注射胰岛素。使用胰岛素泵的准妈妈，医生会在整个分娩过程中对其血糖水平进行监测并调整泵的设置。

分娩后

患有妊娠期糖尿病的准妈妈，需要在分娩后密切监测血糖水平，这对于确定是否需要长期使用药物或决定药物最佳使用剂量至关重要。大多数在怀孕前服用胰岛素的女性，在分娩后不久就可以恢复到怀孕前的剂量。

分娩后6~12周进行糖尿病测试，如果测试结果正常，之后每3年测试1次。孩子也应该在儿童期检查胰岛素抵抗和糖尿病的其他危险因素，比如肥胖。健康的生活方式——保持适宜的体重、饮食均衡、坚持运动，有助于预防糖尿病。

专家强烈推荐患糖尿病的准妈妈产后进行母乳喂养。母乳喂养是对婴儿最有益的喂养方式，对妈妈也有好处，可帮助妈妈减轻体重，使子宫更快恢复到怀孕前的状态。如果进行母乳喂养，需要增加能量摄入。哪些食物可以吃、吃多少，医生会给出具体的建议。

3. 妊娠期高血压疾病

妊娠期高血压疾病包括妊娠期高血压、子痫前期、子痫、妊娠合并慢性高血压及慢性高血压并发子痫前期，在我国发病率较高（约为9.4%，国外为7%~12%），是孕产妇和围产儿发病及死亡的主要原因之一。

什么是妊娠期高血压？

第1次发生高血压是在怀孕20周后，被称为妊娠期高血压。大多数患有妊娠期高血压的准妈妈血压只有轻微的升高，但有的准妈妈会患严重的高血压，并有发生严重并发症（子痫前期）的危险。所有患有妊娠期高血压的准妈妈都需要定期接受监测，确保血压不会过高。

虽然妊娠期高血压通常在分娩后痊愈，但它可能增加将来患高血压的风险。患有妊娠期高血压的准妈妈，一定要记住这个风险，健康的饮食和锻炼有助于预防高血压。

什么是子痫前期？

孕20周以后尤其是孕32周以后是妊娠期高血压疾病，特别是子痫前期的多发期。子痫前期是以高血压、水肿和蛋白尿为主要临床表现的一种严重的妊娠期并发症，对准妈妈的影响包括溶血、血清转氨酶升高、血小板下降、胎盘早剥、血栓、抽搐、肝肾功能损害、肺水肿等，远期还会使心脑血管疾病的发生率增加；对胎儿的影响包括宫内生长受限、宫内窘迫、死胎、早产、低出生体重儿、新生儿死亡等。

目前还不清楚为什么有些女性会患子痫前期，以下是一些可能的风险因素。

- 第1次怀孕。
- 双胎或多胎。
- 年龄超过40岁。
- 有子痫前期患病史或有子痫前期家族史。
- 有慢性高血压或肾病病史（或两者

均有）。

- 有一定的健康问题，如糖尿病、血栓或系统性红斑狼疮。
- 肥胖。

高血压可能是子痫前期的第一个征兆，如果血压测量读数很高，可以重复测量血压以确认结果。如果收缩压≥160mmHg，或舒张压≥110mmHg，需要做尿液检验和其他检查，看尿液中的蛋白质含量是否正常，是否有血小板减少、肾功能或肝功能异常、肺部积水等问题。

子痫前期的治疗

根据检查结果，医生会制订治疗方案，治疗的目标是限制并发症。轻度高血压可以在医院门诊进行治疗。医生可能会要求准妈妈每天在家监测胎动并测量血压，每周到医院测量1次血压（有时每周2次），抽血检查肝、肾功能和血小板计数，通过超声检查

出现以下症状应该立即就医

- 脸部或手部肿胀。
- 头晕、头痛难忍。
- 看东西有斑点（视物不清）。
- 上腹部或肩膀疼痛。
- 恶心呕吐，不能进食（在孕期的后半段）。
- 体重突然增加。
- 心慌气短、呼吸困难（休息不缓解）。
- 阴道流血或流液。
- 胎动减少或消失。

 温馨提示

子痫前期并不意味着不能阴道分娩，但如果在分娩过程中出现问题或者胎儿有问题，可能会进行剖宫产。

跟踪胎儿的生长情况、测量羊水量。一般建议怀孕37周分娩，如果测试结果显示胎儿表现不佳，可能需要更早分娩。

如果准妈妈有子痫前期的症状，很可能需要在医院接受治疗。如果已经怀孕34周，通常建议在病情稳定时分娩。如果怀孕34周以下，而且母胎情况稳定，可以继续妊娠。在某些情况下，推迟几天分娩可能是有帮助的，因为这可以让胎儿有时间接受某些药物的治疗，并做出其他安排，从而降低发生某些早产并发症的风险。

准妈妈可能会被转到一所有高危产科和高水平的新生儿重症监护病房的医院。这类医院配备有专门的设备，有护理复杂妊娠和早产儿经验的医生和护士。医生可能会给胎儿使用糖皮质激素，帮助其肺部发育成熟；很可能会给准妈妈服用药物，帮助降低血压和预防癫痫发作。如果准妈妈或胎儿的情况恶化，需要立即分娩。

子痫前期的预防

目前还没有一种筛查方法能够预测女性在怀孕期间是否会患子痫前期，预防包括确认是否有患子痫前期的风险因素，并采取措施控制这些因素。

如果准妈妈在孕前已经患有慢性高血压好几年了，应该在怀孕前进行评估。评估的目的是确认高血压是否得到控制、是否影响了准妈妈的健康。此外，还应该了解子痫前期的症状，以便能及时发现。

因为高血压可能会影响心脏和肾脏功能，所以评估时会检查这些器官的功能，以判断怀孕对未来健康可能带来的风险。孕前严重的高血压，可能在孕期有发生严重并发症的风险，如肾脏或心脏衰竭，但大多数患有轻度慢性高血压的女性妊娠完全正常，没有任何长期的健康问题。

如果在之前的怀孕中有过子痫前

在怀孕前采取措施降低血压

- 如果超重，通过饮食和锻炼使体重达到正常标准。
- 按医嘱服用降压药，注意血压的变化。可每天测量血压并做记录，如有异常情况应及时就医。
- 戒烟。
- 作息正常，睡眠充足，保持心情愉快。
- 不要吃太咸、太油腻的食物，补充钙和维生素，多吃新鲜蔬菜、水果，适量进食鱼、肉、蛋等高蛋白、高钙、高钾低钠的食物。
- 坚持体育锻炼：散步、太极拳、孕期瑜伽等运动可使全身肌肉放松，有助于血压下降。

期，医生会通过检查预估可能复发的风险因素，并对如何在怀孕前达到最佳的健康状态提出建议。

4. 双胎妊娠

双胎妊娠分为两种，一种是排出2个卵子并受精而成，即双卵双胎，2个胎儿的遗传基因不完全相同，而且每个胎儿都有各自独立的羊膜囊；另一种情况是由单一受精卵分裂形成2个胚胎，即单卵双胎，2个胎儿的遗传基因是相同的。

双胎妊娠最重要的是在孕早期依据超声做出判断。在妊娠6～13周末行超声检查判断绒毛膜性。绒毛膜性指的是双胎之间的绒毛膜的分隔，如果在双胎的两层羊膜之间夹着一层绒毛组织，则称为双绒毛膜性双胎；如

果在两层羊膜之间没有绒毛组织，则称为单绒毛膜性双胎。双胎妊娠较单胎妊娠风险增加，如妊娠期糖尿病、妊娠期高血压疾病、贫血、流产、早产、羊水过多、产后出血的风险都比单胎妊娠高，单绒毛膜性双胎还可能发生特有的并发症如双胎输血综合征。

5. 有剖宫产史的女性再孕

有剖宫产史的准妈妈，孕早期超声检查非常必要，可以排除瘢痕妊娠。这类女性再孕，凶险性前置胎盘、胎盘植入、子宫破裂的风险增加，发生分娩期并发症的风险也会增加。其分娩方式要与医生讨论，根据前次剖宫产的原因、时间，本次妊娠情况以及分娩医院的条件等诸多因素做出选择。

双胎妊娠特别需要注意以下几点

- 加强营养：应增加营养素的摄入量，提高饮食的质量，注意基本营养素搭配合理。
- 预防贫血：常规补充铁剂及叶酸。
- 预防流产与早产：加强孕期保护与监护。
- 多注意休息，并提前4周做好分娩的准备工作。

- 警惕妊娠期高血压疾病的发生：重视产前检查，及早发现，及时治疗。
- 预防产后出血。
- 预防新生儿呼吸窘迫综合征、新生儿硬肿症、吸入性肺炎等新生儿疾病的发生，并为新生儿喂养做好充分的心理准备和物质准备。

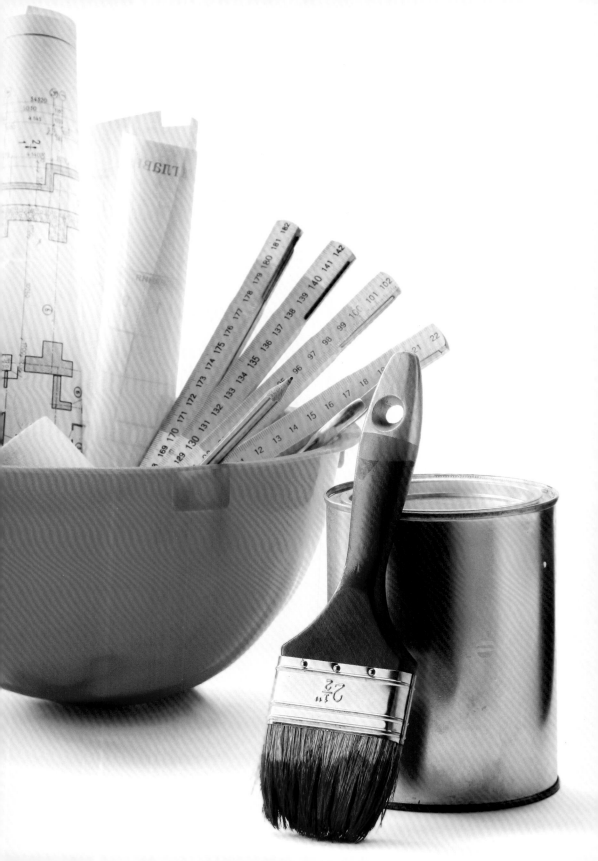

第 5 章
环境因素对母胎的影响

目前导致出生缺陷的影响因素中，遗传因素占25%，环境因素占10%，而约有65%的出生缺陷是由遗传因素和环境因素相互作用导致的。因此，规避对母胎健康有不利影响的环境因素，是孕产期保健的重要内容。

影响母胎健康的环境因素主要来自两个方面：一是自然环境，二是生活环境。按其属性又可分为物理性因素、生物性因素和化学性因素。

环境中的有毒有害物质主要是通过呼吸、饮食以及皮肤接触3条主要途径进入准妈妈体内的，部分有害物质会进入血液，然后通过胎盘、脐带进入胎儿体内，影响胎儿的生长发育。

不良生活习惯

1. 吸烟

香烟含有数千种有害的化学物质，包括铅、焦油、尼古丁等。在孕期最初的几天或几周吸烟，可降低细胞复制的概率，增加流产和胎儿发生先天畸形的风险，危害极大；孕中晚期吸烟，香烟中的尼古丁和其他有毒有害物质能通过血液渗入胎盘，影响胎儿的氧气供应，增加发生胎儿生长受限、早产、低出生体重、婴儿猝死综合征的风险，还可能与儿童多动症有关。所以，怀孕期间不要吸烟，最好怀孕前就停止吸烟。

残留在衣服、家具、墙壁、地面甚至头发、皮肤等表面的烟草残留物，也可被人体吸收，间接影响准妈和胎儿的健康，同时使婴幼儿更易患呼吸道疾病。

因此，准妈妈不仅自己不要吸烟，还应远离吸烟人群。如果在吸烟环境中停留过，回家后应及时洗澡、换洗衣物，没清洗的外衣翻过来叠放。

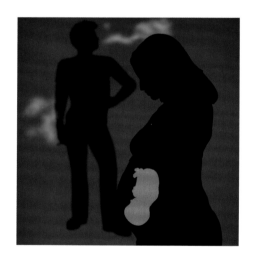

知识链接

有资料显示，吸烟的准妈妈所生先天畸形儿（如无脑儿、唇腭裂、痴呆等）的数量是非吸烟者的2.3倍。准妈妈吸烟越多，胎儿发生先天畸形的可能性越大。每天吸烟10支以下的准妈妈，其胎儿发生畸形的危险比不吸烟的准妈妈增加10%；每天吸烟30支以上的准妈妈，胎儿发生畸形的危险增加90%。

2. 饮酒

如果准妈妈饮酒，酒精会通过血液流经胎盘，迅速进入胎儿的体内（胎儿血液里的酒精含量可能比准妈妈血液中的酒精含量还要高），增加流产和胎死宫内的风险。过量饮酒可引起胎儿酒精综合征，主要表现为发育迟缓、小头、小眼、短眼裂、眼距小、智力低下、心脏和关节畸形等。统计资料显示，孕期轻度和中度饮酒者，

胎儿生长发育迟缓发生率为7%～8%；重度饮酒者，胎儿生长发育迟缓发生率可高达27%。因此，孕期禁止饮酒。

温馨提示

目前市场上有许多含酒精的饮料，虽然酒精浓度较低，对准妈妈及胎儿是否有影响还没有结论，但里面毕竟含有酒精，建议远离为好。

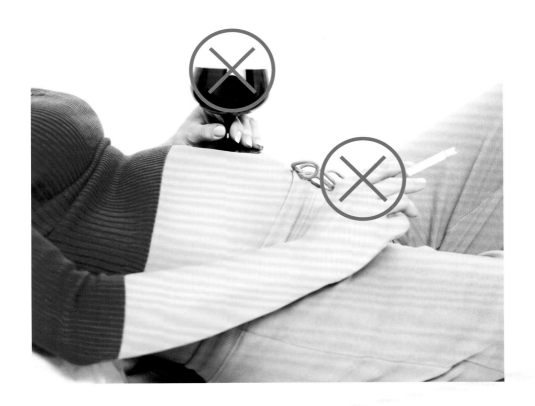

家庭中的污染

国内外不少调查资料都证实：室内空气污染比室外灰蒙蒙的天空可怕得多。白血病、肺癌、胎儿畸形……这些触目惊心的词语越来越多地和室内空气污染联系在一起。有专家指出，继煤烟型、机动车尾气型污染后，现代人正进入以室内空气污染为标志的第三污染时期。

1. 清洁用品

我们每天在家中使用的清洁用品大多数都属于化学制品，如沐浴露、除臭剂、发胶、清洁液、洗涤剂、漂白剂和空气清新剂等。有研究显示，婴儿哮喘与女性怀孕时使用漂白剂、空气清新剂有关。厨房清洁用品很多都含有毒的化学物质，会对胎儿造成伤害，特别是怀孕早期。因此，在清洁之前应仔细阅读产品说明书，不要使用含有毒化学物质的产品。不用喷雾剂类的产品，以防止吸入喷雾。操作时要戴上橡胶手套，并保持空气流通。可使用小苏打、白醋、柠檬汁等天然的方法进行清洁，或者请家人做清洁。

知识链接

2017年11月20日，世界卫生组织公布了一项长达5年的调查。调查指出，很多建筑里的空气污染指数是室外的数倍。全球近半数的人处于室内空气污染中，22%的慢性肺病和15%的支气管炎是由室内空气污染造成的，全球每年有2400万人的死亡与室内空气污染密切相关。

2. 室内装修

中国室内装饰协会环境检测中心调查显示，我国每年有11万人因室内空气污染丧失生命。室内空气污染，主要是由室内装修污染、家具污染、厨房油烟以及室外重污染空气流入等引起的室内有毒有害物质严重超标造成的。有害物质主要包括甲醛、苯、总挥发性有机化合物（TVOC）、氡、氨和PM$_{2.5}$可吸入颗粒等。从检测不达标的数据分析，主要是甲醛和TVOC2种有害物质超标，其中56.1%的不达标新居所存在甲醛超标，70.7%的不达标新居所存在TVOC超标，甲醛和TVOC都超标的占41.5%。

这些有毒有害物质对准妈妈和婴幼儿的危害尤其严重。室内环境污染物浓度过高，会导致准妈妈流产或胎儿畸形，同时还会诱发儿童白血病、哮喘、心脏病，并可能会造成儿童智力低下。因此，孕期应避免接触环境中的有毒有害物质，所居住的房屋及家具应保证绿色环保，避免在孕期进行家庭装修或居住在刚装修完的房间内。

病毒或细菌等微生物感染

影响母胎安全的生物性因素主要包括病毒、细菌、真菌、原虫、螺旋体等，以病毒感染最常见。宫内感染影响胎儿生长发育的具体机制因感染的病原微生物的不同而不同。有些病原微生物可以穿过胎盘屏障直接作用于胚胎；有些并非直接作用于胚胎，而是影响母体和胎盘，引起母体发热、缺氧、脱水、休克等，或引起胎盘功能改变、屏障破坏，从而间接影响胚胎的生长发育。

1. 病毒感染对胎儿的影响

在我们周围，各种病毒无处不在，病毒性感染也十分普遍，主要表现为发热、头痛、全身不适等全身症状，以及病毒寄主和侵袭组织器官导致炎症损伤而引起的局部症状，少数病毒如巨细胞病毒、风疹病毒、单纯疱疹病毒等可以引起宫内感染。

- 风疹病毒，妊娠早期感染约有15%～20%的胎儿会出现白内障和心脏畸形，还可出现小头、小眼等先天性畸形和先天性耳聋，妊娠中晚期感染可影响胎儿中枢神经系统和耳的功能发育。

- 巨细胞病毒在人群中感染率较高，

可通过胎盘直接作用于胚胎，感染时间越早危险性越大，最常出现的异常为小头、小眼、脑积水、先天耳聋、智力低下等。

- 单纯疱疹病毒在人群中感染率较高，常致胎儿出现小头、小眼、短指（趾）、心脏畸形、晶状体混浊、脑积水、脑发育不全等问题。
- 弓形虫、梅毒螺旋体等也可干扰胎儿发育，尤其是梅毒螺旋体可破坏胎盘，直接感染胚胎，干扰胎儿发育，引起脑积水、牙齿畸形、先天性耳聋、智力低下等。

2. 接种相关疫苗预防感染

　　为了避免感染相关病毒，可以在怀孕前接种相关疫苗。比如，可以在怀孕前3个月接种风疹疫苗；可以按照0、1、6个月间隔接种3次乙肝疫苗，确认抗体阳性后再怀孕。

3. 生活中需要注意的几点

　　为了避免生物性因素对准妈妈及胎儿造成不良影响，需要注意以下几点。

- 70%的细菌及病毒是通过手传播的，保持良好的卫生习惯，勤洗手、勤洗澡，有利于减少各种细菌及病毒感染的机会。
- 妊娠期少去人多的公共场所，减少流行病的感染机会。
- 加强锻炼，均衡营养，不吃未烧透或未煮熟的动物类食物，提高对疾病的抵抗能力。
- 尽量少接触宠物，尤其是猫。猫是

温馨提示

　　接种麻疹、腮腺炎、水痘、风疹等疫苗3个月内不宜怀孕，孕期更不能接种这几类疫苗。但是，如果孕期不小心受伤了，有暴露的伤口，需要听从医生的安排接种破伤风类毒素；如果不小心被狗、猫咬伤，需要接种狂犬病疫苗。不要害怕接种疫苗会影响胎儿，如果感染了狂犬病或者破伤风，准妈妈的生命都受到了威胁，更不要谈保护胎儿的健康了。

　　我国已经在部分地区开始接种HPV疫苗，现阶段主要进行二价疫苗和四价疫苗的接种，可预防由2种HPV病毒（或4种HPV病毒）引发的宫颈癌，但怀孕前半年内、孕期以及哺乳期都不宜接种该疫苗。

弓形虫的终宿主，准妈妈尽量不要接触猫的粪便，以免造成流产、胎儿畸形等严重后果。弓形虫病会有类似感冒的症状，或者根本没有任何症状，很多人在不知不觉中形成了免疫力。

- 其他宠物，如狗、鸟和乌龟会传播沙门菌，使准妈妈患病，引起脑膜炎、脱水、反应性关节炎、菌血症等严重后果。因此，清洗宠物的笼子或者处置狗的粪便时一定要戴上橡胶手套，处理后要认真洗手。

电离辐射

提到电离辐射你可能很陌生，但是一说放射线就很熟悉了，放射线就属于电离辐射。电离辐射也称核辐射，是一切能引起物质电离的辐射的总称，其种类很多。目前常见的人造辐射主要用于医学尤其是影像学检查，包括X线检查、CT扫描、PET-CT扫描、放射性同位素造影等。X射线在穿透人体时，会对人体产生轻微危害，引起人体生物大分子及水分子的电离和激发反应，产生有害效应，无任何防护的照射会对人体造成射线损伤。

温馨提示

放射性材料也广泛用于日常消费，如夜光手表、釉料陶瓷、人造假牙等。家用电器、手机、电脑等，在使用过程中也会产生电离辐射。一般来说，短期、小剂量接触对人体影响较小，长期、大剂量接触可破坏组织、细胞及引起血液系统等方面的病变。

1. 电离辐射有哪些危害？

人体对电离辐射的反应程度取决于电离辐射的种类、剂量、照射条件及人体的敏感性。电离辐射可引起全身性反应，几乎所有器官、系统均发生病理改变，以神经系统、造血器官和消化系统的改变最为明显。短时间内接受一定剂量的照射，可引起机体的急性损伤，多见于核事故和接受放

知识链接

妊娠期间接触射线量小于5rad不会对母婴造成不良影响，各常见部位医学检查所需辐射剂量均低于致畸量标准，所以如果遇到特殊情况需要进行放射线检查，没必要过于担心。

射治疗的病人；较长时间内分散接受一定剂量的照射，可引起慢性放射性损伤，如皮肤损伤、造血障碍、白细胞减少、生育能力受损等。辐射还可以引起基因突变、染色体畸变，从而造成胎儿畸形甚至死亡。

2. 孕期真的不能进行放射线检查吗？

影像学检查用的放射线确实是一种已知的致畸因素，主要会造成神经系统和生殖系统等发育障碍，过量照射X线会导致胎儿发生小头畸形和智力发育迟缓。因此，怀孕期间尽量不要进行放射线检查，除非有医学指征。在非产科就诊时要告知医生自己处于妊娠期，医生会根据实际情况安排检查项目。尤其是孕早期应该尽量避免此类检查，因为此时是胎儿重要器官形成的关键时期，X线可能使这些尚未发育定型的细胞、组织产生突变，胎儿先天畸形的发生率也有增高的可能。但是，如果患有严重疾病需要诊疗，应遵医嘱进行检查。

3. 超声检查有电离辐射吗？

超声检查是通过超声波的传导进行检查，不同于X线检查和CT检查，没有电离辐射，也没有电磁辐射，对人体几乎没有影响。超声检查就好比产科大夫的眼睛，在孕早期能判断胎儿是否在宫腔内、胎儿是否存活，孕中期能筛查严重的胎儿畸形（尤其是一些致死性畸形，可以提早终止妊娠），孕晚期可以判断胎儿生长发育情况。因此，准妈妈不必担心超声检查会对胎儿有不利影响。

4. 日常生活中应该注意什么？

各种电器都可产生电磁辐射，长时间使用累积到一定程度，可使人出现神经衰弱综合征。因此，居室内应尽量减少电器摆放与使用。电脑、手机辐射是否与自然流产和胎儿先天缺陷有关，目前还没有科学结论，建议准妈妈不要长时间使用。防辐射服对辐射的屏蔽作用有待商榷，不要过度依赖，在日常生活中注意防护更重要。

温馨提示

如果准妈妈在工作时必须使用医疗设备，如X线机和扫描仪器，应将怀孕的情况告知工作单位，和单位确认是否需要调换工作岗位。在理发店、美甲店、干洗店、化验室和手工车间工作的准妈妈，有接触有毒化学物质的可能（干洗溶剂的吸入会造成流产），应考虑调换工作岗位。

噪声和雾霾

1. 噪声对准妈妈的影响

生活中有各种各样的声音，声音的响度会给人带来或舒适或烦躁的感觉。声音响度的计量单位是分贝（dB），1dB是人类刚刚能听到的声音响度。情侣耳边的喃喃细语声音响度大约是20～40dB，人们正常交谈的声音响度是40～60dB。60～70dB的声音会让人有吵闹的感觉，甚至感觉很吵。

我国国家标准规定，住宅区白天的声音响度不应超过50dB，夜间应低于45dB。高强度的噪声，不仅损害人的听觉，而且对神经系统、心血管系统、内分泌系统、消化系统以及视觉、智力等都有不同程度的影响。当声音响度大于90dB时，耳朵会感到疼痛。如果长期在95dB的噪声环境中工作和生活，大约有29%的人会丧失听力；即使噪声只有85dB，也有10%的人会耳聋。

远离噪声从小事做起

每个人都有责任减少噪声污染，保护我们的生活环境。生活中的噪声污染主要来源于交通运输、车辆鸣笛、工业噪声、建筑施工、社会噪声（如音乐厅、高音喇叭、早市和人大声说话）等，如大声吵嚷为80～90dB，火车、拖拉机开动的声音为100dB，飞机起飞的声音为130dB。准妈妈应该为了自己和胎儿的健康与安全，尽量远离噪声环境。不要长时间、大音量使用耳机听音乐（每次听音乐的时间控制在20分钟左右），避免听觉疲劳；保持心情愉快，不与人大声争吵，避免人为地造成噪声污染；不去KTV等高频环境。

准妈妈长期在噪声环境中，会出现头晕、头痛、失眠，加重早孕反应，甚至导致剧吐或胃溃疡。而且，噪声还会影响胎儿的生长，导致胎儿发育迟缓、流产、早产、低出生体重，还会导致出生后身体虚弱多病、听力下降。我国学者对怀孕期间接触强烈噪声（95dB以上）的女性所生子女进行过测试，发现存在智商低的问题，可能是噪声经常引起子宫收缩，影响胎儿的血液供应，进而影响了胎儿神经系统的发育。此外，无论是胎儿还是刚出生的婴儿，因其发育尚未成熟，听觉器官十分娇嫩和脆弱，噪声可使听力减退或丧失。

2. 雾霾对准妈妈的影响

雾霾，顾名思义就是"雾"和"霾"的组合。雾霾是人类活动与特定气候条件相互作用的结果，$PM_{2.5}$颗粒物是霾的主要成分，对人体的伤害最大，是导致雾霾天气的罪魁祸首。

$PM_{2.5}$可以通过呼吸道进入细支气管、肺泡，损害呼吸系统，引发呼吸系统疾病；进入血液循环系统，造成凝血异常；可破坏免疫系统，引发癌症；损害遗传物质，干扰细胞正常分裂，导致胎儿宫内生长发育迟缓和低

知识链接

$PM_{2.5}$是指直径≤2.5μm（相当于人的头发丝直径的1/20）的可吸入性颗粒物，可负载很多重金属离子（如铅、镉、砷等）、化学物质（如硫酸盐、甲醛等）以及细菌、病毒等有毒有害物质。

出生体重。有毒有害物质还可以通过胎盘直接毒害胎儿，特别是在妊娠早期影响较大。$PM_{2.5}$对人类健康的危害复杂多样，有些危害现在还没有被人类完全认识。

准妈妈在雾霾天应尽量减少外出。如果外出，注意佩戴防$PM_{2.5}$的口罩（口罩包装上印刷"$PM_{2.5}$防护口罩"特定标识和"N90"或"N95"防护级别标记）。回家后首要要及时洗手、洗脸、漱口、清理鼻腔，有效清除附着在皮肤表面的细小颗粒。家居清洁采取湿扫法，避免扬尘进入呼吸道和皮肤。

药物

1. 孕期用药需谨慎！

俗话说"是药三分毒"，尤其是在怀孕这个敏感的时期，用药一定要十分谨慎！

孕早期是致畸敏感期

妊娠早期是胎儿器官的分化时期，这一时期胎儿对药物最敏感，用药不当易引起胎儿肢体、耳、骨骼等各种畸形的发生。例如，服用雌激素、雄激素和孕激素常引起胎儿性发育异常，抗癌药甲氨蝶呤可致胎儿颅骨和面部畸形、腭裂等，氮芥类抗癌药可引起胎儿泌尿生殖系统异常、指（趾）畸形等。即使接触1%的利巴韦林抗病毒药物，也存在致畸风险。

孕中晚期用药可能影响胎儿生长及器官功能发育

妊娠中晚期为胎儿形成期，这一时期除中枢神经系统和生殖系统可因有害药物致畸外，其他器官一般不致畸，但可能影响胎儿的生理功能和生长发育。比如，孕期服用镇静催眠药、安定、麻醉药、镇痛药、抗组胺药或其他中枢神经抑制药，可抑制胎儿的神经活动，并干扰脑的发育；孕期使用氨基糖苷类抗生素如卡那霉素、庆大霉素等，可导致胎儿永久性耳聋或肾脏损害；妊娠5个月后使用四环素，可使婴儿发生牙齿黄染、牙釉质发育不全、骨生长障碍；抗疟药氯喹可引起胎儿视神经损害、智力障碍

孕产期药物安全性分级

目前主要依据美国食品药品监督管理局（简称FDA）颁布的标准评价药物对孕妇和胎儿的危害程度，常用药物一般分为A级、B级、C级、D级、X级。

- **A级药物**：对孕妇安全，对胚胎、胎儿无危害，如适量的维生素。
- **B级药物**：对孕妇比较安全，对胎儿基本无危害，如青霉素、红霉素、地高辛、胰岛素等。
- **C级药物**：仅在动物实验证明对胎儿致畸或可杀死胚胎，未在人类证实，孕妇用药须权衡利弊，确认利大于弊时方

能应用，如庆大霉素、异丙嗪、异烟肼等。

- **D级药物**：有确切证据表明对胎儿有危害，除非孕妇用药后有绝对效果，否则不考虑应用，如链霉素（使胎儿第VIII对脑神经受损、听力减退等）、四环素（可使胎儿发生腭裂、无脑儿等）。
- **X级药物**：可使胎儿异常，在妊娠期间禁止使用，如甲氨蝶呤（可致胎儿唇裂、腭裂、无脑儿、脑积水、脑膜膨出等）、己烯雌酚（可致阴道腺病、阴道透明细胞癌）等。

和惊厥；长期应用氯丙嗪，可使婴儿视网膜发生病变；抗甲状腺药如丙硫氧嘧啶、甲巯咪唑、碘和碘化物，可影响胎儿的甲状腺功能，导致死胎、先天性甲状腺功能低下或胎儿甲状腺肿大（可压迫呼吸道引起窒息）；产前应用氯霉素，可引起新生儿循环障碍和灰婴综合征。

2. 孕期用药：该吃还得吃！

读了以上内容，可能很多准妈妈会对孕期用药顾虑重重，甚至拒绝服用一切药物，怕影响胎儿，这样想是不对的。比如，孕前或者孕期患有

高血压、糖尿病、哮喘、甲状腺功能低下等，如果孕期控制不好的话，对准妈妈和胎儿的健康都会造成危害。这些病即使在孕期也需要通过吃药控制，有可能需要在多科室医生的共同指导下用药。

同时，受饮食习惯的影响及食材的限制，一些微量元素无法完全从日常食物中获取，微量营养素的缺乏也会影响胎儿的生长发育，这时就需要通过营养素补充剂进行补充。比如，怀孕早期叶酸缺乏会导致神经管畸形的发生，怀孕中晚期缺乏叶酸会引起胎儿体表畸形如唇腭裂、先天性心脏

孕期用药应注意什么？

- 任何药物均应在医生、药师的指导下服用。
- 能少用的药物绝不多用，可用、可不用的则不用。
- 必须用药时，尽可能选用对胎儿无损害或影响小的药物。如果因治疗需要而必须较长期应用某种可致畸的药物，应终止妊娠。
- 中药并不都是安全的。有些毒性大、药性猛烈的中药如巴豆、黑丑、白丑、大戟、斑蝥、商陆、麝香、三棱、莪术、水蛭、虻虫等，以及具有活血化瘀、行气破滞和辛热滑利作用的中药如大黄、枳实、附子、桃仁、红花等，均可引起流产或早产，应慎用。
- 服用药物时注意包装上的"孕妇慎用""孕妇忌用""孕妇禁用"等字样。

病。再如，碘被誉为"智慧元素"，是促进胎儿和婴儿体格发育和脑发育的重要元素，也是第一个被发现与出生缺陷有关的微量元素。胎儿如果缺碘，出生后易患呆小症，个子矮且智力低下。铁是血红蛋白的主要成分之一，是造血原料，如果孕妇和乳母的膳食中铁供应不足，就可能发生营养性贫血，对胎儿的大脑发育以及婴儿的智力发育造成不良影响。新生儿如果贫血，有可能造成终生的智力障碍。准妈妈缺锌会增加胎儿畸形的发生率，并会影响胎儿脑细胞的生长、发育和成熟。

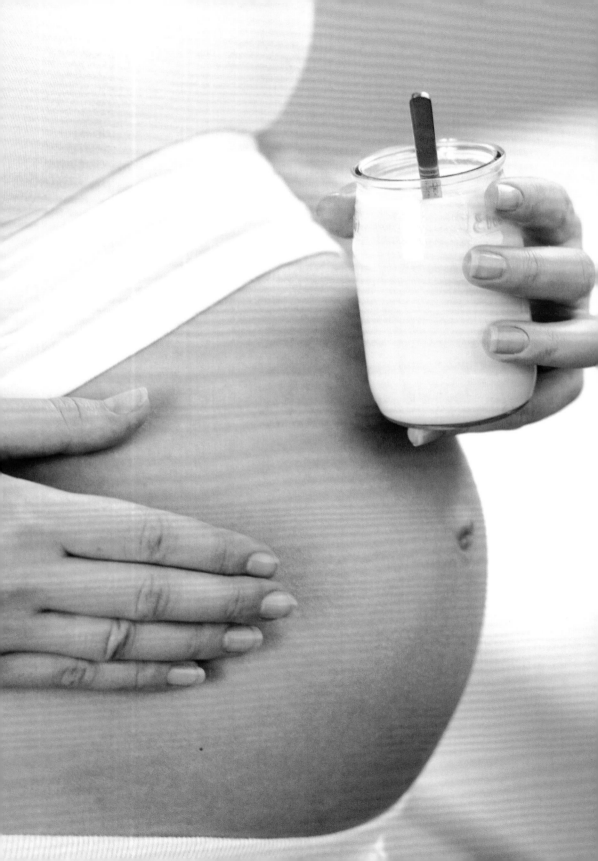

第 6 章

孕期营养与饮食

　　生命的起始阶段，营养的补充对准妈妈和胎儿的近期和远期健康都会产生至关重要的影响。孕期营养过剩或缺乏可增加准妈妈发生妊娠期高血压疾病、糖尿病、贫血等孕期并发症的风险，影响分娩方式的选择；还会导致胎儿生长受限、发育迟缓，甚至增加其成年后患代谢综合征（包括肥胖、高血糖、血脂异常等）、心血管疾病等慢性疾病的风险。因此，妊娠期科学的营养摄入是确保母胎健康的重要因素。

孕期营养需求的变化

胎儿的生长发育、准妈妈身体的需要，以及促进分娩后乳汁分泌，都需要充足的营养，但增加营养不等于简单地增加饮食量或多吃鱼、肉类食物，而应该根据孕期营养需求的变化科学地补充营养。下面我们就来看看和孕前相比，孕期营养需求有哪些变化。

1. 对能量需求的变化

从中国营养学会的推荐（详见表6.1）可以看出，孕早期的能量需求和孕前并无区别，孕中期比孕前增加300kcal/d，孕晚期比孕前增加450kcal/d（比孕中期增加150kcal/d）。

孕期所需的额外的能量用于胎儿生长、胎盘及母体组织增长、蛋白质和脂肪的储备。由于年龄、身材和生活方式等不同，准妈妈能量消耗有很大差异。适宜的体重增长是反映能量是否充足的良好指标。

在第4章"全身检查：监测体重"部分对孕期体重增长范围和速度做过介绍，为了方便阅读，在这里再强调一下（详见表6.2）。

孕早期胎儿生长速度较慢，准妈妈体重增长不明显，每月测量1次体重即可。早孕反应明显的准妈妈可能出现体重下降，这属于正常现象，但要防止体重下降过多，特别要警惕发生酮症酸中毒。没有早孕反应或早孕反应不

表6.1　孕期对能量需求的变化（单位：kcal/d）

身体活动水平	能量（EAR）			
	孕前	孕早期	孕中期	孕晚期
轻	1800	1800	2100	2250
中	2100	2100	2400	2550
重	2400	2400	2700	2850

——引自中国营养学会《中国居民膳食营养素参考摄入量（2013版）》

孕早期一日所需能量举例

1800kcal大约相当于

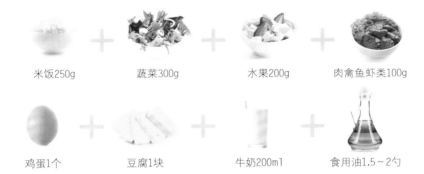

米饭250g　　　蔬菜300g　　　水果200g　　　肉禽鱼虾类100g

鸡蛋1个　　　豆腐1块　　　牛奶200ml　　　食用油1.5～2勺

孕中期每天增加300kcal能量举例（以孕早期为基础）

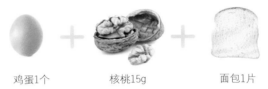

鸡蛋1个　　　核桃15g　　　面包1片

孕晚期每天增加450kcal能量举例（以孕早期为基础）

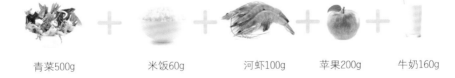

青菜500g　　　米饭60g　　　河虾100g　　　苹果200g　　　牛奶160g

表6.2　孕期体重增长范围和速度

2009年美国医学研究所（IOM）推荐

孕前BMI		单胎孕期总增重范围（kg）	双胎孕期总增重范围（kg）	孕中晚期体重增长速度（平均增重范围）（kg·w^{-1}）
体重不足	<18.5	12.5～18.0	—	0.51（0.44～0.58）
体重正常	18.5～24.9	11.5～16.0	16.7～24.3	0.42（0.35～0.50）
超重	25.0～29.9	7.0～11.5	13.9～22.5	0.28（0.23～0.33）
肥胖	≥30.0	5.0～9.0	11.3～18.9	0.22（0.17～0.27）

明显的准妈妈要防止体重增长过快。

孕中期和孕晚期应每周测量1次体重，根据体重增长速度调整能量摄入和身体活动水平。体重增长不足者，可适当增加能量密度高的食物的摄入；体重增长过多者，应在保证营养素供应的同时注意控制总能量的摄入，并适当增加身体活动。

温馨提示

除了使用校正准确的体重秤，还要注意每次称重前均应排空大小便，脱去鞋帽和外套，仅着单衣，以保证测量数据的准确性和监测的有效性。

2. 对宏量营养素需求的变化

碳水化合物、蛋白质、脂肪因为人体需要量大、在膳食中所占比重大，被称为宏量营养素。从表6.3可以看出，孕期宏量营养素需求的变化主要体现为蛋白质需要量的增加。孕早期每天应摄入55g蛋白质，孕中期比孕早期增加15g，孕晚期比孕早期增加30g。总碳水化合物和总脂肪的需要量并没有增加，只是强调了孕期每日应摄入200mgDHA和50mgEPA。

表6.3　孕期对宏量营养素需求的变化

营养素	孕前		孕早期		孕中期		孕晚期	
	推荐摄入量	占能量百分比	推荐摄入量	占能量百分比	推荐摄入量	占能量百分比	推荐摄入量	占能量百分比
蛋白质（g/d）	55		55		70		85	
总碳水化合物	—	50%～65%	—	50%～65%		50%～65%		50%～65%
总脂肪		20%～30%		20%～30%		20%～30%		20%～30%
EPA+DHA	250mg/d 其中DHA 200mg/d		250mg/d 其中DHA 200mg/d			250mg/d 其中DHA 200mg/d		

——引自中国营养学会《中国居民膳食营养素参考摄入量（2013版）》

3. 对微量营养素需求的变化

矿物质和维生素因需要量相对较少，在膳食中所占比重也较少，被称为微量营养素。7种矿物质在人体内含量较多，被称为常量元素；8种矿物质在人体内含量较少，被称为微量元素。微量营养素需要量相对较少，但作用非常重要。从表6.4可以看出，孕期大部分矿物质和维生素的推荐摄入量比孕前有所增加（表格中标红的数据），特别是钙、镁、铁、碘、锌、维生素A、维生素B$_6$、维生素B$_{12}$、叶酸的需求量增加较多。

- **钙：** 孕早期的每日推荐摄入量与孕前一样，都是每日800mg。从孕中期开始每日增加200mg，达到每日1000mg。

- **镁：** 孕前每日推荐摄入量为330mg，孕期建议每日增加40mg，达到370mg。

- **铁：** 孕早期的每日推荐摄入量与孕前一样，都是每日20mg。孕中期每日增加到24mg，孕晚期增加到每日29mg。

- **碘：** 和孕前每日120μg的推荐摄入量相比，孕期每日推荐摄入量有明显增加——比孕前增加110μg，每日的推荐摄入量达到230μg。

- **锌：** 每日推荐摄入量从孕前的7.5mg增加到9.5mg。

表6.4 孕期对各种营养素需求的变化

营养分类	营养素名称	推荐摄入量				可耐受摄入量
		孕前	孕早期	孕中期	孕晚期	
常量元素	钙（mg/d）	800	800	1000	1000	2000
	磷（mg/d）	720	720	720	720	3500
	钾（mg/d）	2000（AI）	2000（AI）	2000（AI）	2000（AI）	
	钠（mg/d）	1500（AI）	1500（AI）	1500（AI）	1500（AI）	
	镁（mg/d）	330	370	370	370	
	氯（mg/d）	2300（AI）	2300（AI）	2300（AI）	2300（AI）	
微量元素	铁（mg/d）	20	20	24	29	42
	碘（μg/d）	120	230	230	230	600
	锌（mg/d）	7.5	9.5	9.5	9.5	40

续表

营养分类	营养素名称	推荐摄入量				可耐受摄入量
		孕前	孕早期	孕中期	孕晚期	
微量元素	硒（μg/d）	60	65	65	65	400
	铜（mg/d）	0.8	0.9	0.9	0.9	8
	氟（mg/d）	1.5（AI）	1.5（AI）	1.5（AI）	1.5（AI）	3.5
	铬（μg/d）	30（AI）	31（AI）	34（AI）	36（AI）	
	锰（mg/d）	4.5（AI）	4.9（AI）	4.9（AI）	4.9（AI）	11
	钼（μg/d）	100	110	110	110	900
脂溶性维生素	维生素A（μg-RAE/d）	700	700	770	770	3000
	维生素D（μg/d）	10	10	10	10	50
	维生素E（mg-TE/d）	14（AI）	14（AI）	14（AI）	14（AI）	700
	维生素K（μg/d）	80（AI）	80（AI）	80（AI）	80（AI）	
水溶性维生素	维生素B$_1$（mg/d）	1.2	1.2	1.4	1.5	
	维生素B$_2$（mg/d）	1.2	1.2	1.4	1.5	
	维生素B$_6$（mg/d）	1.4	2.2	2.2	2.2	60
	维生素B$_{12}$（μg/d）	2.4	2.9	2.9	2.9	
	维生素C（mg/d）	100	100	105	105	
	泛酸（mg/d）	5.0（AI）	6.0（AI）	6.0（AI）	6.0（AI）	
	叶酸（μgDFE/d）	400	600	600	600	1000
	烟酸（mgNE/d）	12	12	12	12	35
	胆碱（mg/d）	400（AI）	420（AI）	420（AI）	420（AI）	300
	生物素（μg/d）	40（AI）	40（AI）	40（AI）	40（AI）	

——引自中国营养学会《中国居民膳食营养素参考摄入量（2013版）》

孕期饮食的总原则

从上一节"孕期营养需求的变化"的分析可以看出，孕期对能量的需求增加得并不多，总碳水化合物和总脂肪的推荐摄入量甚至和孕前一样。孕期营养需求量明显增加的是蛋白质和维生素、矿物质。如果只是简单地增加主食和鱼、肉类食物的摄入量，不仅可能导致体重超标，而且无法满足对关键营养素的需求。孕期饮食中，比吃多少更重要的是吃什么，食物的多样化和营养均衡是最重要的！

中国营养学会建议，孕期每日饮食应包括谷薯类、蔬菜水果类、鱼禽蛋肉类、乳类、大豆或坚果类和食盐或食用油类。

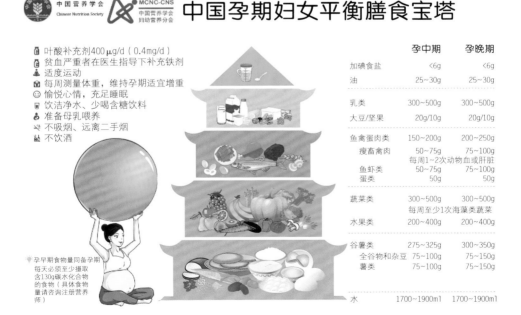

中国孕期妇女平衡膳食宝塔

中国营养学会 Chinese Nutrition Society
MCNC-CNS 中国营养学会 妇幼营养分会

- 叶酸补充剂400μg/d（0.4mg/d）
- 贫血严重者在医生指导下补充铁剂
- 适度运动
- 每周测量体重，维持孕期适宜增重
- 愉悦心情，充足睡眠
- 饮洁净水、少喝含糖饮料
- 准备母乳喂养
- 不吸烟、远离二手烟
- 不饮酒

孕早期食物量同备孕期
每天必须至少摄取
含130g碳水化合物
的食物（具体食物
量请咨询注册营养
师）

	孕中期	孕晚期
加碘食盐	<6g	<6g
油	25~30g	25~30g
乳类	300~500g	300~500g
大豆/坚果	20g/10g	20g/10g
鱼禽蛋肉类	150~200g	200~250g
瘦畜禽肉	50~75g	75~100g
	每周1~2次动物血或肝脏	
鱼虾类	50~75g	75~100g
蛋类	50g	50g
蔬菜类	300~500g	300~500g
	每周至少1次海藻类蔬菜	
水果类	200~400g	200~400g
谷薯类	275~325g	300~350g
全谷物和杂豆	75~100g	75~150g
薯类	75~100g	75~150g
水	1700~1900ml	1700~1900ml

中国营养学会孕期膳食指南关键推荐

- 补充叶酸，常吃含铁丰富的食物，选用碘盐。
- 孕吐严重者应少食多餐，摄入含必要量碳水化合物的食物。
- 孕中晚期适量增加奶、鱼、禽、蛋、瘦肉的摄入。
- 进行适量身体活动，维持孕期适宜增重。
- 禁烟酒，保持愉快的心情孕育新生命，积极准备母乳喂养。

- 谷薯类食物富含碳水化合物，碳水化合物可分解为葡萄糖，是母胎身体能量的重要来源。中国营养学会特别强调，每天摄入的谷薯类食物不应只是白米、白面，还应包括全谷类、杂豆类食物和薯类食物。因为白米、白面类食物虽然可迅速释放大量的葡萄糖，使准妈妈的血糖水平升高，但高血糖水平可引起胎儿过大，给孩子未来的健康带来风险，使其患肥胖症、糖尿病和心脏疾病的风险增加。全谷类食物分解得更为缓慢，可稳定地释放葡萄糖，保证母体和胎儿有持续的原料提供充足的能量；而且全谷类食物可产生更明显的饱胀感，有助于控制母胎体重。

- 蔬菜、水果类食物富含多种维生素和矿物质，维生素和矿物质对人体功能的正常发挥和胎儿的生长发育有重要影响，而且含有抗氧化剂，可以防止自由基类代谢产物对人体的损害。

- 鱼禽蛋肉类食物富含蛋白质、脂肪和铁、钙、维生素E等重要营养素，对于胎儿的生长发育和胎盘的成熟非常重要。动物血、肝脏及红肉含铁量较为丰富，且所含的铁为血红素铁，生物利用率较高，可通过适当增加这类食物的摄入满足孕期对铁的额外需求。

- 乳类食物是钙的最好食物来源，可促进胎儿的骨骼发育。大豆类食物富含优质蛋白质，坚果类食物富含维生素E和不饱和脂肪酸，都是保证胎儿正常发育必不可少的重要营养素。

- 中国营养学会建议孕期应通过食用碘盐的方法补充一定量的碘。碘是合成甲状腺素的原料，是调节新陈代谢和促进蛋白质合成的必需微量元素。孕期每日应摄入230 μg碘。除食用碘盐外，每周还应摄入1~2次含碘丰富的海产品，如海带、紫菜等。

孕早期饮食安排原则

怀孕不同阶段的饮食应在孕前的基础上，根据胎儿的生长速度及准妈妈生理和基础代谢率的变化进行适当的调整。

孕早期准妈妈对能量和各种营养素的需要量和孕前相比无明显增加，日常饮食可维持孕前的平衡膳食模式，无需额外增加食物摄入量，以免造成体重增长过多。

1. 早孕反应明显可少食多餐

早孕反应是许多准妈妈在孕早期都会出现的正常生理反应，不必过于担心和焦虑，保持愉快、稳定的情绪，注意食物色、香、味的合理调配，有助于减轻症状。孕吐较明显或食欲不佳的准妈妈不必过度强调平衡膳食，也无须强迫进食，可根据个人的饮食偏好和口味选用容易消化的食物，少食多餐。进餐的时间、地点也可依个人的反应特点而异，可清晨醒来起床前吃，也可在临睡前吃。

孕吐严重影响进食时，为保证脑组织对葡萄糖的需求、预防酮症酸中毒，每天必需摄取至少130g碳水化合物。应首选富含碳水化合物、易消化的粮谷类食物，如米饭、面条、烤面包、烤馒头片、饼干等。薯类、根茎类蔬菜和一些水果中也含有较多碳水化合物，可根据准妈妈的口味选用。

食糖、蜂蜜等食物的主要成分为简单碳水化合物，易于吸收，进食少或孕吐严重时食用可迅速补充身体需要的碳水化合物。

温馨提示

进食困难或孕吐严重者应寻求医生帮助。若呕吐严重、尿酮体阳性（＋＋），可考虑通过静脉输液的方式补充必需的碳水化合物。

2. 要注意保证叶酸的摄入量

准妈妈在孕早期特别要注意摄入足量的叶酸。叶酸对预防胎儿神经管畸形和准妈妈高同型半胱氨酸血症、促进红细胞成熟和血红蛋白合成极为重要。孕期叶酸的摄入应达到600μg/d。每天保证摄入各种蔬菜400g，且其中1/2以上为新鲜绿叶蔬菜，可提供约200μg叶酸。除了蔬菜外，富含叶酸的食物还有动物肝脏、蛋类、豆类、酵母、水果及坚果。除了食物补充外，每日还应通过营养素补充剂补充400μg叶酸。

知识链接

　　天然食物中存在的叶酸是四氢叶酸的各种衍生物，均为还原型叶酸，经烹调加工或遇热易分解，生物利用率较低；合成的叶酸是氧化型单谷氨酸叶酸，稳定性好，生物利用率高。

富含叶酸的食物举例

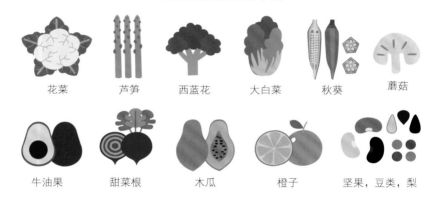

花菜　　芦笋　　西蓝花　　大白菜　　秋葵　　蘑菇

牛油果　　甜菜根　　木瓜　　橙子　　坚果，豆类，梨

表6.5　提供200μg叶酸的一天蔬菜类食物搭配举例

例一			例二		
食物名称	食物重量（g）	叶酸含量（μg）	食物名称	食物重量（g）	叶酸含量（μg）
小白菜	100	57	韭菜	100	61
甘蓝	100	113	油菜	100	104
茄子	100	10	辣椒	100	37
四季豆	100	28	丝瓜	100	22
合计	400	208	合计	400	224

——以上内容引自《中国居民膳食指南（2016）》

孕中晚期饮食安排原则

从孕中期开始，胎儿生长速度加快，每日应在孕前膳食的基础上增加奶类、动物性食物（鱼、禽、蛋、瘦肉）的摄入，以满足对优质蛋白质、维生素A、钙、铁等营养素和能量的需求。

1. 增加富铁食物的摄入

孕中期和孕晚期的准妈妈每天铁的摄入量比孕前分别增加4mg和9mg，达到24mg和29mg。由于动物血、肝脏及红肉含铁量较为丰富，且铁的吸收率较高，孕中晚期每天应增加20～50g红肉，可提供铁1～2.5mg；每周摄入1～2次动物血和肝脏，每次20～50g，可提供铁7～15mg。

2. 增加乳类食物的摄入

乳类食物是钙最好的食物来源，孕中晚期每天摄入量增加200g，使总摄入量达到500g，可选用液态奶、发酵乳，也可用冲调奶粉，在正餐或加餐时食用。体重增长较快时可选用低脂奶，以减少能量摄入。要注意区分乳饮料和液态奶，多数乳饮料含乳量并不高，不能代替液态奶。

温馨提示

胎儿的钙储备主要来源于孕期的最后3个月，准妈妈身体内的钙质会大量转移到胎儿的身体里。如果准妈妈钙摄入量不足，将影响胎儿的骨密度。

3. 增加鱼、禽、蛋、瘦肉的摄入

孕中期准妈妈每天需要多摄入蛋白质15g、钙200mg、能量300kcal，应在孕前平衡膳食的基础上额外增加乳类食物200g，其可提供优质蛋白质5～6g、钙200mg和能量70～120kcal；再增加鱼、禽、蛋、瘦肉共计50g左右，其可提供优质蛋白质约10g、能量80～150kcal。

孕晚期准妈妈每天需要多摄入蛋白质30g、钙200mg、能量450kcal，

知识链接

　　鱼类尤其是深海鱼类如三文鱼、鲱鱼、凤尾鱼等含有较多 ω-3不饱和脂肪酸，其中的二十二碳六烯酸（DHA）对胎儿脑和视网膜发育有益，每周最好食用2~3次。

应在孕中期平衡膳食的基础上再增加鱼、禽、蛋、瘦肉共计约75g。

　　同样重量的鱼类与畜禽类食物相比，提供的优质蛋白质含量相差无几，但鱼类所含的脂肪和能量明显少于畜禽类。因此，当准妈妈体重增长较多时，可多食用鱼类而少食用畜禽类。食用畜禽类时尽量剔除皮和肉眼可见的肥肉，畜肉可优先选择牛肉。

4. 每日食物摄入量建议

孕中期每日食物摄入量建议

- 谷薯类275~325g，其中全谷物、杂豆类食物和薯类食物各75~100g（比孕早期各增加25g）。
- 蔬菜类300~500g，其中绿叶蔬菜和红黄色等有色蔬菜占2/3以上。每周至少吃1次海藻类食物。

- 水果类200~400g（比孕早期增加50g）。
- 鱼禽蛋肉类（含动物内脏）每天总量150~200g，其中瘦畜禽肉和鱼虾类各50~75g（比孕早期各增加10g）、蛋类50g。每周吃1~2次动物血和肝脏。
- 乳类300~500g。
- 大豆20g（比孕早期增加5g），坚果10g。
- 烹调油25~30g，食盐不超过6g。
- 水1700~1900ml（比孕早期增加200ml）。

孕晚期每日食物摄入量建议

　　与孕中期相比，孕晚期每日食物的推荐摄入量主要有两个变化：一是谷薯类食物总量增加25g，主要是全谷物和杂豆类食物的推荐摄入量有增加；二是鱼禽蛋肉类（含动物内脏）食物总量增加50g，其中瘦畜禽肉和鱼虾类各增加25g。

- 谷薯类300~350g，其中全谷物、杂豆类食物和薯类食物各75~150g。
- 蔬菜类仍为300~500g，其中绿叶蔬菜和红黄色等有色蔬菜占2/3以上。每周至少吃1次海藻类食物。
- 水果类仍为200~400g。

- 鱼禽蛋肉类（含动物内脏）每天总量200～250g，其中瘦畜禽肉和鱼虾类各75～100g、蛋类50g。每周吃1～2次动物血和肝脏。
- 乳类仍为300～500g。
- 大豆仍为20g，坚果也仍为10g。
- 烹调油25～30g，食盐不超过6g。
- 水1700～1900ml。

适量活动，维持适宜体重

　　孕期对微量营养素需求量的增加大于对能量需求量的增加，通过增加食物摄入量满足微量营养素的需求极有可能引起能量摄入过多、体重增加过多，适宜的身体活动有利于维持体重的适宜增长和阴道分娩。

　　若无医学禁忌，多数身体活动对准妈妈都是安全的。准妈妈在孕中期、孕晚期每天应进行30分钟中等强度的身体活动如快走、游泳、做孕妇体操、做孕期瑜伽及做各种家务等，应根据自己的身体状况和孕前的运动习惯，结合主观感觉选择活动类型，量力而行，循序渐进（具体内容详见本书第8章"孕期运动评估与规划"）。

知识链接

　　中等强度的身体活动：心率明显加快，一般运动后心率可达到最大心率的50%～70%，主观感觉稍疲劳，但10分钟左右即可恢复。

　　最大心率=220-年龄。例如，年龄30岁的人的最大心率为220-30=190次/分，活动后的心率以95～133次/分为宜。

积极准备母乳喂养

母乳喂养对孩子的健康成长和妈妈的产后恢复均十分重要，对孩子和妈妈都是最好的选择。绝大多数女性都可以而且应该用自己的乳汁哺育孩子，任何代乳品都无法替代母乳。

成功的母乳喂养不仅需要健康的身体准备，还需要积极的心理准备。准妈妈应该尽早了解母乳喂养的益处，增强母乳喂养的意愿，在保证孕期平衡膳食、合理营养的同时，做好乳房的护理，学习母乳喂养的方法和技巧，有利于产后尽早开奶和顺利哺乳，努力提高母乳喂养的成功率。

1. 做好心理准备

母乳喂养可给孩子提供全面的营养和充分的肌肤接触，促进婴幼儿的生长发育，还有助于产妇子宫和体重的恢复、降低乳腺癌的发生率。健康女性都应该选择母乳喂养，且进行纯母乳喂养至少6个月，最好坚持哺乳至孩子满2周岁。

2. 做好营养准备

孕期平衡膳食和适宜的体重增长，使准妈妈的身体有适当的脂肪蓄积和各种营养储备，有利于产后泌乳。正常情况下，准妈妈体内有3～4kg的脂肪蓄积是为产后泌乳储备能量的，母乳喂养有助于这些脂肪的消耗和产后体重的恢复。

3. 做好乳房护理

孕中期乳房开始逐渐发育，应适时更换文胸，选择能完全罩住乳房并能有效支撑乳房底部及侧边、不挤压乳头的文胸，避免文胸过于压迫乳头而影响乳腺的发育。孕期应每天用温水轻轻擦洗乳头，忌用肥皂、洗涤剂或酒精等，以免破坏保护乳头和乳晕的天然油脂而造成乳头皲裂，影响日后哺乳。

特定准妈妈群体的营养问题

患糖尿病合并妊娠、妊娠期糖尿病以及多囊卵巢综合征、甲状腺功能亢进或甲状腺功能减退等与营养相关的疾病，或曾有不良孕产史、孕前体重异常（过瘦或肥胖）、多胎妊娠的准妈妈，需要特别注意营养问题，一定要到专科门诊听取医生的建议和指导。

尽量选择奶、鱼、禽、蛋、瘦肉等优质蛋白质作为蛋白质的主要来源，尽量避免摄入含有反式脂肪酸的食物，同时选择蒸、煮、炖等相对健康的烹调加工方式。

对血糖影响比较小的食物

- **谷类**：大麦、小麦、燕麦、荞麦、黑米等。
- **薯类**：土豆粉、藕粉、魔芋等。
- **乳类**：鲜牛奶、低脂奶粉等。
- **豆类及豆制品**：黄豆、绿豆、豌豆、四季豆、扁豆及豆腐等。
- **水果类**：苹果、桃、梨、樱桃、李子、柑橘、柚子等。
- **果汁**：苹果汁、水蜜桃汁等。
- **混合膳食**：馒头+芹菜炒鸡蛋、烙饼+鸡蛋炒木耳、米饭+鱼，以及适当吃一些包子、馄饨等。
- **即食食品**：全麦或黑麦面包、富含纤维素的即食食品等。

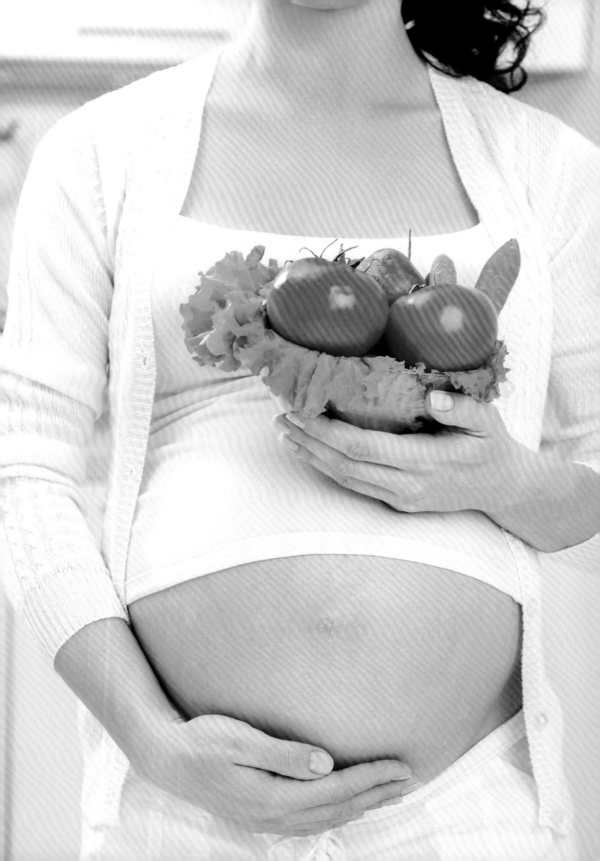

第 7 章

孕期食源性疾病的预防

准妈妈肩负着孕育新生命的重任，吃的重要性不言而喻。在食品安全日益受到关注的今天，准妈妈除了要懂得营养知识外，也应该掌握一些食品安全知识，让自己和胎儿吃得更加安全。

食品安全的头号敌人是食源性疾病

近几年，各种食品安全事件时有发生，使准妈妈们十分焦虑，不知道吃什么才安全。其实，有些所谓的食品安全事件属于虚假信息，并不是真正的食品安全问题。食品安全的头号敌人是食源性疾病。

食源性疾病，是指通过食品摄入进入人体的有毒有害物质所引起的中毒性或感染性疾病。通俗地说，就是指"吃出来的病"，典型的临床表现就是闹肚子（腹泻）。据不完全统计，2010～2011年，中国约有2亿人罹患食源性疾病。我们还经常听到一个名词叫"食物中毒"，食物中毒是食源性疾病最常见的类型，其潜伏期通常为1～3天。

怀孕后，为了孕育新生命，准妈妈的身体发生着各种各样的变化。除了能看到腹部隆起之外，体内各种激素水平也在发生变化，有的准妈妈会出现免疫力下降。同时，为了补充营养，肉、蛋、奶等动物性食品的摄入量往往比孕前多，而此类食品更容易受到食源性致病菌的污染。准妈妈或家人在准备和制作这些食物的时候，如果不注意食品安全的基本原则，就可能使准妈妈患食源性疾病。

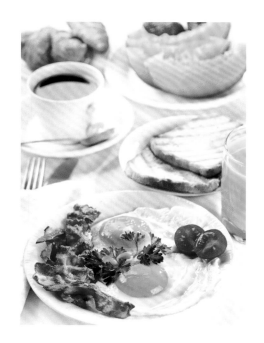

知识链接

随着食品工业化的发展和食品流通范围越来越广，食源性疾病的传播范围越来越大；人们外出就餐次数的增加和饮食方式的变化也增加了食源性疾病的发生率。食源性疾病已经成为影响世界各国食品安全的主要问题。

食源性疾病的致病因子

食源性疾病的致病因子很多，常见的有以下几类。

1. 细菌及其毒素

动物性食品容易被细菌及其毒素污染，其中畜肉及其制品最容易被污染，其次为禽肉、鱼类、乳类、蛋类。粮谷类食物如剩饭、米糕、米粉等，容易被金黄色葡萄球菌、蜡样芽孢杆菌等污染。常见的细菌性食源性疾病有沙门菌食物中毒、副溶血弧菌食物中毒、致病性大肠埃希菌食物中毒等。2011年，德国暴发了由于食用芽苗菜导致的肠出血性大肠埃希菌食物中毒，影响了欧洲和北美洲16个国家。

2. 真菌及其毒素

真菌又称霉菌，可形成各种微小的孢子，很容易污染食品，造成食品腐败变质。有些霉菌如青霉、曲霉等，可以产生黄曲霉毒素，长期食用可诱发肝癌和身体其他部位的肿瘤。

3. 有毒动植物

有些动物或植物性食物含有天然毒素，加工不当或误食可引起食源性疾病。常见的有河豚毒素中毒、组胺中毒、毒蘑菇中毒、未煮熟的扁豆中毒、发芽的土豆中毒等。

4. 寄生虫

很多畜肉和水产品携带寄生虫或虫卵，生食、半生食等不健康的饮食方式可导致寄生虫或虫卵随着食物进入人体，引起食源性寄生虫性疾病。例如，食用"米猪肉"导致的猪带绦虫病，食用福寿螺导致的广州管圆线虫病，食用小龙虾引起的肺吸虫病。

影响准妈妈的主要食源性疾病

影响准妈妈的食源性疾病主要包括以下几类：一类是可对胎儿造成严重影响的食源性疾病，例如李斯特菌病、弓形虫病等；另一类比较常见，感染后可对准妈妈造成严重影响，例如沙门菌病、金黄色葡萄球菌肠毒素中毒、未煮熟的扁豆中毒等。下面我们重点介绍几种常见的食源性疾病。

1. 李斯特菌病

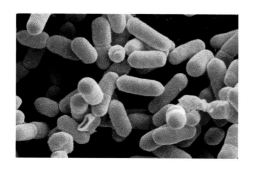

李斯特菌病是危害最为严重的食源性疾病之一，该病虽然发生率低，但后果十分严重，可引起孕妇流产、死胎或早产，新生儿感染病死率高达30%。

2016年，美国发生了由于吃了冰激凌引起的李斯特菌病散发事件，导致3名病例死亡。近几年，我国也有李斯特菌病散发病例的报告。2013年，北京妇产医院接诊过1名孕妇，31岁，孕30周，因胎动减少就诊，紧急进行

剖宫产。新生儿重度窒息，患早产儿败血症、肺炎、脑膜炎，最终确认为李斯特菌感染所致的早产和新生儿感染。后经孕妇回忆，发病前4周吃过烧烤食物，并出现了腹泻症状，当时并没有在意，而这类食物正是容易污染李斯特菌的高危食物。

病原特点

单核细胞增生性李斯特菌是李斯特菌病的病原体，在环境中广泛分布，在土壤、动物粪便、污水中都可检出。李斯特菌的生命力非常顽强，在5℃的低温环境下仍可生长，在-20℃的环境中可存活1年，在潮湿的土壤中可存活295天或更长时间。其耐碱不耐酸，在58～59℃的环境中仅需10分钟就可以被杀死。

高危食物

李斯特菌病主要通过摄入被李

表7.1 李斯特菌感染对母婴的危害

准妈妈感染	新生儿感染
·孕早期：流产、胎停育等 ·孕中晚期：胎动减少、胎儿宫内窘迫等 ·分娩后：导致新生儿感染严重，预后不良	·早发型（<5天）：出现呼吸窘迫、发热、皮疹、黄疸或嗜睡 ·迟发型（≥5天）：主要表现为败血症、脑膜炎

斯特菌污染的食物感染人体，引起李斯特菌病的食物主要为食用前不需要加热的即食食品，如熟肉制品、可生食的水产品、可生食的瓜果蔬菜、未经过巴氏消毒的牛奶等。在国外曾引起李斯特菌病暴发的食物主要为软奶酪、熟肉制品等。

临床表现

准妈妈感染李斯特菌后，通常会出现一过性的类流感症状或胃肠炎症状，很快就能恢复。此时如果没有及时就医，经过2～4周，李斯特菌可通过小肠上皮细胞进入血液，并能通过胎盘屏障对胎儿造成影响。孕早中期感染可引起流产、胎停育，孕中晚期感染可引起胎动减少、胎儿宫内窘迫等。

新生儿感染可分为两种类型：一种是早发型，一般发生在出生后5天内，新生儿出现呼吸窘迫、发热、皮疹、黄疸或嗜睡等症状；另一种为迟发型，一般在出生5天以后出现症状，主要表现为败血症、脑膜炎，若预后不良可导致智力缺陷。

2. 沙门菌食物中毒

沙门菌食物中毒的发生率较高，全年均可发病，但多发生于夏秋季，有起病急、潜伏期短、集体发病等流行特征。病后免疫力不强，可反复感染。准妈妈由于免疫力下降，感染后可引起脑膜炎、脱水、反应性关节炎、菌血症等严重后果。

温 馨 提 示

为避免感染，应将一些熟食（包括热狗中的香肠）完全加热后再吃，不吃肉酱，不吃未经巴氏消毒的奶制品。购买奶酪时应注意所使用的牛奶是否是经过高温消毒的。

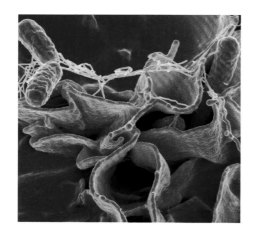

病原特点

沙门菌不耐热，处于55℃环境中1小时、处于60℃环境中15～30分钟或处于100℃环境中数分钟即被杀死。沙门菌污染具有隐蔽性，由于它不分解蛋白质，被其污染后的食物看起来几乎没有变化，故储存较久的肉类即使外观看上去没有腐败变质，也要注意食用前彻底加热，以防引起食物中毒。

高危食物

引起沙门菌中毒的食物主要为动物性食物，特别是畜肉类及其制品；其次为禽肉、蛋类、乳类及其制品。蛋类及其制品污染沙门菌的机会较多，尤其是鸭蛋、鹅蛋等水禽蛋类，其带菌率一般在30%～40%。

临床表现

沙门菌食物中毒的潜伏期一般为4～48小时，长者可达72小时。潜伏期越短，病情越重。最初表现为头痛、恶心，随后出现呕吐、腹泻、腹痛。腹泻一日可达数次至十余次，主要为水样便，少数带有黏液或血。体温升高，可达38～40℃，轻者3～4天症状消失。孕妇、老年人等免疫力低下人群感染症状较重，可出现寒战、抽搐和昏迷等严重的并发症。

3. 副溶血弧菌食物中毒

副溶血弧菌食物中毒是我国最常见的食物中毒之一，发病有明显的季节性，7～9月份是高发季节，引起发病的食物主要为水产品。男女老幼均可患病，但多见于青壮年，病后免疫力不强，可重复感染。

病原特点

副溶血弧菌主要存在于近海海水、海底沉积物和鱼、贝类等海产品中。副溶血弧菌在无盐的条件下不能生长，因此也被称为嗜盐菌。它不耐热，而且对酸敏感，56℃的环境下加热5分钟或90℃的环境下加热1分钟，或处在普通食醋中5分钟即可被杀死。存活能力强，在抹布和砧板上能生存1个月以上，在海水中可存活47天。

高危食物

引起中毒的食物主要是海产品，其中以墨鱼、带鱼、黄花鱼、虾、蟹、贝最为多见；其次为盐渍食品，如咸菜、腌制的畜禽类食品等。

临床表现

副溶血弧菌感染的潜伏期为2～40小时，初期症状主要为腹部不适，尤其是上腹部不适或胃痉挛，随后可出现恶心、呕吐、腹泻，体温一般为38.5℃左右。发病5～6小时后腹痛加剧，以脐部阵发性绞痛为特点。粪便多为水样，里急后重不明显。重症病人可出现脱水、意识障碍、血压下降等，病程3～4天，预后良好。

4. 金黄色葡萄球菌肠毒素食物中毒

金黄色葡萄球菌肠毒素食物中毒全年都可发生，但多见于夏秋季节。金黄色葡萄球菌广泛分布于自然界，人和

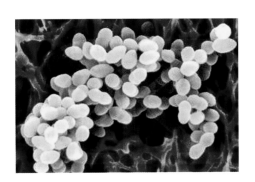

动物的鼻腔、咽部带菌率较高。健康人的带菌率为20%～30%，人和动物的化脓性感染部位常成为污染源。金黄色葡萄球菌在适宜的条件下产生肠毒素，温度越高、污染越严重，越容易产生毒素。蛋白质含量丰富、水分较多同时又含有一定量淀粉的食物，受到金黄色葡萄球菌污染后容易产生毒素。

病原特点

金黄色葡萄球菌对高温有较强的抵抗力，加热70℃1小时才能灭活。金黄色葡萄球菌产生的肠毒素对高温的抵抗力更强，经加热煮沸30分钟仍可保持其毒性而致病。因此，要完全破坏金黄色葡萄球菌肠毒素需加热100℃2小时。此外，肠毒素能抵抗胃肠道中蛋白酶的水解。

高危食物

引起中毒的食物种类很多，主要是营养丰富且水分较多的食物，如淀粉类食物（如剩的粥、面等）、牛乳及其制品、鱼肉、蛋类等。当被污染的食物在室温20～22℃搁置5小时以上时，病菌就大量繁殖并产生肠毒素。

临床表现

该菌感染后的潜伏期为2～5小时，极少超过6小时。起病急骤，患者出现恶心、呕吐、中上腹部痉挛性疼痛，

继以腹泻。呕吐为最突出的症状，呕吐物可带胆汁、黏液和血丝；腹泻呈水样便或稀便，每天数次至数十次不等，重症者可因剧烈吐泻出现脱水、虚脱和肌肉痉挛。体温大多正常或略高，绝大多数患者经数小时甚至1～2小时内可迅速恢复。孕妇感染后出现剧烈呕吐可引起低钾低钠血症。

5. 未煮熟的扁豆中毒

扁豆的营养价值丰富，是人们喜欢的一种豆类蔬菜。如果在加工扁豆的时候，为了颜色好看而没有完全烧熟煮透，结果就会导致食用者中毒。据统计，因扁豆加工不当引起的中毒是家庭中最常见食物中毒之一。

中毒原因

扁豆含有皂素和植物血凝素等天然毒素。皂素对胃黏膜有较强的刺激作用，可引起呕吐、腹泻等消化道症状。植物血凝素可以使红细胞凝集，降低红细胞携带氧的能力。这两种毒素要经过较长时间的加热才能被破坏，因此进食未被煮熟的扁豆可因其毒素未被破坏而引起中毒。

临床表现

扁豆中毒潜伏期短、发病快，可在进食数分钟后发病，多数为2～4小时。病程短，多能在1～3天内恢复。患者主要表现为恶心、呕吐、腹泻（多为水样便）、腹痛（主要为上腹部不适或胃部烧灼感），可伴有头晕、头痛、四肢麻木、手脚发凉。部分患者会出现胸闷、心悸、出冷汗和腰背疼痛，体温正常或有低热症状。少数重症患者可出现溶血性贫血。

6. 弓形虫病

弓形虫病是由刚地弓形虫引起的寄生虫病，分为先天性和后天获得性两类。

病原特点

弓形虫属于形体最小、结构简单的一类叫作原虫的寄生虫。猫和其他猫科动物是弓形虫的终宿主，弓形虫寄生在这些动物的小肠上皮细胞内，形成囊合子随粪便排出，其他哺乳动物和鸟吃进去发生感染，在它们身体的组织内发育成为包囊。囊合子和包囊是弓形虫的不同发育阶段。虽然弓形虫并不挑剔，但是除了终宿主以外，在其他动物体内只能进行无性繁殖，不能向外界散播后代。

感染途径

弓形虫病可以通过接触感染弓形虫的人、动物感染，但食源性途径是主要感染途径。食用被弓形虫感染的食物如鸡蛋及蛋类制品、奶及奶制品、奶油制品等可被感染，也可因食用受到包囊污染的蔬菜、水果而感染。此外，准妈妈不要与宠物（尤其是猫）亲密接触，尤其注意不要清理猫的大小便。

临床表现

先天性弓形虫病只发生于初孕妇女，经胎盘血流传播。受染胎儿或婴儿多数表现为隐性感染，有的出生后数月甚至数年才出现症状，如视网膜脉络膜炎、斜视、失明、癫痫、精神障碍或智力迟钝等；弓形虫病也可造成准妈妈流产、早产、畸胎或死产，尤以孕早期感染的准妈妈，畸胎发生率高。

孕期如何预防食源性疾病？

1. 食品安全五要点

为改善公众健康水平、预防食源性疾病的发生，世界卫生组织（简称WHO）提出了具体而实用的健康指导——"食品安全五要点"。

保持清洁　　生熟分开

烧熟煮透　　在安全的温度下保存食物

使用安全的水和原材料

保持清洁

保持清洁首先是保持手的清洁。"餐前便后要洗手"可能准妈妈们小时候就已经知道了。除此之外，在做饭之前和做饭过程中也需要注意洗手，尤其是生熟食品交替处理的过程中。厨房用具要保持清洁，碗筷、筷子盒、刀、砧板、抹布的卫生要特别注意，不要让其成为污染源。厨房和储存食物的地方要注意防虫、防鼠，家里养的宠物也尽量不要让它们到厨房玩耍。直接食用的瓜果应用洁净的水彻底清洗并尽可能去皮。

生熟分开

　　生熟分开，这里的"熟"指的是切完了直接吃的食物，比如拌黄瓜、酱牛肉；"生"是指切完了还要经过加热处理的食物。生熟分开就是要避免生食上可能携带的致病菌污染熟食，引发食源性疾病。这里的分开不仅是指它们不要相互接触，也表示所用的砧板、刀具、器皿也应当分开，比如切生肉和海产品的刀具要与切其他食物的分开。处理生的食物有专用刀具和砧板。

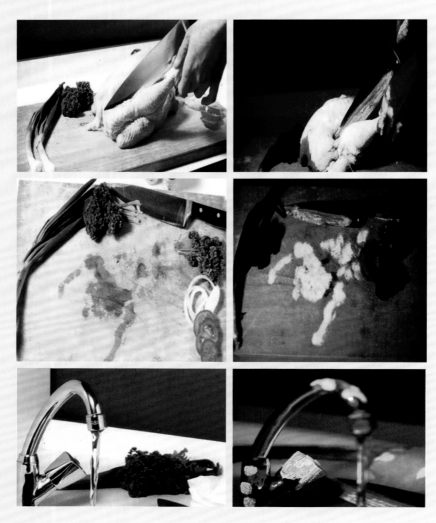

烧熟煮透

生的食物要彻底做熟，尤其是肉、禽、蛋和海产品。一般来说，确保食物彻底做熟，要使食物中心的温度达到70℃以上。一般情况下，食物煮开后要再煮10~15分钟；如果是大块肉，比如炖整只鸡时间还需要长一些，以保证各个部位都彻底煮透。加工虾蟹时要加热到外壳变红且不再透明，烹调贝壳类海产品时要一直加热到贝壳打开。尽量避免爆炒的加工方式，因为爆炒时间短，食物中心的温度很难达到要求，致病菌不能完全被杀灭。准妈妈一定要摒弃生食水产的习惯，否则容易感染食源性寄生虫性疾病。家庭在加工扁豆的时候一定要等扁豆褪去绿色，尝着没有豆腥味才能食用。

在安全的温度下保存食物

保存食物的安全温度范围是高于60℃或低于5℃。对于一般家庭，食物保存在60℃以上不太现实，主要还是低温存放。室温下细菌繁殖很快，因此要尽快让食物冷却并放入冰箱冷藏。

- 熟食在室温下不得存放2小时以上。
- 所有熟食和易腐烂的食物应及时冷藏（5℃以下）。
- 熟食在食用前应加热至60℃以上。

- 食物在冰箱中的储存时间不能太长。
- 冷冻食物不要在室温下化冻。给冷冻食物解冻的最好办法是：微波炉解冻、冰箱冷藏室解冻和清洁流动水解冻。
- 使用微波炉烹煮时，要保证足够的加热时间，使食物中心温度达到60℃以上。
- 吃自助餐时或在市场、餐馆等地选购食物时，如果食物不是热的或冷藏的或放在冰上的，则要避免选取。

冰箱里食物的分类摆放也大有学问，合理利用冰箱的内部空间不仅可以做到食物保鲜，还可以有效避免食物间的交叉污染。

- 酱类调味品，冰箱门上放。
- 熟食和甜点，冷藏室门上。
- 剩菜和豆腐，上层往里放。
- 蔬菜和水果，保鲜袋内装。
- 需解冻食品，存进冷冻室。
- 半化冻肉类，保鲜盒中藏。

 特 别 提 示

　　冰箱并不是保险箱，还会有少数细菌能在其中生长如李斯特菌，所以从冰箱里取出的食物也需要彻底加热后再吃才保险。

使用安全的水和原材料

不饮用不洁净的水或者未煮沸的自来水，喝开水最安全。选择经过安全加工的食品，比如经过巴氏消毒的牛奶。不要一次买太多食品，过了保质期的食品最好不吃，已经部分变质的食材别舍不得扔。

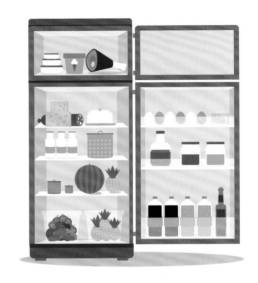

2. 安全购买食品

除了在家庭加工和制作食品的过程中要注意"食品安全五要点"外，在购买食品时还要学会"五看"。

- 一看食品的外包装。购买食品时，要仔细查看食品的外包装是否完整。
- 二看食品的"三期"。所谓"三期"就是指食品的生产日期、保质期和保存期。在查看的过程中，最好不要购买临近保质期的食品，因为如果购买的食品不能马上食用

完，就很容易过期变质。有的商场或超市的打折食品很多都是临近保质期的食品，尽量不要图便宜而购买。

- 三看是否是"三无"食品。"三无"就是无生产商、无生产地、无生产日期，这样的食品千万不要购买。
- 四看食品是否有质量认证标识。
- 五看食品的经营环境。选购食品的时候，尽量到大型的商场、超市和质量信誉好的商店去。尽量不购买露天销售的食品、经营条件差的食品、感官性状发生变化的食品。

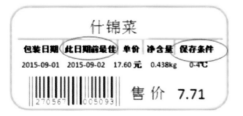

什锦菜

包装日期	此日期前最佳	单价	净含量	保存条件
2015-09-01	2015-09-02	17.60元	0.438kg	0-4℃

售价 7.71

质量认证标识

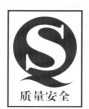

质量安全:"QS"是食品质量安全市场准入证的简称,是国家从源头加强食品质量安全的监督管理、提高食品生产加工企业的质量管理和产品质量安全水平的一种行政监管制度,具备规定条件的生产者才允许进行生产经营活动,具备规定条件的食品才允许生产销售。

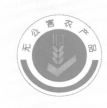

无公害农产品:能够把有毒有害物质控制在一定范围内,主要强调其安全性,是最基本的市场准入标准,普通食品都应达到这一要求。无公害农产品标识图案由麦穗、对勾和"无公害农产品"字样组成:麦穗代表农产品,对勾表示合格,金色寓意成熟和丰收,绿色象征环保和安全。

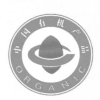

有机食品:包括粮食、蔬菜、水果、奶制品、水产品、禽畜产品、调料等。这类食品在生产加工过程中不得使用人工合成的化肥、农药和添加剂,对生产环境和品质控制要求非常严格,是更高标准的安全食品,在我国产量还非常少。

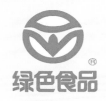

绿色食品:与环境保护有关的事物,国际上通常都称为"绿色",目的是突出这类事物与良好的生态环境有关,涉及食品的定名为"绿色食品"。绿色食品的安全级别比无公害农产品高。

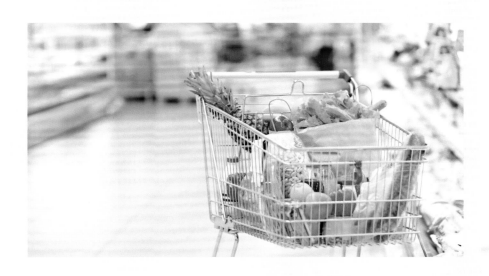

3. 外出就餐的食品安全原则

人们随着饮食习惯的改变，外出就餐的频率越来越高，但准妈妈应减少在外用餐的频率。在外用餐时，首先要确定餐厅是否有餐饮服务许可证，一定不要到无餐饮服务许可证的餐厅或流动摊档就餐，并尽量选择卫生等级较高的餐厅。点餐时尽量不选择烧烤、冷荤凉菜、生鱼片及其他海产品、野菜野果等高风险食物，就餐结束后保留好就餐凭证。如果打算将剩菜打包，回家后应尽快冷藏。剩余的食物如果处于30℃以上的温度下，要在1小时内冷藏，下次食用前要彻底加热。

外出就餐时的高风险食物

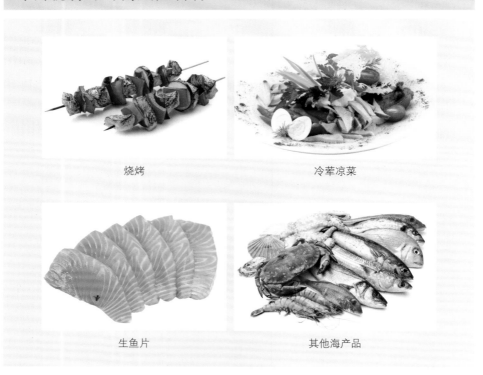

烧烤

冷荤凉菜

生鱼片

其他海产品

得了食源性疾病怎么办

大多数食源性疾病以消化系统症状为主如恶心、呕吐、腹痛、腹泻等，同时伴有一些全身症状如发热、头痛、乏力、肌肉酸痛等。准妈妈由于免疫力下降，一旦患上食源性疾病没有及时治疗，可能会引起一些严重的并发症。如果怀疑自己患上食源性疾病，一定要及时就诊。有些准妈妈担心用药会对胎儿造成影响，出现急性胃肠炎症状时不愿意就诊。某些食源性疾病如李斯特菌病潜伏期较长，可能会在几周后对胎儿造成影响，所以出现急性胃肠炎症状应及时到正规的医疗机构就诊，就诊时主动向医生提供可疑的饮食史。

 特 别 提 示

如果有剩余食物，可将其保存起来，并保留产品的外包装，剩余的食物可用于确定病因，以防止更多的人患病。如果认为是由于吃了在餐饮单位或其他食品经营场所购买的食物而生病，要保留好就餐凭证，及时向食品药品监督管理部门投诉。

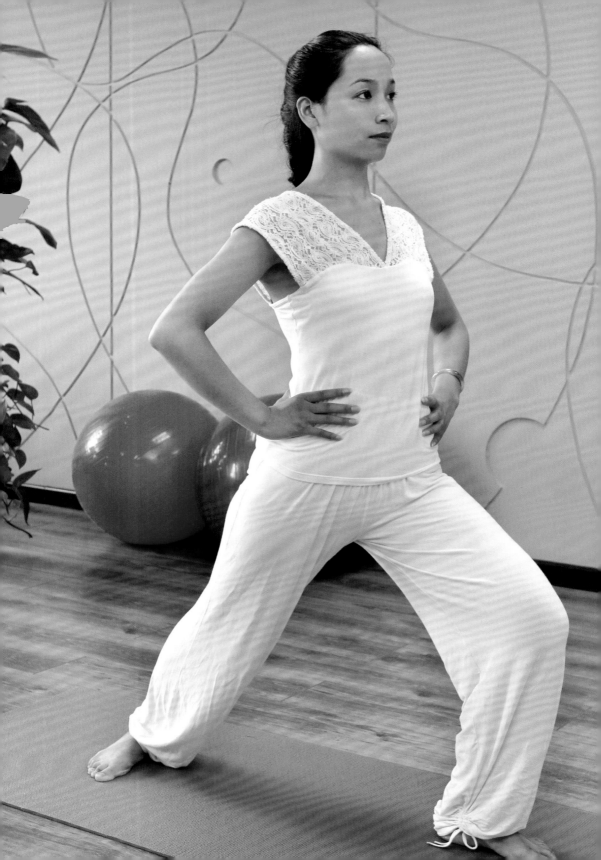

第 8 章
孕期运动评估与规划

　　中国人的传统观念认为准妈妈就应该尽量少运动，这是缺乏对孕期锻炼的正确认识的表现。大量研究证实，身体健康的准妈妈在孕期进行中等强度的体育锻炼对母胎是安全有益的。

　　如果说怀孕是准妈妈与胎宝宝的一次合体旅行，那么适宜的运动会为这个充满希望与美好的旅程保驾护航。

孕期运动的益处

1. 可以有效缓解腰背疼痛

腰背部和骨盆属于身体的核心区域，也是孕期变化较大、承受压力较大的区域。胎儿的发育会使准妈妈的子宫不断增大、体重持续增加，增大的子宫可改变准妈妈的身体重心，影响其平衡能力，增加对腰背部、骨盆底肌肉和关节受到的压力。有研究表明，50%以上的准妈妈会出现腰背部和耻骨联合处疼痛或机体功能受损。大部分人认为孕期出现腰背疼痛是正常的生理现象，分娩后可自行好转。然而，事实并非如此。孕期腰背疼痛往往会成为慢性背痛、机体功能受损的开始。通过合理的孕期运动可以有效缓解腰背疼痛，改善孕期生活质量。

特 别 提 示

孕期激素的变化可引起胃肠道肌张力减弱、肠蠕动减慢，从而导致便秘。孕期运动可促进胃肠蠕动、缓解便秘。

断长大、子宫重量的增加，以及分娩时胎儿对盆底的压迫，容易引起盆底组织损伤、盆底肌肉松弛（主要表现为尿失禁）。从孕中期开始进行盆底肌肉锻炼，可以加强盆底肌肉的力量，有利于顺产，还可预防盆底功能障碍性疾病，提高孕期及产后生活质量。

2. 可以预防盆底功能障碍

核心区域的盆底肌肉群、筋膜及其神经相互作用和支撑，构成像吊床一样的支持系统（这一部位没有骨性结构支撑），承托并保持腹腔内胎儿和其他脏器正常的生理位置。胎儿不

3. 有助于增强机体功能

运动可以有效预防呼吸困难的发生，增强心肺功能，减少发生妊娠期糖尿病、子痫前期和剖宫产的风险，保证准妈妈和胎宝宝的安康，帮助准妈妈应对妊娠和随后几个月的身体需求。

4. 可以防止体重增长过多

妊娠期体重增长过多，可使准妈妈发生妊娠期并发症的风险增加，影响准妈妈和胎宝宝近期和远期健康。如果准妈妈希望产后能够顺利恢复窈窕身姿，合理的饮食和适量的运动就非常重要。运动可提高基础代谢率，消耗多余的能量和脂肪，有效维持适宜的体重增长，有助于产后体型的恢复。

5. 有助于预防产前抑郁

孕期准妈妈容易出现焦虑、抑郁等不良情绪，严重的可导致情绪障碍，从而引发流产、早产、产后抑郁及胎儿或新生儿发育迟缓等。孕期运动可以减轻准妈妈的焦虑、提升其自信心及自我满意度，有助于准妈妈保持心情愉悦，降低产前抑郁的发生率。

6. 可以减少巨大儿的发生

运动的益处之一是降低巨大儿的分娩率。有研究表明，孕晚期坚持适量运动的准妈妈比不运动的准妈妈分娩的新生儿出生体重轻200～400g，减少了巨大儿的发生，并且不增加胎儿在宫内生长受限的风险。还有研究表明，孕期运动对提高子代的认知能力有帮助。

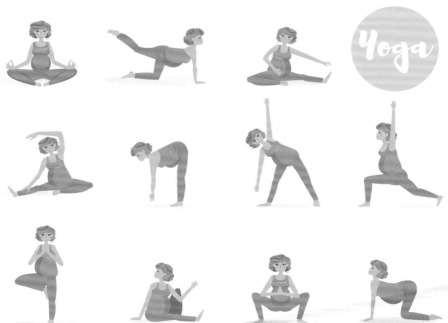

孕期运动前的评估

孕期运动对准妈妈和胎宝宝都有诸多益处，但不适宜的身体活动会增加流产的风险，所以准妈妈运动前应请医生做评估，了解自己的身体情况是否可以运动。

如果经过评估，医生认为可以运动，准妈妈可以和医生一起制订一份合理、安全的孕期运动计划。

准妈妈要选择适合自己的运动方式，以保证从运动中获得最大益处，减少不良风险的发生，保障拥有一个完美的妊娠结局。

特别提示

孕前就有运动习惯的准妈妈，要结合孕期的生理特点对运动项目和强度做适当调整，以保证不会增加流产或早产的风险。

如果存在以下情况，应该考虑减少或禁止运动

- 在不运动的情况下心肺功能受限制。
- 出现严重的贫血（血红蛋白值<60mg/L），影响心脏供血。
- 随着胎儿生长发育，腹腔压力增加，出现宫颈机能不全或需要施行环扎术。
- 孕26周之后胎盘达到宫颈口内缘，被诊断为前置胎盘。
- 怀有双胎或三胎，有早产风险.
- 不足37周胎膜早破。
- 因妊娠引发的高血压（收缩压 > 140mmHg，舒张压 > 90mmHg），有蛋白尿、头痛、眼花、视物模糊等症状（子痫前期）。

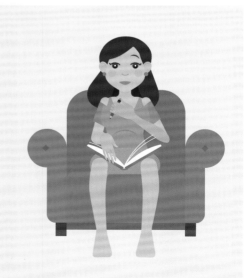

何时开始运动？

美国妇产科学会《大众运动指南》建议，如果没有复杂的妊娠情况，应该鼓励女性在备孕期、孕期和产后进行有氧运动和力量训练。有研究指出，妊娠早期开始运动可以预防妊娠期糖尿病、减少妊娠期高血压的发生率，因此孕期运动应在准妈妈能适应的情况下结合个体情况尽早开始，国内的专家一般建议从孕中期开始。

应选择空气清新、噪声小的室内运动场所运动；如果想进行室外运动，可以选择路面平整、无车辆的公园或广场。避免在闷热天气下或发热状态下运动，不要在空气质量差或雨、雪等天气条件不佳的时候进行室外运动。

特别提示

锻炼一定要循序渐进，按照身体的感觉进行，保证身体的舒适性。规律、长期的锻炼大大优于不规律、剧烈的一次性锻炼，因为身体对持续、温和的锻炼有更积极的反应。

可以进行哪些运动？

准妈妈应进行一些有氧运动和力量训练。有氧运动可以改善心肺功能，提高机体耐力，预防妊娠期并发症；力量训练可增强肌肉力量，增强机体机能，为应对分娩做好充分的准备。

如果孕前运动量小、习惯久坐，可以选择低强度、耗时短的运动项目，循序渐进地增加运动量；如果孕前经常运动、有一定的运动量、心肺功能较好，可以选择快走这样的运动，每次运动30分钟、每周运动150分钟，也可以继续在教练的指导下进行运动。

有规律地进行有氧运动（运动上肢、下肢等大肌肉群），推荐的相关运动项目有慢走、慢跑或快走、做孕妇养生保健操、游泳、骑固定自行车等。如果孕前有长跑的习惯，怀孕后依然可以跑步，但要调整强度。

1. 步行

步行是一项安全、简单、被大众普遍接受的运动项目，很适合准妈妈。有研究指出，步行可以同时锻炼臀部、大腿、盆底、腰部、手臂和肩膀等多个身体部位，是一项全身性运动，可增强身体的柔韧性和协调性，改善心肺功能。坚持到户外散步还有助于身体获得所需的维生素D。维生素D可促进身体对钙的吸收，而钙对于胎儿的骨骼发育至关重要。每天晒15分钟太阳就可以获得身体所需的90%的维生素D。

知识链接

散步时可以练习深呼吸。深呼吸可以增加氧气的供应量，帮助心血管系统更加有效地工作。怀孕后应避免浅表呼吸，注意呼吸时胸廓要扩张，以便将足够的气体吸入肺部。

如果准妈妈有充足的时间进行步行锻炼，可制订个体化的运动方案；如果没有充足的时间运动，可以在上班、下班时步行30分钟。经过一段时间的锻炼，准妈妈会发现步行不仅对身体有益，还可以锻炼意志力、增强自信心，对稳定妊娠期的情绪有帮助。坚持步行锻炼的准妈妈在分娩时会明显表现出"我可以"的态度，积极应对分娩，从而有利于促进阴道分娩。

2. 凯格尔运动

凯格尔运动也称提肛运动，是一项对准妈妈来说简单易行、自控性比较强的运动。凯格尔运动可以增强盆底会阴和肛门肌肉的力量，增加会阴弹性，有助于进行阴道分娩、预防产后子宫脱垂和尿失禁、改善产后夫妻生活质量。

训练前排空小便（训练时不能憋尿），选择坐位姿势、站立姿势都可以，放松大腿和腹部肌肉，只活动盆底肌肉。可以配合呼吸，吸气时向上收紧会阴和肛门（用力的感觉类似于憋尿），呼气时缓慢放松盆底肌肉。一吸一呼的过程中完成1次提肛运动，坚持15次为1组。只要不觉得疲劳，随时都可以进行这项运动。

3. 游泳

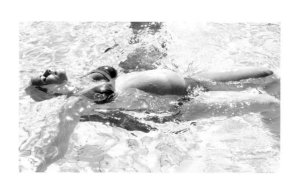

孕期游泳能促进准妈妈的血液循环、增强心肺功能，不但有利于输送胎儿发育所需的营养物质，而且有助于排出胎儿的排泄物；池水的浮力可以减轻子宫对腹壁的压力，消除盆腔瘀血；水波的轻柔按摩以及游泳时身体姿势的变化，有助于纠正胎位、促进顺产。如果准妈妈有充足的时间，并且孕前有游泳的习惯，可以在孕中期以后开始游泳，但要注意选择正规的游泳池，注意游泳池的卫生和安全，注意防滑、防跌倒、防拥挤，避免腹部受到撞击。游泳前做好准备活动，每次游泳不超过1小时。

4. 孕妇养生保健操

如果想选择一套安全性好、方便练习又有效的体操，可以选择由首都医科大学附属北京妇产医院研发的孕妇养生保健操，这是一套由国家体育总局、北京体育大学、北京中医药大学和北京妇幼保健院的知名专家参与研发，经过北京地区临床研究验证有效的孕妇保健操，填补了我国没有临床验证的孕妇体操的空白。

体操结合了中国养生理念和传统医学疗法，配合古典音乐，具有浓郁的中国特色。整套操分为9节，可活动肢体大肌群，包括上肢、下肢、胸肌、腰背部肌肉力；活动大关节，包括肩关节、膝关节、踝关节以及髋关节；有针对性地活动骨盆、核心肌肉和盆底肌肉，同时调理呼吸；还配合传统的养生方法按揉穴位，可有效缓解孕期身体不适症状，整套操做完后人会感觉身体舒畅、精力充沛。临床研究结果表明：整个孕期做体操10次以上的孕妇，比没有做体操或做10次以下者，孕期便秘、失眠、腿抽筋（腓肠肌痉挛）、水肿、腰背痛的发生率明显降低，利于控制血糖和打开髋关节，促进阴道分娩。

孕中期以后，如果没有运动禁忌可以每周做4～7次孕妇养生保健操，每次30分钟。

第1节　伸展运动

做准备活动，调动身体进入运动状态。

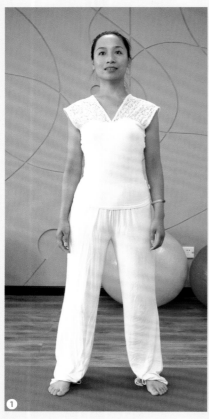

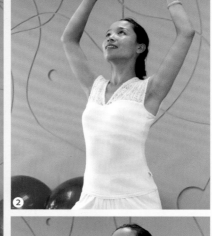

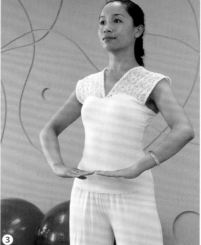

❶ 双脚打开与肩同宽，垂肩坠肘。

❷ 吸气，微屈膝，手臂从体侧展开向上伸
　展至头顶。

❸ 呼气，双手指尖相对，掌心向下沿胸前
　向下按至脐下三寸处（脐下四横指），
　同时伸直双膝。

第2节 扩胸运动

疏肝理气，促进乳房组织血液循环，为母乳喂养做准备。

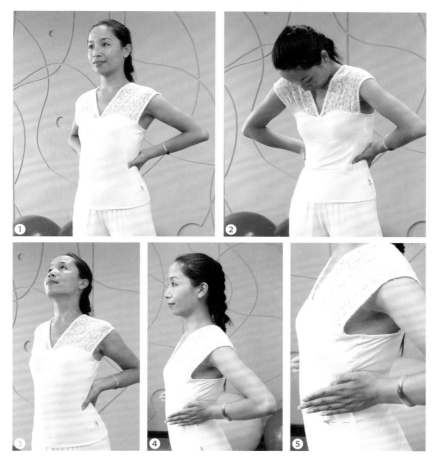

❶ 站姿，双手叉腰，拇指向前，呼吸停留在胸部。

❷ 随呼气低头，含胸驼背，感受胸廓的收缩。

❸ 吸气展开胸廓，感受氧气充满胸腔。

❹ 双手肘向后夹，肩胛骨向后夹紧。

❺ 按揉章门穴（疏肝健脾，理气散结，清利湿热）。章门穴在腋中线上，合腋屈肘时，肘尖对应部位。手掌由胸两侧沿肋骨向胸前按揉章门穴。

第3节　提肛运动

锻炼盆底组织，促进阴道分娩。

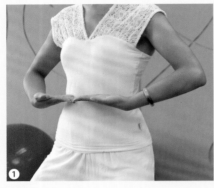
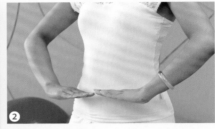

❶ 站立，吸气，微屈膝。屈手肘，手掌朝上，缓慢上提至胸前，同时上提会阴。
❷ 手掌朝下，由胸前向下移，同时呼气放松。

第4节　下肢运动

缓解下肢水肿和部分腿抽筋的症状。

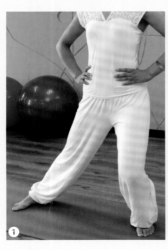
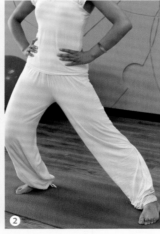

❶ 并腿站立，双手叉腰，左脚向左侧跨出一步；屈左膝，重心左移，然后恢复为并腿站立的姿势。
❷ 重复1次，做反侧。

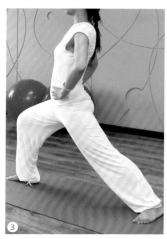 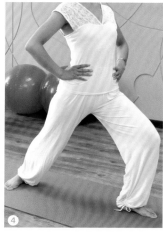

❸ 跨步站立，左脚向外旋转90°，屈左膝，重心前移，还原。

❹ 重复1次，做反侧。

第5节　脚部运动

缓解孕中晚期下肢水肿及腿抽筋的症状。

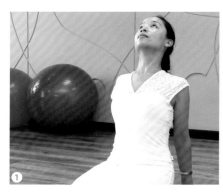 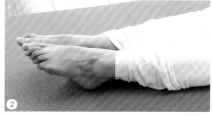 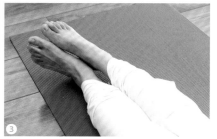

❶ 坐立，双脚并拢。上身直立，手掌撑在体后，双肩向后夹。

❷ 做踝部伸展，绷脚背，再将双脚向回勾。

❸ 脚并拢，左右摇摆。

第6节　髋部运动

　　改善腰腿痛，锻炼髋部组织的柔韧性，健脾，调肝补肾，改善便秘，促进阴道分娩。

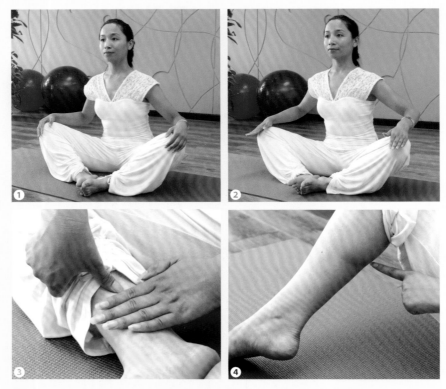

❶ 坐立，屈膝，脚掌心相对（如果困难可盘腿而坐）。

❷ 双手向上向下活动双膝关节，同时活动髋关节。

❸ 按揉两侧三阴交穴，有健脾益血、调肝补肾、安神的功效，有利于睡眠。取穴在足内踝上三寸（四指宽），是足太阴、少阴、厥阴经交会穴。

❹ 点压双侧承山穴，有治疗小腿抽筋、腰背痛、腰腿痛、便秘等作用。取穴在小腿后侧，脚尖点地，脚跟抬离地面时小腿后侧腓肠肌肌腹下出现的尖角凹陷处。

第7节 揉穴运动

治疗心烦、健忘、失眠、尿频。

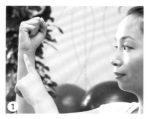 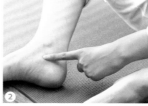 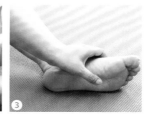

❶ 点按双侧神门穴（手少阴心经上的重要穴位之一），有缓解便秘、焦躁、心悸、失眠、食欲不振等作用。取穴在手腕关节掌侧横纹尺侧凹陷处。

❷ 点按双侧照海穴（八脉交汇穴），主治咽喉干燥、失眠、惊恐不宁、小便频繁等不适。取穴在脚内踝正下缘的凹陷处。

❸ 揉搓两侧涌泉穴（肾经的首穴），主治精力减退、失眠等症状。取穴在脚底，脚尖回勾，第2、3脚趾缝纹头端与足跟连线的前1/3处的凹陷处。

第8节 腰背运动

缓解腰背部酸痛，改善精神状态。

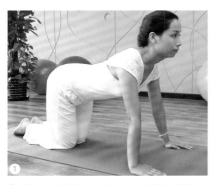 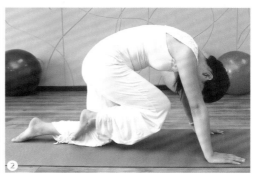

❶ 跪立，双手放在双肩正下方，手指尖朝前。

❷ 低头含胸弓背，右膝抬起来够鼻子。

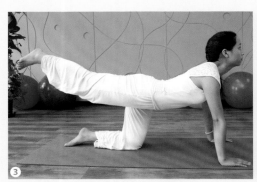

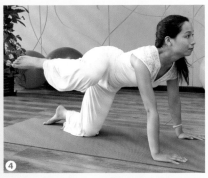

❸ 抬头挺胸，腰背平直，右腿向后伸展，然后收回来，做反侧。

❹ 回到跪立姿势，右腿外展，然后收回来，做反侧。

第9节 放松运动

全身放松，调整呼吸，身体从运动状态逐渐恢复至平静状态。

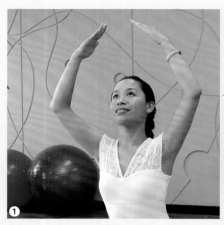

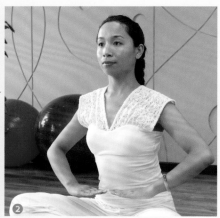

❶ 调整为舒适的坐姿，吸气，手臂从体侧展开向上伸展至头顶。

❷ 呼气，双手指尖相对，掌心向下，沿胸前向下按至脐下三寸处（脐下四横指）。

哪些运动应该避免？

- 容易发生身体碰撞或者容易伤到腹部的运动，如拳击、足球、篮球等。
- 容易跌倒的运动，如滑雪、滑冰、冲浪、越野骑行、骑马等。
- 高温瑜伽、高温普拉提等会导致身体过热，而孕期身体过热可促使体液流失，导致脱水，影响母胎健康。

- 潜水、跳伞等极限运动。
- 在炎热或者潮湿的环境中锻炼。
- 有跳跃的动作或者扭动腹部的动作。
- 过度拉伸：孕期分泌的激素如松弛素会让准妈妈觉得身体比孕前柔软。
- 过度锻炼：如果感觉累了，应减少锻炼时间，或降低锻炼的强度。

运动前的准备

1.衣物准备

应选择宽松、舒适、纯棉透气的衣服，轻便、防滑、软硬适中的鞋。穿舒适的内衣，给予胸部支持和保护，预防乳房下垂。

2.身体准备

要确保运动消耗的是身体多余的热量。不要空腹运动，以免血糖过低。可以在餐后半小时至1小时后运动，也可以准备适量的水果、全麦面包或酸奶作为运动前的加餐。

运动前应该做一些热身活动，让身体逐步进入运动状态。可以选择3～5分钟的低强度运动作为热身活动，比如慢走。

运动时应及时补充水分，预防身体过热和脱水。

运动时间和强度

孕前没有运动习惯的准妈妈，可以从散步开始，每天锻炼5分钟，坚持1周，下一周增加5分钟，循序渐进，直到每次活动30分钟。

孕前有运动习惯的准妈妈，可以选择中等强度的有氧运动（中等强度指运动过程中能感觉到心率加快、身体微微出汗，运动时可以说话但不能唱歌），比如快走、游泳、做孕妇保健操等有规律地锻炼身体大肌肉群的运动，每次运动30分钟（不超过45分钟）。

特别提示

无论孕前有没有运动习惯，孕期都要按照计划持之以恒地运动，每周至少运动5天，每天运动30分钟或以上（不超过45分钟）。按照计划锻炼才能获得运动益处，无计划的偶尔的锻炼没有益处。

肌肉力量训练最好在教练的指导下进行（教练会教授如何用力，以及用力时如何呼吸），避免运动损伤。以前有力量训练基础的准妈妈，孕期可以从小强度逐渐增加到中等强度，增加四肢肌肉和核心肌群（腹部和腰背部肌肉）的力量。

出现以下危险信号应该停止锻炼！

- 如果运动前感觉呼吸困难，则不应运动。
- 如果运动中出现头晕、头痛、胸痛要及时停止运动，若经过休息还无法缓解应该及时就医。
- 如果运动中出现肌肉力量弱、难以维持身体平衡、小腿疼痛或水肿，应停止运动。
- 如果运动中出现阴道出血、规律宫缩痛（小腹有规律地一阵一阵地发紧）、胎膜早破有羊水流出，应立即停止运动并及时就医。

中等强度的力量练习可以按照有氧运动的中等强度简单评估，也可根据自身感觉进行评估，以介于"没有用力"与"用尽全力"之间的"中等用力"强度为准。可以采用间歇锻炼的方式，做几组训练，然后休息一会儿再训练。训练可以从5分钟开始，逐渐增加，每次最多累计不超过45分钟。

运动后的放松

可以选择慢走、做深呼吸5～10分钟，使身体从运动状态逐渐恢复到平静状态，避免突然停止运动，否则可能造成身体不适。

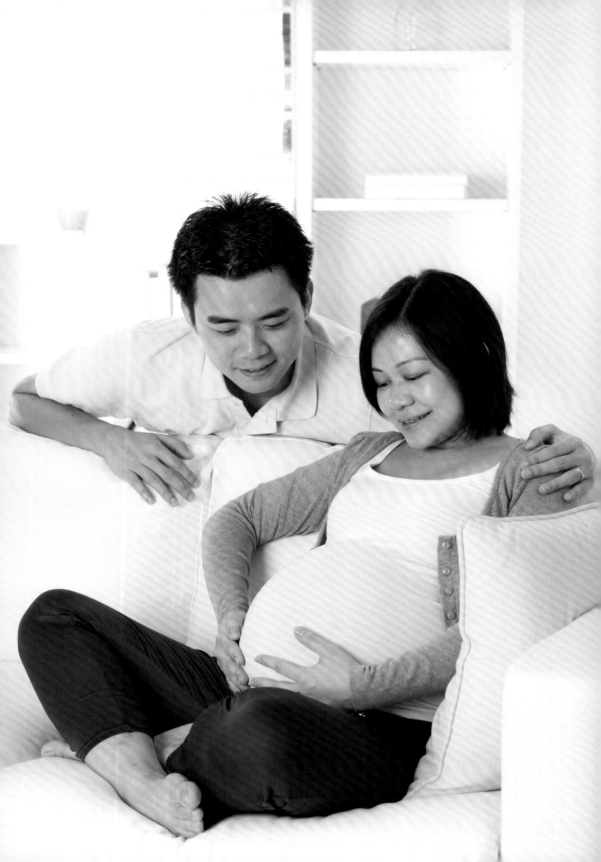

第 9 章
孕期心理变化及调适

　　随着时代的发展、生活水平的提高，大家越来越关注心理健康。人从出生到衰老要经历很多阶段，每个阶段会有不同的心理表现。特别是在一些特殊时期，随着生理的变化，心理也会发生一系列变化。妊娠期是女性一生中非常重要的阶段，准妈妈不仅会经历生理的变化，心理也会发生改变，孕期心理保健对母胎身心健康有深远的意义。

孕期不同阶段的心理变化

从末次月经第一天开始计算，整个孕期约40周，临床上分为孕早期（第1～13周末）、孕中期（第14～27周末）和孕晚期（第28～41周末）。准妈妈在每个阶段有不同的心理特点，从心理角度讲，这三个阶段又可以分别称为不耐受期、适应期和过度负荷期，下面就分别来了解一下吧。

1. 孕早期：不耐受期

当确认自己怀孕后，准妈妈一般会有激动或（和）忧虑两种心理表现。有生育宝宝计划的准妈妈会非常兴奋，为人母的喜悦从知道受孕的那一刻产生，激动过后有些准妈妈会出现一些个性变化，如变得娇蛮、霸道、唯我独尊；还有一部分准妈妈会因为母亲的责任感而产生紧张和恐惧的心理。没有生育计划的准妈妈往往十分纠结，在做出是否留下胎儿的决定时，会因考虑家庭状况、身体状况、道德等问题而犹豫、烦恼，从而产生惊慌、恐惧和忧虑的心理。

有的准妈妈会在怀孕6周左右出现早孕反应，伴随着呕吐、嗜睡、恶心、乏力、头晕等生理反应，会出现焦虑、不安等情绪。

这些情绪都很正常，不要因为有这些情绪而自责，多和家人、朋友聊天，有助于缓解紧张情绪。如果情绪影响了工作或人际关系，可以和医生或心理咨询师聊一聊。

抑郁、焦虑的情绪在怀孕期间很常见，如果只是偶尔情绪有起伏、心情不佳则不必担心，但如果大部分时间都有抑郁情绪或至少有2周以上有抑郁症的相关症状，则有患抑郁症的风

出现以下症状应该及时就医

- 一天中大部分时间情绪低落。
- 几乎每天都对工作或其他事情没有兴趣。
- 感到内疚、绝望或无价值感。
- 睡得比平时多或晚上睡不着，食欲不振，体重下降（或食欲增强，体重增加）。
- 感觉很累、没有精力。
- 无法集中注意力、记忆力下降或反应时间延长。

险，应该及时就医。

准妈妈的抑郁症如果得不到治疗，可能会给自身和胎宝宝带来健康问题。例如，患抑郁症的人可能在饮食或休息方面有困难，甚至可能会吸毒、酗酒或吸烟。抑郁症的治疗措施包括药物治疗和来自伴侣、其他家庭成员和朋友的支持。医生会对使用药物的利弊进行权衡，药物剂量和种类也会因人而异。记住，不治疗抑郁症会对胎儿有负面影响。

2. 孕中期：适应期

随着准妈妈对妊娠的逐步适应，进入孕中期后，准妈妈的心理韧性增强。随着身体状态趋于稳定，心态变得平和；伴随着胎动的产生，准妈妈和准爸爸切实感受到了宝宝的存在，怀孕带来的喜悦感增强，他们会一起想象宝宝出生后的相貌、性格；同时对待每次产前检查会格外谨慎，更担心出现异常检查结果。

3. 孕晚期：过度负荷期

这个阶段的准妈妈很敏感，越临近分娩，越需要亲人的关心。除了因为期待与宝宝的见面而产生的喜悦外，她们还会常常失眠：一是由于身体负重造成的不舒服引起的；二是由于精神压力过大，准妈妈对产程的恐惧和担忧、对宝宝健康的担心等常会导致其紧张不安和情绪不稳定。

分娩是绝大多数准妈妈要经历的过程。随着产程的推进，准妈妈会出现紧张、焦虑、恐惧的心理，密切配合医护人员可以有效缓解疼痛、减少不安，对顺利分娩十分重要。

不良情绪对准妈妈的影响

1. 孕吐

一般来说，大多数准妈妈在孕早期会出现孕吐，这与人绒毛膜促性腺激素（hCG）的分泌有关，但同时也和准妈妈的心理有关。准妈妈应该放松心情，有任何疑问、担忧都要和家人倾诉。此时准妈妈更需要丈夫的关爱，从而树立战胜孕吐的信心。

2. 流产、早产、高血压

有研究显示，心理压力过大和严重的焦虑情绪与生活中的意外事件如流产和早产存在显著相关。生活中难免会有意外事件发生，准妈妈处于特殊时期，情绪的变化必然会引起生理变化，从而造成肾上腺素和去甲肾上腺素协同作用，使血管收缩、心动过速、血压上升等。为了自己和胎宝宝的健康，准妈妈要尽量保持心态平和，遇事多与家人沟通，避免造成不必要的生理和心理问题。

3. 产后抑郁

抑郁情绪是每个人都可能出现的负性情绪，怀孕3个月到产后3个月是女性出现抑郁情绪的高峰期。准妈妈可以通过自我筛查，了解自己的情绪状态，一旦有问题要及时咨询专业人员，不要因为害羞、恐惧、回避而错过干预的最佳时期。

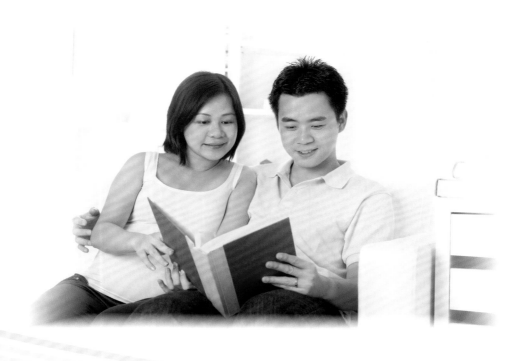

不良情绪对胎儿的影响

胎儿生长所处的内分泌环境与母体的精神状态密切相关，准妈妈心情舒畅、乐观豁达、情绪稳定有利于胎儿生长及其中枢神经系统的发育。抑郁、焦虑等负面情绪可通过母亲的血液影响羊水中的压力激素水平，从而对胎儿发育造成负面影响。

接纳、放松、支持

1. 接纳自己，相信自己

准妈妈的焦虑、紧张、疑惑往往是因为对怀孕分娩的过程不了解、对能否顺利地孕育和养育孩子不自信。特别是第1次怀孕的准妈妈，往往因为对未知的恐惧而忧心忡忡：担心怀孕会影响身材，担心胎儿的健康，害怕分娩时的疼痛，担心没有经验不会照顾宝宝……其实这些顾虑是没有必要的。毫无疑问，女性怀孕时肯定会有体型的改变，但只要将孕期体重控制在合理范围，不仅可以避免巨大儿的产生，还有助于产后恢复。至于其他的担忧，可以通过参加孕妇学校的学习和阅读相关书籍解决，也可以通过和有经验的妈妈及医生交流获取相关知识，增强孕育健康宝宝的信心。

准妈妈的情绪会影响胎儿，所以，准妈妈保持心情愉快就是在给胎宝宝进行胎教。无论是生活遇到困难还是产前检查时出现问题，都应积极应对，相信医生、家人和宝宝会与准妈妈一起努力。

准妈妈可以这样做

- 恰当地表达情绪，主动分享快乐。
- 营造温馨和睦的家庭氛围。
- 转移注意力，做些自己感兴趣的事情。
- 通过到户外活动、做孕妇体操、听音乐等方式缓解紧张情绪。
- 改变个人形象，准备宝宝用品。

2.调整心态，远离不良情绪

心理学上有一种"情绪ABC"疗法（即合理情绪疗法，是认知疗法的一种）。在该疗法理论模式中，A是指诱发性事件；B是指个体在遇到诱发性事件之后相应而生的信念，即个体对这一事件的看法、解释和评价；C是指在特定情景下，个体的情绪及行为的结果。通常人们会认为，人的情绪及行为反应是直接由诱发性事件A引起的，即A引起了C。ABC理论则指出，诱发性事件A只是引起情绪及行为反应的间接原因，而人们对诱发性事件所持的看法、解释和评价也就是B才是引起人的情绪及行为反应的直接原因。

例如，两个人一起在街上闲逛，迎面遇见单位的领导，但该领导没有与他们打招呼，而是径直走过去了。这两个人中的一个对此是这样想的："他可能正在想别的事情，没有注意到我们，也可能是有什么特殊的原因。"而另一个人却有不同的想法："是不是我上次顶撞了他一句，他就故意不理我了？他下一步可能就要故意找我麻烦了。"两种不同的想法就会导致两种不同的情绪和行为反应：第一个人可能觉得无所谓，该干什么仍继续干什么；而第二个人可能忧心忡忡，以致无法冷静下来做好工作。从这个简单的例子可以看出，人的情绪及行为反应与人们对事物的理解有直接关系。前者的想法在合理情绪疗法中被称为"合理信念"，而后者的想法则被称为"不合理信念"。合理信念会引起人们对事件适当的情绪和行为反应，而不合理信念往往会导致不适当的情绪和行为反应。当人们坚持某些不合理信念、长期处于不良的情绪状态中时，可能会产生情绪障碍。准妈妈在孕期出现心理变化，一方面和激素水平的改变有关，另一方面也与心态有关。准妈妈遇事可以考虑"情绪ABC"疗法，相信情绪会有一定的改善。

3. 学会放松身心

放松训练的核心是静和松：静即环境要安静、心境要平静；松则是有意识地使情绪和肌肉放松。准妈妈可以通过瑜伽冥想、正念练习等学习放松身心。

4.家人的关心和支持

温馨的家庭环境对于调节准妈妈的情绪、增强准妈妈的孕育信心非常有益，而且对胎儿发育及孩子产生后的个性形成、心理素质发展有直接影响。家人特别是准爸爸，不仅要从物质方面关心准妈妈，还应该关注准妈妈的心理需求，帮助准妈妈解决伴随着生理变化而产生的心理问题，遇到问题及时沟通，不要让准妈妈将不良情绪长期压抑在心里。

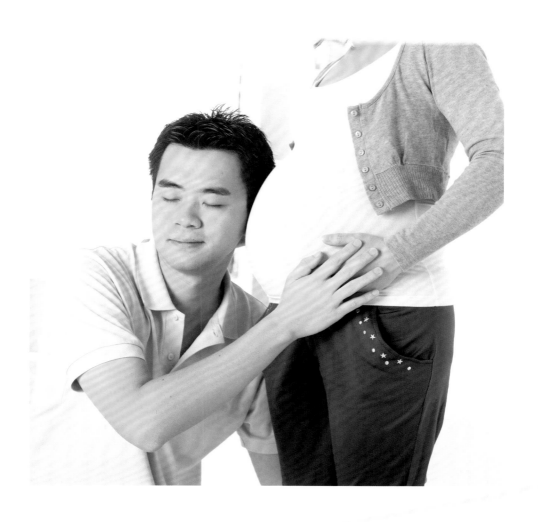

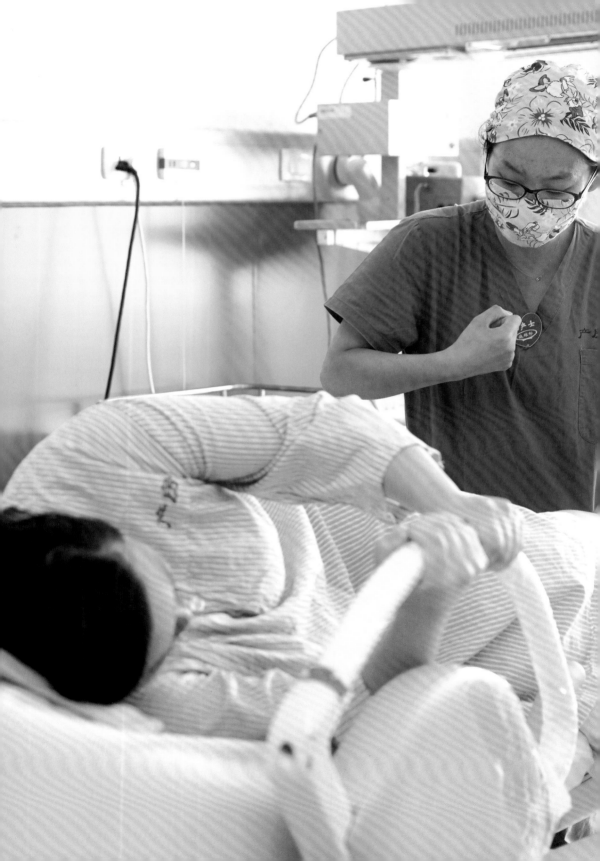

第10章

轻松自然，顺利分娩

没有分娩经验的准妈妈提到分娩就会面露难色，还会说"生孩子会很疼啊"，但又不得不面对。离预产期越来越近，准妈妈对分娩的担心和焦虑也越来越多……

有的准妈妈说："我很想自己生，但又怕疼。"有的说："我也很想自己生，但不知道怎么做。"还有的问："有办法生得快点儿吗？可以打'无痛针'吗？万一自然分娩不顺利又需要剖宫产怎么办？"

准妈妈们的担心医生都能理解，每位准妈妈都想缩短产程、顺利分娩。愿望是美好的，不过，生儿育女是人生大事，要想顺利分娩还需做好充分准备。要做哪些准备呢？知识就是力量！多学习分娩知识，一切问题都可以迎刃而解。

了解分娩方式

　　大家都知道，分娩方式有两种，即阴道分娩和剖宫产。经产道娩出胎儿的方式即为阴道分娩，通常称之为自然分娩或顺产。老百姓经常说的"剖腹产"是经腹娩出胎儿的方式，医学上称为剖宫产。

　　阴道分娩需要具备一定的生理条件，比如没有严重的妊娠合并疾病、产道正常、胎位正常、胎儿大小适宜等。那什么情况需要施行剖宫产呢？要有剖宫产的医学指征，简单地说就是：有可能危及母儿生命安全的情况导致阴道分娩无法顺利进行，比如胎儿宫内窘迫（缺氧）、相对头盆不称、巨大儿、胎位不正、先兆子痫、产前出血（胎盘早剥、前置胎盘）、先兆子宫破裂（瘢痕子宫）等。我们将在下一章具体介绍剖宫产。

　　特别需要指出的是，有医学指征才需要施行剖宫产。这些医学指征的发生率较低，准妈妈只要定期接受产检，医生会及时发现异常、及时处理，准妈妈不用担心，90%以上的准妈妈是可以经阴道自然分娩的。不要人为选择非医学指征的剖宫产（比如因为怕疼、想选个良辰吉日等选择剖宫产），非医学指征的剖宫产手术弊大于利。

阴道分娩、剖宫产示意图

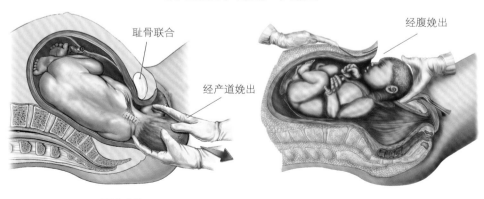

耻骨联合　　　　　经产道娩出　　　　经腹娩出

阴道分娩　　　　　　　　　　剖宫产

阴道分娩PK剖宫产

为什么很多准妈妈愿意选择非医学指征的剖宫产呢？主要是因为她们对分娩方式的认识存在误区，我们要带着大家走出误区。

首先是大环境的影响，道听途说。"过来人"的描述、影视剧夸张的表演，让准妈妈对分娩望而生畏，认为阴道分娩痛苦大、时间长，剖宫产手术痛苦小、时间短。分娩痛是生理性疼痛，而且现在有很多减痛技术和分娩服务，准妈妈完全可以轻松愉悦地享受分娩。

剖宫产对妈妈的影响	剖宫产对宝宝的影响
·手术创伤大 ·产后恢复慢及影响泌乳 ·出血多及有术后并发症 ·住院费用高	·影响呼吸道健康 ·影响肠道健康 ·脾气性格不佳 ·易出现感觉统合失调

1. 对妈妈的不同影响

阴道分娩是一个自然的生理过程，创伤小，出血少。经历阴道分娩的产妇产后恢复快，很快就可以下地活动、进食进水补充体力，且饮食不受限制，产后可以第一时间实现早接触、早吸吮、早开奶，所以下奶早、下奶快、并发症少。住院时间短，节省住院开支。

剖宫产手术创伤大、出血多。为保证手术顺利进行，在手术室大多数新妈妈都不能第一时间实现母婴接触。由于要接受手术麻醉、输液、插尿管，新妈妈回到病房后下肢活动受限，喂奶也需要护士和家人帮助。另外，由于手术和麻醉的原因，为减少肠胀气新妈妈进食受限，下奶可能会受影响。新妈妈麻醉药效过后还会经历术后伤口不适等后续问题，产后恢复也比较慢。住院费用也比阴道分娩高。

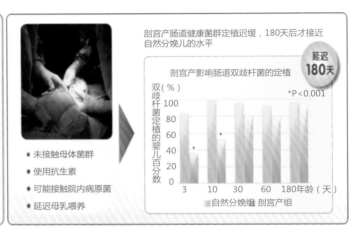

自然产儿

经过母亲产道
的天然屏障

······

1小时内
实现母乳喂养

- 未接触母体菌群
- 使用抗生素
- 可能接触院内病原菌
- 延迟母乳喂养

剖宫产肠道健康菌群定植迟缓，180天后才接近
自然分娩儿的水平

**延迟
180天**

剖宫产影响肠道双歧杆菌的定植

双歧杆菌定植的婴儿百分数（％）

*P<0.001

3　10　30　60　180年龄（天）

■自然分娩组 ■剖宫产组

2. 对宝宝的不同影响

经历阴道分娩的胎儿其胎头受产道挤压塑形，同时宫缩压力可以帮助胎儿将肺及口鼻黏液排出，利于新生儿建立呼吸，呼吸道感染发生率大大降低。有研究表明，剖宫产儿感觉统合失调发生率高于自然产儿，在脾气、性格方面也有明显差异。

分娩方式的不同，对宝宝肠道健康也有一定影响。肠道健康、肠道菌群是当今的热门话题，关于婴儿肠道微生态环境近些年有很多新的研究。有研究表明：剖宫产儿肠道菌群定植与自然产儿相比延迟180天。这是一个惊人的数字，180天，对于一个婴儿来说是多么重要，而肠道菌群的建立与婴儿健康密切相关。

为什么会有这么大差异呢？首先，母亲的产道是一个有菌的环境，经阴道分娩的宝宝可充分接触妈妈产道的有益菌，受到母亲产道第一道天然屏障（有益菌）的保护；其次是开奶早，产后1小时内实现母乳喂养，通过皮肤接触和吸吮动作，妈妈乳房内外的有益菌输送至宝宝肠道，促进肠道菌群早期定植，保护新生儿尚未发育完善的肠道。剖宫产儿未接触母亲产道的菌群，有些剖宫产手术为了预防感染还要使用抗生素，抗生素在杀灭有害菌的同时也杀灭了有益菌，使母亲体内的微生态环境遭到破坏而失衡。另外，母亲在住院期间可能会接触院内病原菌，这些可能都是影响宝宝肠道健康的因素。

除了母亲使用抗生素这一因素之外，另外一个影响宝宝肠道健康的因素是剖宫产儿母乳喂养延迟。因为术后的麻醉、导尿管或输液管的应用等原因，母亲活动受限，早接触、早吸吮、早开奶也一定程度上受限，所以母亲乳房周围皮肤、乳腺管内及乳汁里的有益菌不能在第一时间输送给宝宝，影响了新生儿肠道菌群的定植。

两种分娩方式对母婴健康的影响有很大差异。所以，有生理条件还是阴道分娩更有优势。看到这里，准妈妈们不免有些焦虑，如果有剖宫产医学指征怎么办呢？别紧张，剖

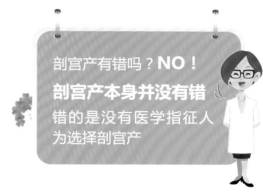

剖宫产有错吗？**NO！**
剖宫产本身并没有错
错的是没有医学指征人为选择剖宫产

宫产本身并没有错，错的是没有任何医学指征人为选择剖宫产。当母婴生命安全受到威胁时，我们必须珍爱生命、尊重科学，为确保母婴安全，必须施行剖宫产手术。生命永远是第一位的！

影响阴道分娩的因素

很多准妈妈会有这样的担心：怕受二茬罪。所谓的"二茬罪"就是阴道分娩进行不顺利，不得不施行剖宫产。这种情况有没有呢？肯定有！为什么同样是阴道分娩，会有不同的分娩结局呢？要回答这个问题，首先必须要知道分娩是一个动态的过程，有很多不确定因素，然后要了解哪些因素会影响分娩结局。

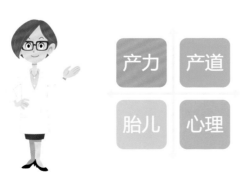

产力　产道
胎儿　心理

影响分娩的因素主要有4个：产力、产道、胎儿和心理因素，其中任何一个环节出问题，都有可能影响产程。

1. 产力

第1个因素是产力。产力就是生产的力量，大家经常提起的宫缩即子宫的收缩力是产力的重要组成。产力是分娩的动力，是将胎儿逼出子宫的一种力量。没有这种力量，宝宝就无法与妈妈见面。不过，这种力量可能会给妈妈带来一些不适，这种不适主要表现为疼痛。

说到分娩痛，很多妈妈都会很紧张。首先，我们要正确认识分娩痛。分娩痛与其他疼痛是截然不同的，因为它不是病痛，是人类能够承受的、生理性的、有规律的、一阵一阵的疼痛，疼痛间隔时间逐渐缩短、持续时间逐渐延长，疼痛到一定程度时不会再持续加重，而到这个时候宫口已经开全，妈妈和宝宝很快就要见面了！

有的准妈妈会问："每个人产力都一样吗？有没有产力不足的状况发生呢？"这个问题问得好！每位产妇都是独特的个体，衡量产力没有一个标准的尺度，但医学上产力是有一定规律可循的，大多数产妇都在这个规律的基础上顺利完成分娩，但个别现象总是有的。例如，有的产妇始终是七八分钟有一次宫缩，宫口扩张得很好，轻松生下宝宝；而有的产妇同样是七八分钟有一阵宫缩，宫口扩张却进展缓慢，产妇身心疲惫。为了母婴安全和健康，医生评估后可能会采取措施促进宫口扩张，这就是我们熟悉的静脉滴注催产素，说通俗点儿就如同给汽车加点儿油、给准妈妈加把劲儿！准妈妈遇到这种情况不用紧张，有医生帮助把关！再说，谁不愿意尽快完成分娩呢？

分娩疼痛不可怕

关于分娩痛，送给大家四句话：疼痛不可怕，积极善待它，战胜分娩痛，心理要强大！

2. 产道

影响阴道分娩的第2个因素是产道。产道，不难理解，就是自然分娩时宝宝的必经之路。产道又包括骨产道和软产道，先说骨产道。相信大家都见过女性骨盆模型或图片，骨盆长成什么样就是什么样，无法人为改变。医生会在产检时进行骨盆测量，作出全面评估并给出指导意见（个别女性骨盆略小，还有极少数女性为漏斗骨盆）。软产道由子宫下段、宫颈、阴道及软组织构成。

3. 胎儿

胎儿因素有两方面含义，即胎位和胎儿大小。胎位就是宝宝在妈妈腹中的位置，是以宝宝最先进入妈妈骨盆的部位（胎先露）与妈妈骨盆关系而确定的。比如，如果宝宝头朝下，就称头位；头在上、臀在下就是臀位。胎位有很多种，我们就不一一列举了。但是，大家需要知道什么样的胎位利于分娩，那就是左枕前位（LOA）和右枕前位（ROA）。胎位正常的宝宝具备了第1个分娩条件，但分娩是动态的，宝宝会随着妈妈的骨盆纵轴继续旋转，如果分娩过程中胎位发生了改变，胎儿不能顺利下降，可能就会造成产妇遭受"二茬罪"，不过这种情况极少发生。

那么，胎位不正是不是就不能顺产了？这个问题不能一概而论，要看胎位不正发生在孕期哪个阶段。孕中期，胎儿生活在羊水中，像一条自由的小鱼，美美地游来游去，胎位也会变来变去，所以此时不必在意胎位正不正，胎位随时都在变化。但是，孕36周以后，宝宝知道要与妈妈见面了，不再贪玩儿了，开始调整姿势，

不同胎位示意图

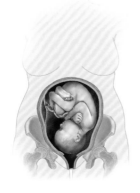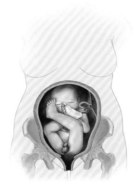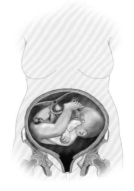

| 头位 | 臀位 | 横位 |

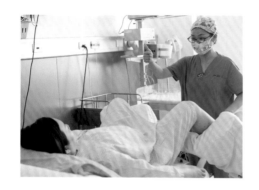

用聪明的脑袋瓜儿寻找妈妈的骨盆入口，摆好姿势，时刻准备着，等待出生那一刻的到来。当然，还是那句话：总有少数人是例外。有个别宝宝36周后胎位没转正，准妈妈开始焦虑，担心不能顺产。这时我们常常会和准妈妈说："别着急，顺其自然。"有时候分娩前胎儿自己将胎位转正；有时候宫缩开始后，在宫缩的推动下胎儿开始转动，没入盆的胎头

控制体重是准妈妈的重要任务

　　准妈妈要注意控制体重，不要让胎儿长得太大。体重适中的胎儿，有时即便妈妈骨盆条件不太好或者胎位不正，也有自然分娩的机会，临床上有很多成功案例！胎儿体重在多少比较合适呢？2500～3250g最佳，有利于顺产分娩；最好别超过3500g，超过4000g就是巨大儿了！

慢慢入盆。按时产检，医生会提出有利于准妈妈和胎宝宝的建议。

4. 心理

　　人在做任何一件事情时要想成功都离不开良好的心理素质和良好的心态，分娩更是如此。很多准妈妈都是因为不了解分娩知识，害怕分娩疼痛而失去信心，在没有医学指征的情况下因为怕疼而人为选择剖宫产。

　　分娩时恐惧、害怕的心理会带来一系列不良反应，使待产中的准妈妈进入恶性循环，我们称之为"紧张恐惧综合征"。解释一下这种综合征到底是怎么回事儿：当宫缩来临时，紧张、害怕的心理导致全身肌肉紧张、血管收缩，从而使身体供血、供氧不足；紧张的肌肉压迫痛觉神经，使疼痛加剧；加剧的疼痛让待产中的准妈妈更加紧张、恐惧，于是使宫缩痛在原有的基础上加倍，而这种加倍的疼痛，根源是心理的恐惧。说通俗点儿就是：越恐惧越疼痛，越疼痛越恐惧……如此进入恶性循环的怪圈儿甚至因此影响产程进展，导致阴道分娩失败、只能剖宫产。

分娩前的准备

分娩到底都要做哪些准备呢？分娩准备主要分为物质准备、生理准备和心理准备。

1. 物质准备

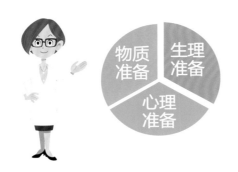

很多准父母觉得，在母婴市场日益繁荣的今天，物质准备再简单不过了。动动手指，应有尽有；海量产品，足不出户，送上门来，没有解决不了的问题。其实不然，新手爸妈们常常会出现选择障碍，买了一大堆有用的、没用的物品，还是不知道住院分娩要带什么。现在就介绍下如何准备住院用品，即俗称的"待产包"。

其实很简单，首先，不是妈妈一个人住院，肚子里还有孩子呢。所以，住院用品要准备两份：一份妈妈用品，一份宝宝用品。

母亲住院所带用品与出差旅游大同小异，财物、证件一个都不能少，还有洗漱用品、换洗衣物、日常生活用品，以及分娩需要的特殊用品。

宝宝用品也很简单，想想宝宝第一次与妈妈见面时的情景：光溜溜、肉嘟嘟、一丝不挂，就知道带什么东西了吧：怎么也得带身新衣服呀！

下面表格是具体的要准备的物品（详见表10.1）。

表10.1　母婴用品清单

	妈妈用品	宝宝用品
重要物品	钱，银行卡，医保卡，病历	
洗漱用品	牙具，洗护用品，盆，毛巾，梳子	洗护用品，毛巾，盆
餐饮用品	水杯，碗，勺子，筷子，吸管	
卫生用品	卫生纸，卫生巾	纸尿裤
换洗衣物	内衣，内裤，拖鞋	包被，睡袋，衣帽

2. 生理准备

生理准备说难也难，说不难也不难。先说不难：只要准妈妈定期接受产前检查，医生会及时发现异常，及时处理，减少妊娠期并发症的发生，或减轻相关症状；通过产检及孕期体重增长情况的监测，医生会就孕期营养饮食与适宜运动给出建议，让准妈妈的身体在分娩前处于最佳状态，为自然分娩奠定良好基础。所以，围产期保健是分娩生理准备不可或缺的重要组成部分。营养指导则是重中之重。准妈妈的营养摄入应均衡合理，配合科学运动，将体重控制在合理的范围，既可以减少妊娠期并发症的发生，还可以避免生出巨大儿和因巨大儿导致的剖宫产。

再说难：难就难在工作忙、压力大、没时间，管不住嘴也迈不开腿，控制体重难。理解万岁！但是，为了母婴健康，为了顺利分娩，难也要努力！准妈妈需遵循产检医生的意见，结合自己身体状况和自身运动基础，选择步行、游泳、骑固定自行车、做孕妇体操以及做一些力所能及的家务等运动。运动不仅可以控制体重、减少妊娠期并发症的发生、缓解孕期身体不适，也有助于分娩。

3. 心理准备

准妈妈主要的心理问题其实就是怕疼，所以产前需要了解、接纳分娩痛，了解影响分娩痛的因素，学习减痛技巧和方法，用知识和强大的心理战胜一切可以战胜的疼痛！

了解临产征兆和产程

1. 什么情况需要去医院?

准妈妈在临产前身体会出现一些征兆，主要包括见红、不规律腹痛、胎儿下降感。出现这3种情况是不是要马上去医院呢？不一定！出现以下情况才需要去医院。

- **见红多**。普通见红为褐色、咖啡色、淡粉色，量少，此时不必着急

破水后要谨记两点

第一，记录破水时间，如破水时间长但未临产，医生会及时处理，时间是采取何种处理方法的重要参考依据；第二，孕晚期产检时询问医生胎位情况，若胎位不正，破水后应卧床并抬高臀部，以防脐带脱垂。前往医院可以叫救护车（如果只是胎头入盆但未破水不必叫救护车，乘坐私家车或出租车即可）。

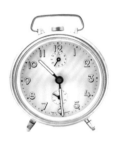

记录破水时间

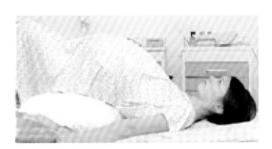

头浮、横位、臀位：臀部抬高

去医院，可以在家等待。但是，见红多于或等于月经量就属于出血了，需要立即去医院。

- **规律腹痛**。第一次怀孕的准妈妈出现规律腹痛且腹痛间隔时间逐渐缩短、持续时间逐渐延长、腹痛大约5～7分钟一次即可去医院。如遇上下班高峰可以稍微提前一点儿出发。怀二胎的准妈妈就不一样了，第一胎顺产的妈妈有规律宫缩就应尽早去医院，以免上演传说中"生在马路上""生在出租车上"的事件。

- **破水**。严格地讲，破水不属于临产征兆，却是住院指征——出现破水应该及时去医院。胎儿是生活在羊水里的，破水后宫腔与外界相通，破水时间长但未临产易继发感染。

很多准妈妈都会问："见红、宫缩、破水，哪个最先出现呢？是先见红还是先破水？还是先有宫缩？"这三者没有任何固定的顺序关系，出现的先后顺序因人而异。

有时候很难判断什么时候开始分娩，在分娩真正开始之前宫缩可能会持续数周。这些练习性宫缩会让准妈妈觉得自己要分娩了，而其实并不是这样。

以下情况应立即去医院

- 胎膜破裂（没有宫缩）。
- 阴道流血（不是带血的黏液）。
- 持续剧烈的腹痛，宫缩没有间隔。
- 胎动明显减少。

如何区分真正的分娩宫缩和假宫缩？区别的一个好方法是记录宫缩的持续时间，并注意宫缩是否随着运动而消失。表10.2显示了真宫缩和假宫缩的区别。

2. 什么时候进产房？

什么时候进产房呢？出现规律宫缩后医生会进行内诊检查：大部分医院规定产妇宫口开大2～3cm即可进产房待产了。当然，每个医院的服务模式不同，进产房的时间会略有不同。

产房不是随便可以进的！对产妇来说，产房是陌生的甚至是冰冷的，可是，很无奈，生孩子必须进产房。事实上，产房不像大家想象得那样。产房是生命诞生的地方，是一方圣地，每天都充满着幸福与快乐。对新妈妈来说，那是经历一场生命的洗礼的地方、是女性完成从女人到母亲的角色转变，一生中最神圣、最幸福、最温暖、最值得纪念的地方。从此，你的生命里又多了一个你爱的人，你的生活会更加精彩。

进产房待产，准妈妈需要配合医生做好各项检查，比如听胎心、量血压、进行胎心监护、检查宫口扩张情况。根据产程进展，必要时医生可能要给予静脉滴注催产素加强宫缩或进行内诊检查等。总之，听医生的就好了。

表10.2 假宫缩和真宫缩的区别

假宫缩	真宫缩
通常是不规律的，间隔时间不会太短	有规律地出现，而且间隔时间越来越短，每次持续30～70秒
走路或休息时宫缩可能会停止，甚至可能随着位置的改变而停止	身体活动的时候宫缩仍在继续
通常很弱，不会变得很强烈；或开始很强烈，然后很弱	越来越强烈
通常只是腹部感觉得到，背部没有感觉	通常从背部开始转移到腹部

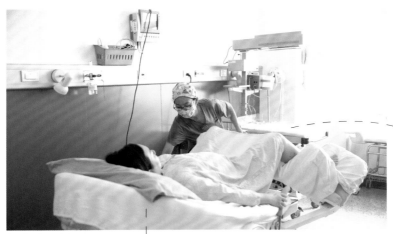

新生儿
护理台

产床　产房全景

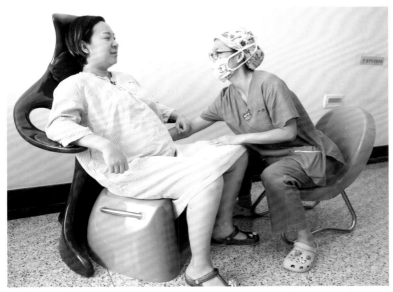

坐式分娩示意

扫码观看
坐式分娩专家讲解

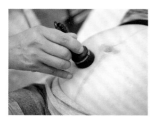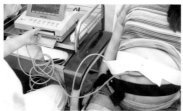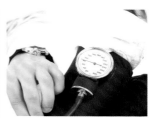

3. 了解产程（分娩的4个阶段）

分娩一般要经历4个阶段，临床上分3个产程。有人将产后2小时观察叫第四产程，但此时其实是母婴观察时间，分娩已经结束，严格意义上讲应该是3个产程。初产妇、经产妇产程是有区别的。

初产妇的产程

第一产程：即宫口扩张期，从规律宫缩至宫口开全的时期。产妇的子宫口如同一扇门，在宫缩的力量下慢慢地打开。宝宝的头有多大，产妇的宫口就开多大。如此看来，不要把宝宝养得太大哦！

一般来讲，初产妇的第一产程需要8～10小时，有的时间长点儿，有的时间短点儿，最长可达20余小时。

第二产程：也称胎儿娩出期，即从宫口开全至胎儿娩出的时期。一般1～2小时内完成。

第三产程：称胎盘娩出期，即从胎儿娩出至胎盘娩出的时期。这个过程产妇会轻松很多，胎盘娩出多数在5～15分钟内完成。

分娩结束后，新妈妈、宝宝应在产房留观，没有特殊情况2小时后回到病房休息。

经产妇的产程

二胎妈妈有过分娩经历，也积累了一些生育经验，不过还是有些担心。别紧张，先吃个定心丸：与初产妇相比，经产妇的第二胎产程相对缩短，分娩也会轻松很多。

有的二胎妈妈问："我很想自己生，但第一胎是剖宫产，第二胎是否可以自己生

第一产程：从规律宫缩至宫口开全（8～10小时）

第二产程：从宫口开全至胎儿娩出（1～2小时）

第三产程：从胎儿娩出至胎盘娩出（5～15分钟）

第四产程：监护母婴（2小时）

呢？"剖宫产再孕的准妈妈属于高危人群，应看高危门诊。如果想试产需要从很多方面提早准备，比如做好孕前体检和定期产检、孕期控制体重、避免孕期并发症。产检时医生会详细询问孕产史，了解剖宫产原因和手术情况。孕晚期经医生严密监测、全面评估后，如果前一次剖宫产指征不存在、具备自然分娩条件，是有机会自然分娩的。为了母婴安全，一定要听从医生的指导意见。

第一产程（宫口扩张期）如何配合？

1. 第一产程配合要点

第一产程，多数准妈妈是在待产室度过的（条件好的医院分娩室、待产室是同一个房间），所需时间8～10小时。准妈妈在第一产程最重要的是保存体力、结合宫缩情况掌握正确的呼吸方法、根据身体发出的信号找到最舒服的体位、促进产程进展。

初次进入陌生的分娩环境，多数准妈妈会因分娩疼痛而感到紧张和无助，此时可以轻声告诉自己："我叫'不紧张'，有医生、护士的帮助，没什么好怕的。再说，我学了这么多知识，一定可以帮助自己和腹中的宝宝。"分散注意力也能帮助减轻疼痛，回想一下孕妇学校老师说过的话："可以听音乐、看喜剧、看喜爱的宝宝或明星照片，与其他待产妈妈聊聊天……"这些方法都可以尝试。

2. 疼痛来临时可以这样做

准妈妈待产过程中出现的宫缩痛可能会引起身体诸多不适，再加上紧张、恐惧等心理因素，承受能力有所下降，甚至出现呼吸节奏的紊乱。别

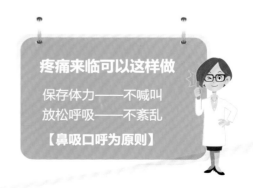

疼痛来临可以这样做
保存体力——不喊叫
放松呼吸——不紊乱
【鼻吸口呼为原则】

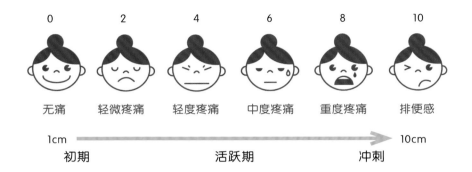

0	2	4	6	8	10
无痛	轻微疼痛	轻度疼痛	中度疼痛	重度疼痛	排便感

1cm ➝ 10cm

初期　　　　　　活跃期　　　　　冲刺

慌，宫缩来临时可以这样做。

给自己一些鼓励

时刻提醒自己："这是生理性的疼痛，也是一种神奇的力量的体现。在这种力量的推动下，宝宝才能一步一步投入妈妈的怀抱。为了迎接宝宝，这点儿痛算得了什么呢？！疼痛是暂时的，一会儿就会过去！"

调整呼吸节奏

宫缩来临时，准妈妈尽可能让自己的身体放松下来，根据宫缩情况调整呼吸至最舒服的状态。

可以尝试这样呼吸：用鼻子慢慢地吸气，从鼻腔到胸腔再到腹腔，也就是吸到身体的最深部位（腹部），然后再用口慢慢呼出。

呼气时感觉面前有一个燃烧的蜡烛，将其吹灭。深呼吸的目的是让身体放松，以免紧张的肌肉影响子宫工作；同时也能分散注意力，让准妈妈处于最佳的呼吸状态、保存体力。

将所有的注意力都集中在调整呼吸上，在规律的呼吸配合中迎接每一次宫缩的到来。产前不妨自己在家试试。

展开想象

想象子宫如同倒置的花苞，宝宝就在其中。阵阵宫缩来临，花苞一点一点打开，直至完全绽放（宫口完全打开），宝宝就要与妈妈见面了！还可以想象阵阵宫缩如同妈妈对宝宝爱的抚摸、爱的拥抱。还可以把宫缩理解为妈妈、宝宝一起冲浪，一阵宫缩就是一次冲浪，正是这一次次的冲浪，将妈妈和宝宝送到胜利的彼岸。

这种积极的想象可以减少准妈妈对宫缩的惧怕，甚至由惧怕变成一种期待，期待宫缩来得越猛烈，期待与宝宝快点儿见面。

3. 宫缩间歇可以这样做

几个小时的待产过程加之应对宫缩痛，准妈妈体力消耗比较大，待产时不能不吃不喝，应在宫缩间歇保证进食进水、补充体力。宫缩如涨潮退潮，一个接着一个，"潮起"时调整呼吸，"潮落"时养精蓄锐。所以，宫缩间歇准妈妈可以补充能量，吃点儿易消化的食物如鸡蛋西红柿热汤面、菜肉小馄饨等，汤汤水水易消化、易吸收，能量转换快，既补充了能量又补充了水分。

准妈妈还可以在宫缩间歇与身边待产的同伴聊聊天、听听音乐、看看杂志等，总之，就是忘记时间、忘记宫缩，做一些可以让自己放松和开心的事情。

还有一点很重要：宫缩间歇及时排空膀胱。因为子宫前面是膀胱，膀胱过度充盈会影响胎头下降，从而影响产程进展。

4. 丈夫陪产可以这样做

如果您所在的分娩医院提供丈夫全程陪产服务，准妈妈可以在产前与丈夫沟通，征求并尊重丈夫的意见。

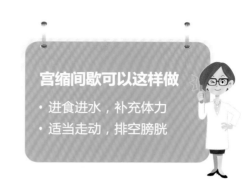

宫缩间歇可以这样做
· 进食进水，补充体力
· 适当走动，排空膀胱

如果丈夫愿意陪产，需要提前学习，做好陪产准备。

有的准爸爸不解："难道陪产还要学习？大夫怎么说我就怎么做呗！"没那么简单哦！准爸爸学习一些陪产知识是必需的。

陪产最重要的是陪伴，同时给予产妇心理支持和生活上的帮助。丈夫可以多鼓励妻子，比如对她说："老婆，你很棒！我终于知道生孩子有多辛苦了！只可惜我替不了你！我一定会更加疼爱你！以后的事统统交给我。如果是男孩儿，我们俩来保护你；如果是女孩儿，我会保护你们娘儿俩……"哎呀！这些话听起来多美呀！有这么体贴的丈夫，这点儿疼算什么，再疼心里都是甜甜的！

丈夫不能光说不练哦，要拿出行动来：边说边给妻子擦擦汗、哪里不舒服就按哪里（肚子不能用力按，但

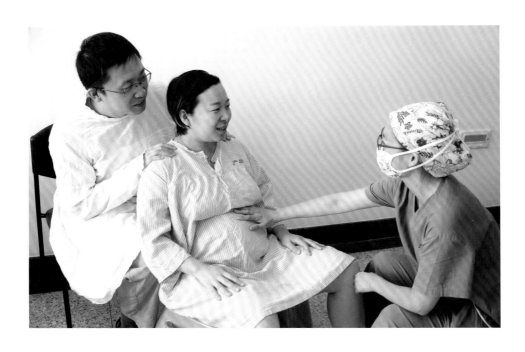

可以抚摸），尤其重点按摩腰背部；宫缩间歇送上可口的食物和水，让准妈妈及时补充能量和水分；还可以让准妈妈依偎着自己。

5. 加速产程可以这样做

准妈妈待产时找到一种让自己感觉舒适、放松的体位，放松身体，保存体力。采取上身直立位可加速产程。什么是上身直立位呢？比如站姿、坐姿、半坐姿（倾斜靠坐）、蹲姿、跪姿等，都是上身直立位。为了让身体放松，可以借助一切可利用的工具，比如床、座椅、靠垫、分娩球等。

很多医院产房都准备了分娩球，分娩球既可以增加产妇的舒适感、减轻疼痛，又可以加速产程！有了这方神器，疼痛就会变成纸老虎！

 特别提示

要选与自己身高、体重、腿的长短相匹配的分娩球，充气不能过足也不能不足。坐的时候要坐在球的中央，找到中心平衡点，这样既舒适又安全。

第一，坐在球上，球对身体有支撑作用，可以让身体放松。

第二，坐在球上，上身呈直立位，利用体位加速产程。

第三，坐在球上，借助球的弹性上下起伏，利用地心引力加速产程。

第四，坐在球上，可以做前后左右、顺时针、逆时针的骨盆摇摆动作，帮助宝宝找到最合适的位置下降。

第五，坐在球上，借助球的起伏，可间接按摩腰骶部及外阴部，缓解宫缩带来的不适。

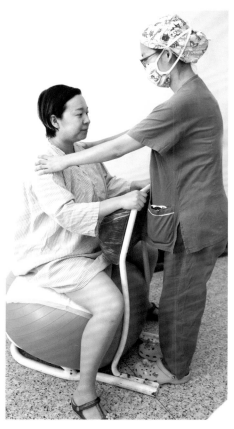

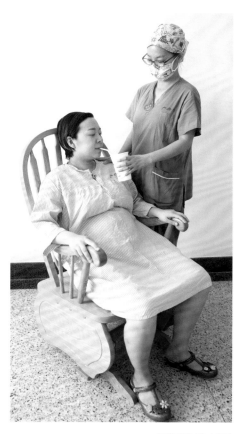

扫码观看
分娩球专家讲解

扫码观看
分娩椅专家讲解

6. 分娩镇痛

很多准妈妈产前都会纠结是否要选择无痛分娩，会问：分娩镇痛如何操作？分娩镇痛安全吗？镇痛药对胎儿有影响吗？分娩镇痛对产程有影响吗？会不会有后遗症？其实，无痛分娩的说法并不十分准确，严格地讲应该是分娩镇痛！因为无痛是不存在的，只是将疼痛减轻或降低到可以耐受的程度。

关于分娩镇痛，WHO建议：首先选择非药物镇痛方法，比如呼吸方法、陪伴分娩、音乐镇痛、按摩镇痛、使用分娩球、变换体位、冥想等。分娩镇痛技术不是每家医院都开展的，建议有需求的准妈妈提前了解所选分娩医院是否提供这项技术服务。

大家都知道剖宫产手术是要从腰部注射麻醉药进行麻醉的，分娩镇痛也是这样操作的，不必担心其安全性。至于准妈妈担心的镇痛药会不会影响宝宝的健康，这也正是分娩镇痛与剖宫产手术腰麻的不同之处。分娩镇痛的药物剂量仅是剖宫产的1/10，十分安全！分娩镇痛的前提是不影响产妇活动、不影响宫缩和产程，医生和麻醉师会观察并调整。

如果准妈妈在分娩的医院想接受分娩镇痛服务，需要满足下面的条件。

第一，准妈妈本人有意愿，可以在临产后向医务人员提出申请。

第二，在医生和麻醉师检查且评估后，符合麻醉条件，签署麻醉手术同意书，即可施行分娩镇痛技术。

第三，在接受麻醉操作时，准妈妈一定要在助产士帮助下摆好体位（弓腰使身体呈虾米状），操作过程中听从助产士指导，身体必须保持不动，哪怕有宫缩也不能移动身体，以免发生意外。

从腰部注射麻醉药示意图

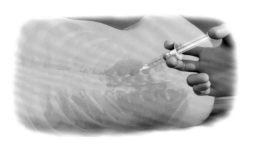

掌握了上述这些知识，剩下的就交给医护人员吧，遇到问题再向麻醉师详细请教。

第二产程（胎儿娩出期）如何配合？

准妈妈在第一产程通过各种方式帮助自己、加速产程，可能很快就进入第二产程了，即胎儿娩出期——从宫口开全到胎儿娩出的时期。此期准妈妈的主要感觉是：宫缩来临时有强烈的、难以控制的排便感，疼痛感明显下降且被排便感替代。那么，准妈妈应该怎么做呢？

1. 最佳分娩姿势

第二产程一般不超过两个小时，妈妈就要与宝宝胜利会师啦！准妈妈如果能掌握最佳分娩姿势、学会正确的用力和呼吸方法，第二产程还有可能缩短！

什么是最佳分娩姿势呢？所谓最佳就是以人为本，要考虑准妈妈的身体信号，最佳分娩姿势就是准妈妈怎么舒服就怎么生的姿势。当然不能太"为所欲为"了！需要由医生评估、在母婴安全的前提下采取最舒适的体位，我们称之为自由体位分娩，另外准妈妈所在的分娩医院可以提供这样的帮助。目前多数医院在第二产程就要求准妈妈上产床了。上产床后，准妈妈双腿分开，搭在腿架上；手放在身体两侧的把手上，等待宫缩来临。有的医院在进入第二产程时遵循准

妈妈的意愿，为方便用力可以稍作延迟，上产床的时机由助产士把握。准妈妈上产床后如果感觉不舒服，可以向医护人员说明，将床头调整到自己感觉最舒服的角度。

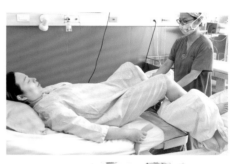

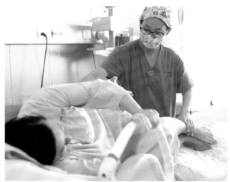

2. 掌握正确用力的要领

掌握了最佳分娩姿势，第二产程的时间长短就取决于准妈妈用力是否恰到好处了。所以，掌握正确的用力要领很重要。

第二产程宫缩来临时，准妈妈有强烈的排便感，用力要领就是找到便秘时排便的感觉，把力量集中在肛门上。简单地说就是便秘时怎么用力排便，生宝宝就怎么用劲儿。找到这样的感觉，就可以缩短第二产程。

下面可以体会一下（感觉即可，不要真用力啊）：宫缩来了深吸一口气，然后马上憋住气，同时向肛门处

> 宫缩时深吸气→憋气+用力
> 持续用力20～30秒
> 吐气→换气
> ......
> 【找便秘时排便的感觉】

持续用力，尽量不出声（气吸得越足，憋的时间就越久，用力时间也越久）；需要换气时马上吐气再深吸一口气，再憋气、用力……直至宫缩结束，然后放松、休息。一次宫缩大致用2～3次力，宫缩间歇休息，一两分钟后再次宫缩时再用力，如此循环往复。

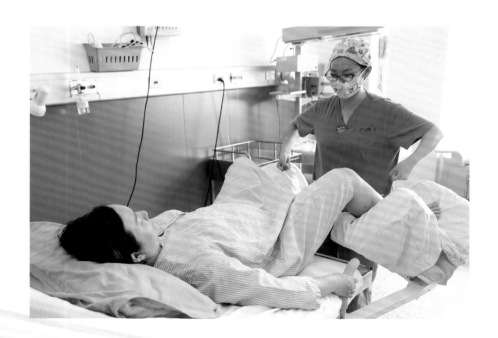

3. 胎头娩出前后的配合

第二产程末期，准妈妈需要了解两种呼吸配合方法。第一种方法是哈气运动，目的是让胎头缓慢娩出，以免胎头娩出速度过快、加重产道裂伤。此时准妈妈的配合很重要。具体做法是：胎头最大颈线即将娩出时正值宫缩来临，为了减轻产道裂伤程度，助产士会发出"不要用力，张嘴哈气"的口令，准妈妈应像跑累了一样做哈气的动作，从而抑制向下用力的欲望，让胎儿缓慢娩出。第二种情况也是在胎头最大径线即将娩出的时候，在没有宫缩的情况下，助产士会发出"向下用力"的口令，在没有宫缩的情况下用力，胎头娩出的速度也是缓慢的，也可以减轻产道裂伤。

胎头娩出后相继娩出前肩、后肩和身体……随后，你会听到宝宝的第一声啼哭！第二产程就结束了！母婴平安！给您道喜啦！

4. 胎儿娩出后：断脐

宝宝终于出生了！准妈妈的任务基本完成了。别急！助产士的任务尚未完成。世界卫生组织建议，产后应早接触、早吸吮、早开奶、晚断脐。早接触、早吸吮、早开奶（简称"三

胎儿娩出示意图

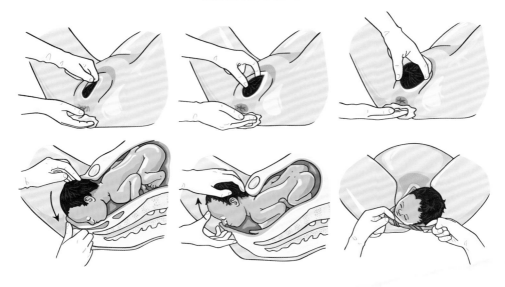

早"）准妈妈们都知道，那什么是晚断脐呢？就是脐带停止搏动后断脐。早接触、晚断脐有什么好处呢？

首先说说早接触是怎么做的：宝宝出生后连着脐带马上放在妈妈的腹部，护士会用毛巾擦干宝宝身上、头上的羊水和血迹，给宝宝戴上帽子，移去湿浴巾，盖上暖暖的干浴巾，宝宝与准妈妈皮肤裸露、进行肌肤接触。这样做有什么好处呢？第一，妈妈的拥抱可以减少新生儿体温丢失，维持新生儿正常体温；第二，妈妈的心跳、呼吸和味道，让刚刚离开子宫的宝宝更有安全感；第三，第一时间满足宝宝的吃奶欲望，帮助妈妈早下

奶；第四，宝宝的吸吮动作还可以促进妈妈的子宫收缩、减少出血……

下面再说说晚断脐，为什么提倡晚断脐呢？当脐带停止搏动后再断脐，我们可以看到，充满了血的脐带逐渐变瘪，不再充盈。那胎盘和脐带里的血都去哪里了呢？都输送给宝宝了！大家知道通过脐带输送给宝宝的血有多少吗？90～120ml！别小瞧这点儿血，它对宝宝日后降低婴儿期贫血的发生风险有重要意义。

关于晚断脐还需要强调一点：一定在妈妈、宝宝各项生理指标正常且医院有条件的前提下进行，把母婴安全放在第一位。

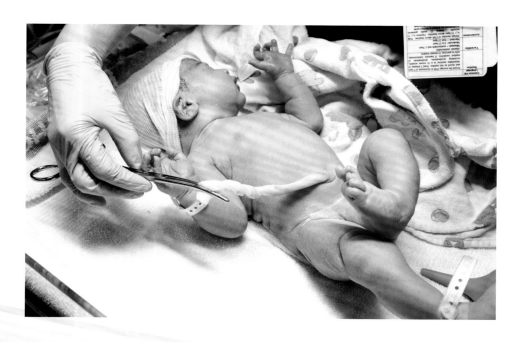

第三产程（胎盘娩出期）如何配合？

从胎儿娩出到胎盘娩出的时期称第三产程，也称胎盘娩出期。胎儿娩出后，胎盘的使命完成，"卸任"出宫。此期一般需要5～10分钟，不超过30分钟。这是一个轻松自然的过程，绝大多数胎盘都会自动剥离。

产后观察期

从胎儿娩出后发出第一声啼哭到产妇和新生儿离开产房，这段时间称产后观察期或母婴监护期。产妇和新生儿需要在产房留下观察并休息2小时，如果生理指标正常，2小时后即可回病房。

女性从怀孕到分娩，面临诸多身心挑战，还要学习很多养育知识，这也是从女孩到母亲成长的必然过程。让我们一路同行，一起努力，为准妈妈们加油！祝准妈妈们顺利分娩、成功实现母乳喂养！

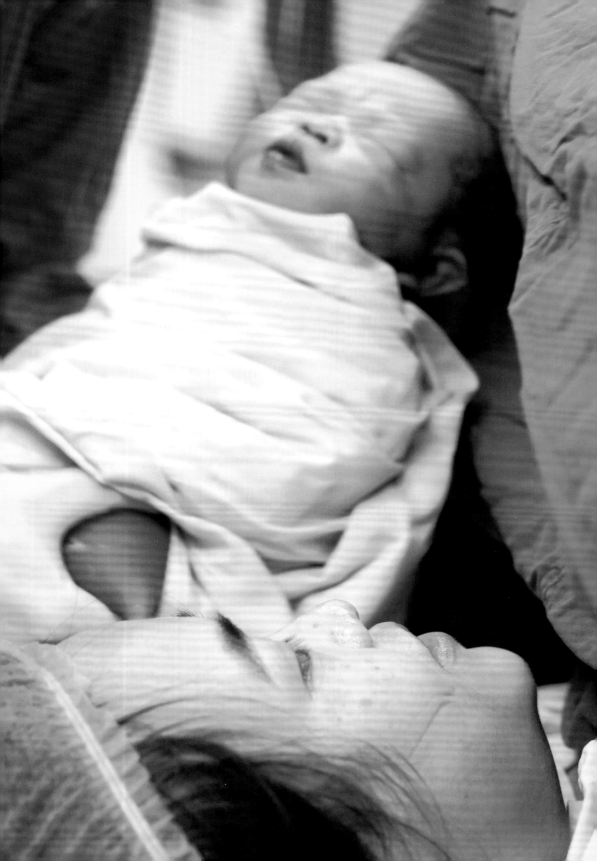

第11章

认识剖宫产

　　剖宫产手术不过60余年的历史，近20年在产科母婴救治中发挥了巨大的作用。起初的剖宫产手术技术不成熟、麻醉不到位，手术过程产妇痛苦且死亡率极高，令人谈之色变。之后，随着手术技术和麻醉水平的不断提高，剖宫产手术越来越安全，带来的痛苦也越来越小，孕产妇不仅不再害怕剖宫产，甚至有些人为减少分娩过程的疼痛主动要求剖宫产，致使剖宫产率屡创新高。随着高剖宫产率带来的问题逐渐暴露出来，产科学者和孕产妇及其家属开始正视剖宫产的相关问题：了解剖宫产的利与弊；强调剖宫产手术的适应证；关注剖宫产的并发症；掌握剖宫产的手术技巧和时机。医学界还发布了《剖宫产手术专家共识》。

　　作为有可能接受剖宫产手术的孕产妇人群，同样应该了解剖宫产手术的相关问题，做到有的放矢，不盲目要求施行剖宫产手术，也不惧怕剖宫产手术，一切从母婴安全出发。

为什么要施行剖宫产？

阴道分娩虽然是人类自然的分娩过程，但在某些情况下，由于母体的产力、产道或胎儿本身的问题，阴道分娩过程会受阻，或者母亲、胎儿的情况不能耐受产程，继续阴道分娩有可能危及产妇及胎儿的健康甚至母胎生命。此时，剖宫产成为挽救孕产妇及胎儿生命的重要手段。当然，还有一部分准妈妈并没有以上原因，仅因为惧怕疼痛而要求剖宫产。剖宫产的医学指征具体包括以下15种疾病或情况，分述如下。

1. 胎儿有宫内缺氧表现

胎儿宫内缺氧医学上称为胎儿窘迫，是指胎儿在子宫内因急性或慢性缺氧危及其健康和生命的综合症状。胎儿缺氧时应尽快从子宫娩出。如果短时间内不能经阴道分娩，剖宫产就是更快捷的娩出胎儿的方式，能使胎儿尽早脱离子宫。当然，如果宫口已开全，胎头到达阴道内较低水平，此时与剖宫产比较，经阴道分娩成为更快捷的分娩方式，医生就有可能行产钳或胎吸助产，帮助胎儿尽快娩出，并非一定要施行剖宫产。

胎儿窘迫的诊断主要依赖胎心监护、B超、胎心听诊等手段，并参考胎动、产妇阴道出血等情况。特别需要注意的是：因为胎儿窘迫进行的剖宫产，应在胎儿达到存活孕周、有存活可能的情况下进行。

2. 胎位异常

胎位异常通常指胎儿横位、臀位等情况，常给分娩带来困难。胎儿横位，通常是头盆不称的表现之一。人类骨盆不允许横位分娩，就像横着拿的长竹竿出不了门一样。进行臀位分娩时，因为胎儿头部是整个胎儿径线最大的部位，胎头最后娩出，主要面临的风险是后出头困难，造成胎儿窒息或死亡、产妇软产道损伤、产后出血等。随着胎儿的增大，臀位分娩发生以上风险的可能性增加。因此，估计体重超过3500g的臀位胎儿，通常建议行剖宫产。胎儿体重不足3500g时，要根据胎儿及产妇骨盆情况以及产妇及家属意愿综合评价后决定分娩方式。

3. 巨大儿

我们周围可能都有这样的例子：3000g的宝宝最终通过剖宫产分娩，4000g的宝宝却是阴道分娩的。所以，胎儿体重太大并不是剖宫产绝对指征，需要看胎儿和妈妈的骨盆相互适应的情况。但是，在同等情况下，胎儿偏大确实增加了剖宫产的风险，尤其是有妊娠期糖尿病的准妈妈。有妊娠期糖尿病的准妈妈所怀的胎儿脂肪分布特殊，肩部容易过宽，发生肩难产风险增加，因此这类胎儿估计出生体重超过4250g时应行剖宫产。其他情况应根据胎儿整体情况包括大小、位置、入盆情况和妈妈骨盆情况，由临床医生综合判断决定是否应施行剖宫产。

4. 双胎或多胎妊娠

随着试管婴儿的增多和促排卵药物的应用，双胎或多胎妊娠比例在上升。既然怀孕了，就涉及分娩的问题。那么，对于双胎及多胎妊娠的分娩方式应如何选择？通常情况下，三胎及三胎以上的多胎妊娠建议剖宫产。双胎妊娠的分娩方式应根据双胎的绒毛膜性、两个胎儿的胎位、胎儿体重的估计，以及准妈妈的孕产史、孕期合并症或并发症、宫颈成熟度及胎儿宫内情况等因素进行综合判断。单绒毛膜单羊膜囊双胎建议行剖宫产分娩。发生双绒毛膜双羊膜囊双胎和单绒毛膜双羊膜囊双胎时，若第一个胎儿为头位，可考虑阴道分娩；若第一个胎儿为非头位，应行剖宫产。第二个胎儿的胎位不作为分娩方式选择依据。对于复杂性双胎妊娠、连体双胎则建议行剖宫产终止妊娠。

5. 头盆不称

头盆不称，顾名思义，就是胎儿大小和准妈妈的骨盆大小、形态不相称。此时，就像大胖子过小门，如果胖子胖到一定的程度或门小到一定的程度，大胖子就过不去了。头盆不称又分为绝对头盆不称和相对头盆不称。

绝对头盆不称常见于产妇骨盆畸形、严重发育不良等情况，就像门坏掉了不能过人一样，一般在临产前即可做出判断；相对头盆不称是指产程中由于产力不足或骨盆异常导致的胎头位置异常，如持续性枕后位、持续性枕横位、高直位、额位和颜面位等，虽然胎儿还是头位，但胎头不低、头不俯屈，故胎儿不能以最小径线进入骨盆，从而使胎儿不能经阴道分娩。就像我们通过1米高的门时，需要低头猫腰才能过去一样。胎儿"不低头猫腰"，所以不能通过骨盆，这种情况称为相对头盆不称。相对头盆不称的诊断通常需要在产程中做出。

6. 瘢痕子宫

子宫有过手术史如剖宫产术后或子宫肌瘤剔除术后等，子宫存在瘢痕，称为瘢痕子宫。当子宫上存在瘢痕时，阴道分娩过程中每次宫缩都会对子宫瘢痕造成一定的压力，容易发生子宫破裂。一旦子宫发生破裂，会威胁母婴双方的健康甚至生命。因此，这种情况应考虑施行剖宫产。当然，即使都是在子宫上施行手术，根据原手术时子宫切口的大小、位置和手术方式的不同，破裂的风险也会有所不同。因此，通常建议有过2次和2次以上剖宫产手术史或者穿透子宫全层的子宫肌瘤剔除手术史的准妈妈，在临

胎头在骨盆出口的俯视图

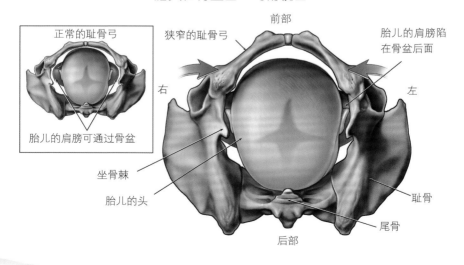

正常的耻骨弓
胎儿的肩膀可通过骨盆
狭窄的耻骨弓
前部
胎儿的肩膀陷在骨盆后面
右
左
坐骨棘
胎儿的头
耻骨
尾骨
后部

产前直接接受剖宫产，以预防子宫破裂。如果是仅有一次剖宫产手术史或者小的肌瘤剔除手术史的准妈妈，可以根据自身的情况进行适当的分析判断，并不是绝对要接受剖宫产。

7. 前置胎盘及前置血管

妊娠28周后，胎盘仍附着于子宫下段，其下缘达到或覆盖宫颈内口，位置低于胎儿先露部，称为前置胎盘。前置胎盘发生时，若胎盘部分或完全覆盖宫颈内口，阻挡了胎儿娩出的通道，应行剖宫产分娩。就像房间的门被挡住一样，我们只能跳窗户（施行剖宫产）出来了。前置血管发生时，血管挡住了胎儿出口，一旦胎膜破裂，易发生血管破裂而使胎儿失血，直接威胁胎儿生命，故应在血管破裂前行剖宫产。若已发生前置血管破裂且胎儿存活，应立刻行剖宫产；若胎儿已死亡，则选择阴道分娩。

8. 脐带脱垂

脐带脱垂是指胎儿娩出前脐带脱出宫腔而进入阴道内，甚至经阴道脱出于阴道口外，一般发生于胎膜破裂

后。当脐带脱垂发生时，脱出的脐带极易受到胎先露部压迫等影响而使血流受阻，从而引起胎儿窘迫甚至胎死宫内。脐带血循环阻断超过7分钟，则发生胎死宫内。因此，一旦发现脐带脱垂，若胎儿有存活可能且不能经阴道迅速分娩，应即刻行剖宫产，尽快挽救胎儿。若宫口已开全且能从阴道迅速分娩，也可以考虑阴道分娩。

9. 胎盘早剥

胎盘早剥是指妊娠20周后或分娩期，正常位置的胎盘在胎儿娩出前，部分或全部从子宫壁剥离。胎盘早剥常起病急、进展快，若不及时处理可

前置胎盘示意图

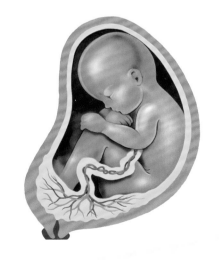

危及母儿生命。因此，若发现胎盘早剥且胎儿有存活可能，应尽快施行剖宫产手术娩出胎儿。即使胎儿已死亡，若为重度胎盘早剥，也有大出血危及产妇生命可能，也应行剖宫产以挽救产妇生命。

10. 严重的合并症或并发症

阴道分娩是对产妇身体状况的考验，每次宫缩均会引起产妇体内血流动力学的改变，且消耗产妇大量的体力。若产妇存在严重的合并症和并发症，如合并心脏病、呼吸系统疾病、重度子痫前期或子痫、急性妊娠期脂肪肝、血小板减少及重型妊娠期肝内胆汁淤积症等，通常不能耐受分娩带来的各种考验，应行剖宫产终止妊娠。

11. 产道畸形

有些产道畸形会使胎儿娩出的通道受阻，从而阻碍正常分娩的进展，如高位阴道完全性横膈、人工阴道成形术后等，此时需要施行剖宫产终止妊娠。当然，并不是所有的产道畸形都不能实现阴道分娩，有些阴道畸形不影响产道的通畅，或经过简单的处

理可解除产道的梗阻情况如阴道纵膈、不完全阴道横膈或低位阴道完全性横膈，分娩过程中可行切开术，切开后可施行阴道分娩。

12. 外阴疾病

外阴静脉曲张通常不影响阴道分娩，多数孕期出现的静脉曲张在分娩后盆腔压力降低后可自愈。但是，静脉曲张严重时，可在阴道内迂曲成团或在外阴部位会阴体两侧（两侧侧切部位）迂曲膨出，分娩时易破裂致出血，故应行剖宫产终止妊娠。

13. 生殖道严重的感染性疾病

轻微的生殖道感染不是剖宫产指征，阴道分娩通常不增加新生儿感染率。有些疾病治疗效果很好，如衣原体、无活动性的生殖器疱疹感染等。但是，当出现严重的感染时如单纯疱疹病毒（简称HSV）感染所致的生殖器疱疹活动期、严重的淋病等，阴道分娩易导致新生儿感染，施行剖宫产则更为安全。患尖锐湿疣的准妈妈，接受剖宫产不能阻断母婴间的垂直传播，因此尖锐湿疣通常不作为剖宫产

指征，但当生殖道巨型疣梗阻产道时可作为剖宫产指征。

14. 妊娠合并肿瘤

当妊娠合并肿瘤且经阴道分娩有使肿瘤扩散的可能时如宫颈癌，需经剖宫产手术终止妊娠。或巨大的肿瘤阻挡产道出口时如子宫颈肌瘤、子宫下段肌瘤等，则不具备阴道分娩的条件，需经剖宫产终止妊娠。

15. 产妇要求的剖宫产

这类剖宫产是没有医学指征的剖宫产，仅是因为产妇惧怕阴道分娩的疼痛或者产妇及其家属有分娩时辰的要求。在要求剖宫产前，产妇及其家属一定要充分了解剖宫产给产妇及新生儿带来的危险，以及阴道分娩的过程及好处，综合评价后慎重决定。虽然很多人都是通过剖宫产分娩的，但这并不代表剖宫产就是安全的分娩方式。剖宫产作为正常阴道分娩的补救措施，与阴道分娩相比会给母婴带来更多风险。只有当阴道分娩不适用或产妇及胎儿面临的风险大于剖宫产带来的风险时，剖宫产才是值得我们推荐的分娩方式。

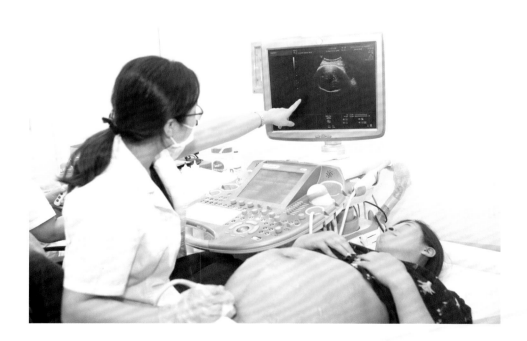

剖宫产对母婴有哪些影响？

我们上面说到了剖宫产手术是阴道分娩的补救措施，而不是替代措施，主要是因为剖宫产本身也是具有一定风险的手术，可能会对母婴健康产生一定的影响。所以，我们还是建议在有医学指征的情况下采取剖宫产的方式分娩。那么，剖宫产到底会对母婴健康带来哪些影响呢？

1. 剖宫产对新妈妈的影响

剖宫产手术表面上看只是造成产妇肚子上有一条不太明显的瘢痕，其实在这条腹部瘢痕下面，为了娩出胎儿，腹壁各层都被切开后又缝合，子宫上也会有一条切开又缝合的切口。这势必会给新妈妈带来或多或少的不适，尤其在阴天下雨时，这种不适可能会持续终生。

因为人的个体差异较大，因此每个人的剖宫产手术都有其特殊性，手术过程中有周围脏器如输尿管、膀胱等损伤的可能。尤其是有开腹手术史的准妈妈，腹腔内有可能已经存在粘连，损伤的风险会更大。此外，只要有切口，就有切口感染、裂开、脂肪液化、皮下血肿等可能，有可能需要延期愈合。

因为剖宫产手术多了腹壁的切口，因此行剖宫产时除了常规阴道分娩面临的胎盘娩出等出血外，还要面临腹壁各层及子宫被切开而带来的切口部位出血的问题，可使产后出血、失血性休克等风险增加，随之而来的子宫切除、羊水栓塞等风险相对增加，产妇死亡率也会增加。

由于接受剖宫产手术的产妇损伤相对比较大，术后通常需要一天的时间才能下地活动，加上手术本身带来的血液高凝的影响，致使术后血栓形成的风险增加，发生血栓栓塞性疾病的风险也会增加。

因为子宫切口的存在，再次妊娠时再次行剖宫产的可能性增加。此外，剖宫产术后远期发生子宫内膜异位症、子宫切口憩室等疾病的风险增加。

2. 剖宫产对宝宝的影响

除了对新妈妈的影响外，剖宫产手术对宝宝也会有一定影响。与阴道分娩相比，经剖宫产分娩的新生儿由于没有经过产道挤压和刺激，发生呼吸窘迫综合征、新生儿低血糖、新生儿败血症等疾病的风险增加。此外，剖宫产手术中胎儿娩出的情况千差万别，因此剖宫产的宝宝同样有发生新生儿损伤或产伤的可能。

3. 剖宫产对再次妊娠的影响

如果本次采取了剖宫产，下次怀孕时子宫已经是一个有瘢痕的子宫，再次妊娠会面临一些风险，例如：随着子宫的增大，子宫破裂的风险增加；还有，如果下次怀孕时胚胎种植在瘢痕部位，就会发生子宫瘢痕妊娠、胎盘植入等风险，前置胎盘、胎盘粘连等风险也会增加。以上情况严重时有可能危及产妇生命。

什么时候施行剖宫产？

把握好剖宫产的时机是确保母胎安全的关键。什么是适宜的时机呢？就是胎儿成熟、分娩并发症相对少的时期。通常情况下，单胎妊娠的计划手术会安排在妊娠满39周后进行。过早，胎儿尚不成熟，发生呼吸道并发症的风险相对高，且新生儿适应外界环境的能力相对比较差；过晚，容易突发临产、破水等情况，把计划手术变为急诊手术（急诊手术不如准备充分的计划手术安全）。

当准妈妈是因为双胎（或多胎）妊娠及前置胎盘等因素要接受剖宫产时，通常无须等到孕39周，而应根据疾病的情况选择胎儿相对成熟而母婴并发症及急诊情况少的孕周进行。急诊剖宫产手术应根据急诊情况随时决定，以确保母儿安全。

如何施行剖宫产？

　　大多数剖宫产手术采用的是局部麻醉，局部麻醉比全身麻醉相对更安全：在产妇的腰椎间隙注入麻醉药（即腰麻），阻断痛觉的神经传导。硬膜外麻醉也可以用于剖宫产。麻醉实施后，麻醉师会评估麻醉是否有效。麻醉虽然会使产妇感觉不到疼痛，但在手术过程中特别是胎儿被取出时，可能还是会有一些不适感。

　　手术切口通常是水平的，这种切口是在子宫较低、较薄的部分进行的，可减少出血。医生会先切开腹壁皮肤，然后分离腹部肌肉，将膀胱下压，显露子宫前壁，切开子宫。若羊膜未破，会刺破羊膜。

　　医生会将胎儿从子宫中取出，有时需要助手按压子宫完成。剪断脐带后，医生会把孩子抱到妈妈面前，让孩子的皮肤接触妈妈的皮肤。取出胎盘后，子宫和腹壁的切口会被分层闭合。切口通常是用缝合线闭合的，这些缝合线可以被身体吸收。整个过程大约需要1小时或更长时间。

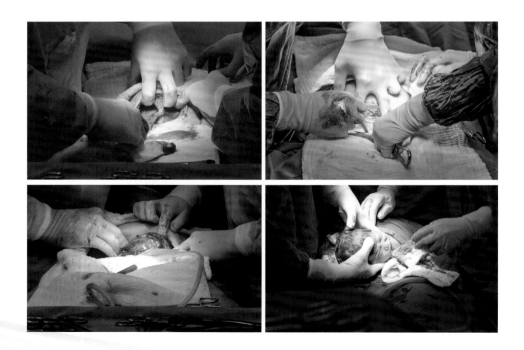

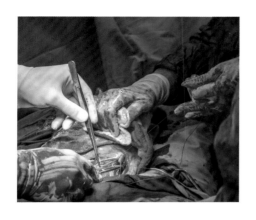

特 别 提 示

　　腹部的切口可能与子宫的切口不同。产妇应该了解子宫的切口类型，因为这是决定下一胎能否顺产的一个主要因素。剖宫产后最适合阴道分娩的切口类型是低横切口。

　　分娩后，产妇将接受静脉输液，直到可以自己进食（大多数女性在手术后24小时内就可以自己走路和进食）。腹部的切口在头几天会疼痛，麻醉药效消失后可以服用镇痛药。手术后不久，导尿管会从膀胱中被取出。护士会帮助产妇起床、坐在椅子上。剖宫产的新妈妈应该尽可能早点儿下床活动，以防止血栓的形成。剖宫产的新妈妈通常需要住院2～4天。

剖宫产前后产妇及其家属应该做什么？

　　虽然剖宫产手术会有一定的风险，但是当分娩过程中出现以上描述的情况时，剖宫产仍然是挽救母儿生命、减少分娩期及产后并发症的重要措施。此时，孕产妇及家属的理解与配合，就是保证手术顺利进行、改善母婴预后的重要保障。

1. 剖宫产前产妇及其家属要做的事情

　　手术前，医生会告知产妇及其家属剖宫产手术的手术指征、手术相关风险等问题，并由产妇本人及其丈夫签字。如果丈夫不在，可由产妇授权其他亲属进行手术签字。手术时需要签字家属在场。

　　手术前，因麻醉的需要，需禁食6小时、禁水2小时。因此，第2天一早的手术，通常手术前一晚22点以后就要禁食、禁水了。

术前24小时内，通常需要为手术备血（需抽产妇血2ml），同时需要完善手术需要的相关化验检查。腹壁体毛较多者还需要术前备皮，进入手术室前需要插尿管。

如果是计划性手术，有可能在手术前半小时至2小时或麻醉开始时，给予产妇预防性使用静脉注射抗生素。

以上为所有接受剖宫产的产妇都需要进行的准备，但对于某些有特殊情况的产妇，有可能在手术前根据病情需要增加其他的准备工作。例如，严重贫血的产妇需要带血进入手术室；凶险性前置胎盘的产妇有可能在术前放置主动脉球囊、行深静脉穿刺等。

2. 剖宫产后产妇及其家属要做的事情

保证剖宫产产妇的平安，除了完备的术前准备、完美的手术过程以外，术后管理也很重要，是保障产妇尽快康复的重要措施，需要产妇及其家属的积极配合。

剖宫产产妇回到病房后，通常需要接受2～4小时的生命体征监测（心电监护）。需要注意产后子宫收缩及阴道出血情况，这个过程中护士会定时进行阴道出血的观察，必要时需要按摩子宫或使用促进宫缩的药物。

产妇下肢有知觉后应尽早做翻身、活动下肢等活动，家属可以帮忙按摩下肢，以预防静脉血栓的形成。鼓励产妇尽早下床活动，通常剖宫产12～24小时后产妇可酌情坐起或下地活动。对于高龄、血液高凝、肥胖等有血栓高危因素的产妇，还可以采取个体化选择穿戴弹力袜、预防性应用间歇充气装置、补充水分以及皮下注射低分子肝素等措施。

术后6小时可以喝水，次日可给予半流食，但需要排气后才可以正常进食。进食需要循序渐进，从清淡、易消化的食物开始，逐渐转变为正常饮食。术后3天内尽量避免进食煮鸡蛋、红糖水、牛奶、豆浆等易产气食物。

 特别提示

产妇术后会有切口和子宫收缩的双重疼痛，可酌情选择适当的镇痛方式如口服镇痛药物、使用镇痛泵等，以减轻术后疼痛。术后24小时拔除尿管，拔除尿管当日多喝水、多排尿。

本次剖宫产，下次怀孕可以经阴道分娩吗？

正如上文所说，有过剖宫产手术史的女性，下次怀孕子宫破裂、瘢痕妊娠、前置胎盘等风险增加，但是不是这次如果是剖宫产，下次再怀孕一定要进行剖宫产呢？其实，有些准妈妈的剖宫产是因为分娩时出现了意外情况不得已而做的，比如出现胎儿窘迫、脐带脱垂等，并不是准妈妈没有阴道试产的条件。有些准妈妈会因为没能实现阴道分娩而遗憾，再次怀孕还是有阴道试产的意愿。其实，目前已经有很多临床数据显示，仅有一次剖宫产史的准妈妈再次怀孕时，如果除了剖宫产史以外没有其他阴道分娩禁忌证，经过充分评价，还是可以考虑阴道试产的，但是大约会有1%的子宫破裂的风险。分娩过程中需要严密监护，一旦发生子宫破裂或者有子宫破裂的可疑征象，应积极转为剖宫产。

剖宫产后再次怀孕是否可以经阴道试产，除了产妇及家属的阴道试产意愿以外，对产妇此次妊娠是否适合阴道试产的评价十分重要，分娩方案需要由高年资产科医生和产妇及其家属共同制订。

迎接新生命是一个美好的过程，但是对于准妈妈来说，这个过程也是承担着风险的过程，产程中可能出现产妇和（或）胎儿的特殊情况。尽管剖宫产不是我们推荐的首选的分娩方式，但是当阴道分娩的过程中发生了各种各样的情况且威胁到母胎健康时，剖宫产是加速分娩、改善母胎预后、挽救母胎生命的重要手段。因此，我们不首选剖宫产，也不惧怕剖宫产，正确看待分娩的过程，战略上藐视敌人，战术上重视敌人，以保障母胎平安作为我们产科工作者及孕产妇及其家属的共同目标。祝各位准妈妈好孕平安、顺利分娩！

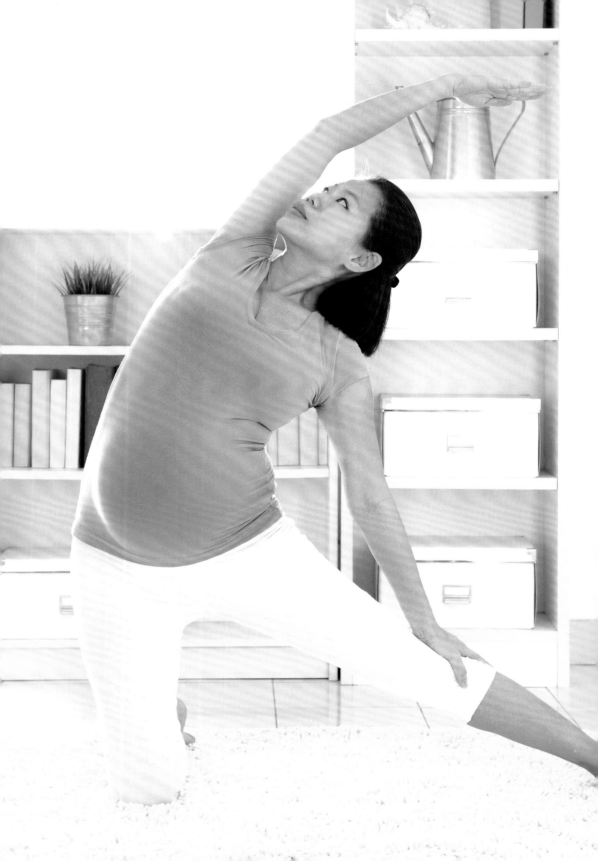

第12章

产褥期保健

产褥期是女性一生中的特殊阶段，是指从胎盘娩出至全身各器官（除乳腺外）恢复至未孕状态所需要的一段时期，通常为6周（42天）。传统的"坐月子"是产褥期的前28天。产褥期对新妈妈十分重要，一方面这是促进身体各系统功能恢复的关键时期，另一方面是促进乳汁分泌、哺育婴儿的关键时期。产后保健不仅关系到新妈妈自身的健康，而且会直接影响宝宝的身心发育。因此，新妈妈一定要做好产褥期保健，把握住产后6周的关键时期，促进身体的全面恢复，为宝宝的健康提供良好的保障。

产褥期身体的变化

怀孕期间，准妈妈为了胎儿发育及分娩的需要，生殖系统、循环系统、泌尿系统、消化系统、内分泌系统、乳房和腹壁等都发生了很大改变，需要在产褥期调整恢复。

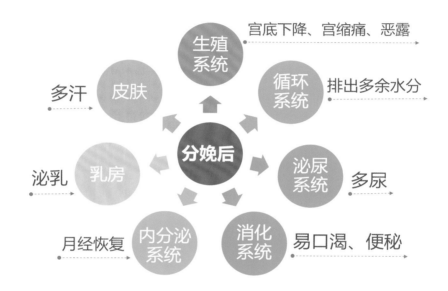

1. 子宫复旧

子宫在产褥期的变化最为明显，从胎盘娩出到逐渐恢复到未孕状态的全过程，医学上称为"子宫复旧"，主要是子宫体积和重量的缩小及子宫内膜的再生修复。子宫的复旧具体表现为宫底下降、出现宫缩痛和恶露，新妈妈需要了解并注意。

宫底下降

子宫体积的缩小是通过细胞体积的缩小实现的。分娩结束时子宫重约1000g，圆而硬，似篮球大小。宫底在脐下1指，之后子宫底部每天下降1~2cm。产后1周左右缩小至约妊娠3个月大小，重量减至500g；产后10天子宫缩小降入盆腔，腹部摸不到；产后2周子宫重约300g；产后6周即可恢复到孕前大小（似鸡蛋大小），重50～70g。

如果没有达到上述标准，我们称为子宫复旧不全。临床上子宫复旧不良的新妈妈也不少见，主要表现为子宫底下降不理想、腹部触摸子宫发软、伴有阴道流血增多等。影响子宫复旧的原因很多，如子宫在孕期增长过多，出现过度膨胀（包括巨大儿、羊水过多、双胎或多胎妊娠等），分娩后容易导致宫缩乏力，可能会影响子宫复旧。此外，阴道分娩的子宫复旧要优于剖宫产，产后母乳喂养、尽早开始运动都对子宫复旧有促进作用。

产后宫缩痛

产后子宫收缩是正常现象。胎盘娩出后，子宫内壁会出现一个大创面，产后子宫强烈收缩使创面停止出血、排出恶露，子宫也因此逐渐恢

特别提示

经产妇如果疼痛剧烈影响休息和睡眠，也可以在医生指导下适当服用一些镇静镇痛药。

复到正常大小。子宫收缩会造成轻度腹痛，一般经产妇尤其是多产妇产后宫缩痛会比较明显，哺乳时宫缩痛加重，这都属于正常的生理现象，可自行缓解，不必担心，也不需要做特殊处理。为了减轻疼痛，新妈妈可以在腹部放热水袋或者自己按摩小腹都会有效果。

恶露的观察

分娩后子宫腔内残存的子宫蜕膜、血液和黏液等混在一起从阴道排

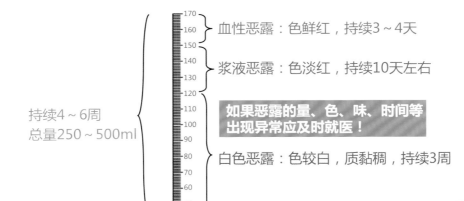

持续4～6周
总量250～500ml

血性恶露：色鲜红，持续3～4天

浆液恶露：色淡红，持续10天左右

如果恶露的量、色、味、时间等出现异常应及时就医！

白色恶露：色较白，质黏稠，持续3周

出，形成恶露。根据产后时间不同，恶露性状也有很大区别。产后最初3～4天恶露含血液多，可有血块，称为血性恶露；之后含血量减少，颜色变为淡红色，似浆液，称为浆液恶露，大约持续10天；产后半个月左右恶露基本不再含血液，主要成分是大量白细胞、表皮细胞，呈白色或者黄白色，比较黏稠，称为白色恶露。恶露在产后4～6周排干净。

新妈妈要注意观察恶露的色、量和气味变化，以便粗略了解子宫恢复的快慢、有无异常。如果血性恶露多、持续时间长或者恶露有臭味，要及时看医生，了解有无子宫复旧不全、宫腔内胎盘胎膜残留或者宫腔感染可能。

2. 阴道和盆底组织

分娩时阴道腔极度扩张，阴道壁的环形皱襞因为过度伸展几乎被拉平，约在产后3周重现。分娩后的阴道壁松弛，肌张力低下，产褥期可逐渐恢复，但如果不锻炼，产褥期结束后也很难完全恢复到未孕时的紧张度。产后坚持锻炼如做凯格尔运动，对恢复阴道壁张力很有帮助。

凯格尔运动

- 准备动作：选择一个舒适的位置。不论是坐在椅子上还是平躺在地板上练习，必须保持臀部和腹部放松。平躺时背部展平，双臂放在身体两侧，双膝弯曲并拢，头部也要放平，避免拉伤脖子。
- 第1节：收缩盆底肌5秒，开始时可收缩2～3秒。收缩太久可造成肌肉损伤。
- 第2节：放松肌肉10秒。理想情况下，在重复练习之前应该让盆底肌休息10秒，有足够的时间放松，避免拉伤，数到10再开始下一次重复练习。
- 重复练习10次。如果开始收缩盆底肌5秒，那就再收缩5秒，然后放松10秒，重复练习10次。这是一组凯格尔练习，每天练习3～4组。

注意事项：①保持全天练习。②任何时候均可进行缓慢或快速的练习。可以将锻炼融入生活中，例如洗碗、排队、看书、看电视、开车等红灯时均可。③膀胱排空后再练习，否则可使骨盆底肌肉变弱，同时尿路感染的风险增加。④排大小便时不要做凯格尔运动，中断尿流可能导致泌尿系统感染。

凯格尔运动不仅有助于恢复阴道的紧张度，还有助于盆底肌的恢复（可在产褥期内恢复至接近未孕状态）。分娩过程中，由于胎儿先露部压迫骨盆底，使盆底肌肉和筋膜过度伸展、弹性下降，同时可伴有肌纤维的部分断裂。如果分娩次数过多、分娩间隔过短，或者产后过早从事体力劳动，盆底组织肌张力难以完全恢复，严重者会造成尿失禁及盆腔脏器脱垂。

产后盆底康复很重要，如果恢复不好，会造成盆底功能障碍，可出现咳嗽时漏尿、便秘等问题，严重的可导致尿失禁及子宫脱垂等情况，不仅影响正常生活和社会活动，也会为绝经后的子宫健康埋下隐患。

产后1年内是盆底肌功能恢复的黄金时间，产后1～4周应当在医生指导下在家自行进行盆底肌训练（缩肛运动），产后42天最好到医院做一次盆底功能检查及评估。有一些新妈妈需要在医生指导下进行个体化的盆底康复治疗，治疗可能要持续1年

知识链接

由于胎儿先露部压迫等因素，分娩后外阴可能轻度水肿，产后2～3天会逐渐缓解。如有会阴撕裂或会阴侧切，一般产后3～4天可愈合。

或更长时间，一般产后越早治疗效果越好。

3. 产褥汗和排尿

妊娠期增加的血容量需要在产后排出体外。产后72小时内，产妇循环血容量增加15%～25%，一般产后2～3周恢复至未孕状态，多通过褥汗和尿液排出。

产褥汗

新妈妈产后1周内皮肤排泄功能旺盛，排出大量汗液，在夜间睡眠和初醒时更为明显，往往满脸汗珠、衣衫湿透。这是正常现象，不属于体虚的表现，也不是病态，无须特殊处理，但需要及时补充足够的水分，勤换衣物，避免着凉。新妈妈应选择宽松、纯棉、吸汗、舒适的衣服，保持皮肤清洁干爽。

排尿

妊娠期体内潴留的水分主要经肾排出，故产后1周内尿量增多，无须特殊处理。产后24小时内，膀胱肌张力降低，加上外阴伤口疼痛、不习惯卧床排尿、器械助产、局部麻醉等原因，均可增加新妈妈尿潴留的发生。妊娠期扩张的肾盂和输尿管，要在产

特 别 提 示

　　注意保持会阴部清洁，勤换会阴垫，有侧切伤口的新妈妈可多取侧卧位休息，以利切口愈合。

后2～8周才能恢复正常。在此期间容易发生泌尿系统感染。因此，要鼓励新妈妈产后4～6小时内自解小便，尽快恢复排尿，必要时采取温水冲洗外阴及尿道外口、热敷下腹部、按摩膀胱部位等方法帮助新妈妈排尿。

　　产后早期血液仍处于高凝状态，

适宜的休养环境

　　为了保证产后得到很好的休息，新妈妈的休养环境要安静、舒适、清洁、选择阳光充足的卧室。室内温度调节合理，不能过冷或过热，保持温度22～24℃，尤其是夏天不应紧闭门窗、穿厚衣、盖厚被等，避免过热引起产褥中暑；湿度也要保持适宜范围，50%～55%较为适宜。经常开窗通风换气，保持空气新鲜、流通。由于新妈妈产后新陈代谢旺盛，出汗多，毛孔经常开着，如直接吹风易受凉感冒，重则可以引起肺炎。因此，新妈妈应注意避免空调、风扇、自然风等直吹。

有利于减少产后出血。血液的各种成分变化一般于产后1～4周恢复正常。由于血液处于高凝状态，加上卧床时血流缓慢等因素，新妈妈有发生静脉血栓的危险。

4. 胃肠功能的恢复

　　妊娠期胃肠蠕动及肌张力均减弱，胃液中盐酸分泌量减少，产后1～2周逐渐恢复。产后1～2天内新妈妈会经常感觉口渴，喜进流食或半流食。如果新妈妈产褥期活动减少，会导致肠蠕动减慢，影响胃肠活动和功能恢复；加之腹肌及盆底肌松弛、会阴切口或痔疮引起疼痛不敢用力排便，容易发生便秘。

5. 乳房的变化

　　在全身脏器恢复的同时，乳房却反其道而行。产后乳房的变化除了体积进一步增大之外，更重要的是表现为泌乳。分娩后，胎盘排出体外，雌激素、孕激素和胎盘生乳素的浓度迅速下降，解除了对催乳素的抑制，导致乳汁分泌。正常情况下，分娩后1～2天乳房开始分泌乳汁。由于乳汁分泌量与产妇营养、睡眠、情绪和健康状况密切相关，因此产妇要保持良好状态，并避免受到精神刺激。

母乳喂养对妈妈和宝宝都有好处。一方面，哺乳有利于新妈妈身体器官和组织更快恢复；另一方面，有利于宝宝的营养吸收和生长发育，增强抵抗力。宝宝吸吮是保持乳腺不断泌乳的关键环节，吸吮乳头的刺激由神经传递给大脑，促使脑下垂体不断分泌催乳素和缩宫素，导致乳汁源源不断产生。其次，不断排空乳房也是维持

乳汁分泌的重要条件。因此，全家都要支持、保护和促进母乳喂养，鼓励新妈妈坚持早吸吮、勤吸吮，保持乳汁通畅、充足。

特别提示

新妈妈注意保持乳房尤其是乳头的清洁，每天用清水擦洗1次，做到母婴同室、按需哺乳，坚持夜间哺乳，以避免乳胀及乳腺炎的发生。

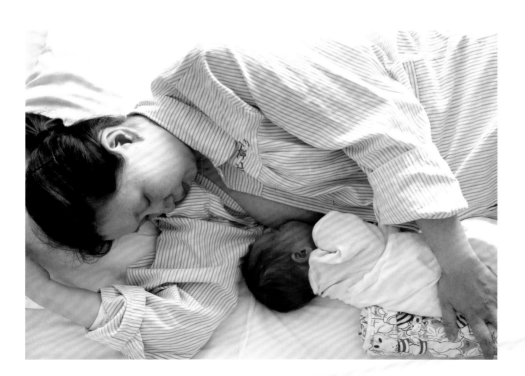

6. 月经复潮及排卵

产后雌激素、孕激素水平急剧下降，产后1周降至未孕水平。催乳素水平因是否哺乳而异，哺乳时明显升高，不哺乳2周降至未孕水平。月经复潮及排卵时间受哺乳影响：不哺乳的产妇一般在产后6～10周月经复潮，10周左右恢复排卵；哺乳产妇月经复潮延迟，有的哺乳期间没有月经，4～6个月恢复排卵。然而，有的新妈妈月经复潮前已经恢复了排卵，有怀孕的可能。因此，不要等待月经复潮后再避孕，应该在恢复性生活的同时就做好避孕措施，以免意外怀孕。

产后避孕方法很多，可以根据需要知情选择。哺乳者首选工具避孕，男用避孕套是安全可靠的方法，但是每次要正确使用，否则容易避孕失败；也可以采用宫内节育器避孕，一般顺产6周检查正常后上环，剖宫产6个月后可以上环避孕。如果采用哺乳期闭经避孕法，需要同时满足以下3个条件，即产后6个月内、完全持续纯母乳喂养、月经未恢复，避孕率可达98%，此方法很难同时满足，一般不推荐单独使用。

特别提示

建议在产后42天复诊后，根据身体情况恢复性生活。

7. 腹壁的变化

妊娠期出现的下腹正中线色素沉着，在产褥期逐渐消褪。初产妇紫红色的妊娠纹变成银白色陈旧的妊娠纹。腹壁皮肤受增大的妊娠子宫影响，松弛明显。约在产后6～8周腹壁紧张度可逐渐恢复。

陈旧观点认为新妈妈在"月子"里不能洗头、不能洗澡，这并没有科学依据。洗澡可以清洁皮肤、消除疲惫、使心情舒畅，对于改善睡眠、增进食欲、预防感染都有积极的作用。洗澡应选择淋浴，每次洗澡时间5～10分钟，时间不宜过长，要保持室内温暖、水温适宜，避免受凉感冒。阴道分娩的新妈妈产后疲劳缓解后即可淋浴，剖宫产伤口愈合后即可淋浴，暂时不能淋浴者可选择擦浴。

合理安排产褥期饮食

"坐月子"是中国的传统习俗，很多产妇会过量摄入动物性食物，导致能量和宏量营养素摄入过剩。新妈妈在产褥期既要保证营养摄入充足，逐步补偿妊娠、分娩时的营养素消耗并促进器官、系统的功能恢复以及分泌乳汁喂哺婴儿，又要注意食不过量。此外，乳汁的口感和气味还可以潜移默化地影响着婴儿以后对辅食的接受程度和后续多样化膳食结构的建立。因此，产后饮食应尽量做到食物种类丰富，保持均衡营养。

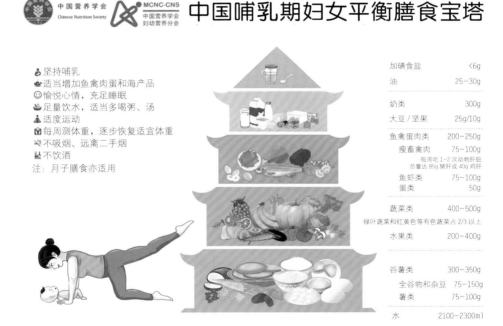

中国营养学会 Chinese Nutrition Society
MCNC-CNS 中国营养学会 妇幼营养分会

中国哺乳期妇女平衡膳食宝塔

- 坚持哺乳
- 适当增加鱼禽肉蛋和海产品
- 愉悦心情，充足睡眠
- 足量饮水，适当多喝粥、汤
- 适度运动
- 每周测体重，逐步恢复适宜体重
- 不吸烟、远离二手烟
- 不饮酒

注：月子膳食亦适用

加碘食盐	<6g
油	25~30g
奶类	300g
大豆 / 坚果	25g/10g
鱼禽蛋肉类	200~250g
瘦畜禽肉	75~100g
每周吃1~2次动物肝脏总量达85g猪肝或40g鸡肝	
鱼虾类	75~100g
蛋类	50g
蔬菜类	400~500g
绿叶蔬菜和红黄色等有色蔬菜占2/3以上	
水果类	200~400g
谷薯类	300~350g
全谷物和杂豆	75~150g
薯类	75~100g
水	2100~2300ml

中国营养学会关键推荐

中国营养学会建议哺乳期妇女膳食应在一般人群基础上注意以下5点。

- 增加富含优质蛋白质及维生素A的动物性食物和海产品，选用碘盐。
- 食物多样不过量，重视哺乳期营养。
- 愉悦心情，充足睡眠，促进乳汁分泌。
- 坚持哺乳，适度运动，逐步恢复适宜体重。
- 忌烟酒，避免浓茶和咖啡。

1. 产后饮食宜清淡、稀软

有些产妇在分娩后的一两天胃肠功能较差，可选择较清淡、稀软、易消化的食物如面片、面条、馄饨、粥，或蒸或煮的鸡蛋及煮烂的肉炖菜，之后可过渡到正常饮食。剖宫产的产妇，未排气前可饮萝卜水。手术后约24小时胃肠功能恢复，应再给予术后流食1天，但忌食易引起胀气的食物如牛奶、豆浆、含大量蔗糖的食物。情况好转后给予半流食1～2天，再转为普通膳食。

2. 食物多样、不过量

膳食重在营养均衡、种类多样、不挑食偏食，既不能过度滋补致营养过剩，从而导致生育性肥胖，影响妈妈远期的健康；又不能为了尽快恢复孕前体重而盲目节食，影响产后康复及乳汁分泌，从而引发宝宝发育不良。一般情况下，按照中国营养学会推荐的哺乳期妇女平衡膳食宝塔安排饮食，基本能满足新妈妈的营养需求。

- 谷薯类300～350g，其中全谷物和杂豆75～150g、薯类75～100g。
- 蔬菜类400～500g（其中绿叶蔬菜和红黄色等有色蔬菜占2/3以上），水果200～400g。
- 鱼、禽、蛋、肉类（含动物内脏）每天总量200～250g。其中每天瘦畜禽肉75～100g、鱼虾类75～100g、蛋类50g。每周吃1～2次动物肝脏，总量达85g猪肝或40g鸡肝。
- 牛奶300～500g。
- 大豆类25g，坚果10g。
- 植物油25～30g。
- 盐不超过6g。
- 水2100～2300ml。

表12.1　乳母一日食谱举例

餐次	食物名称及主要原料重量
早餐	肉包子：面粉50g，猪肉40g
	红豆稀饭：大米30g，红豆20g，红糖5g
	拌黄瓜：黄瓜100g
早点	牛奶：牛奶250g
	煮鸡蛋：鸡蛋50g
	苹果：苹果100g
午餐	生菜猪肝汤：生菜100g，猪肝25g，植物油5g
	丝瓜炒牛肉：丝瓜150g，牛肉50g，植物油10g
	大米饭：大米100g
午点	水果：橘子100g
晚餐	青菜炒千张：青菜200g，千张80g，植物油10g
	香菇炖鸡汤：鸡肉100g，香菇适量
晚点	玉米面馒头：玉米粉50g，面粉50g
	牛奶煮麦片：牛奶250g，麦片10g，白糖10g

3. 增加富含优质蛋白质的食物

女性哺乳期膳食蛋白质应在一般成年女性的基础上每天增加25g。鱼、禽、肉、蛋、奶及大豆类食物是优质蛋白质的良好来源，应该增加摄入量。下表列举了可提供25g优质蛋白的食物组合，建议一天选用3种以上，合理搭配，以获得所需要的优质蛋白质。

组合一既可提供25g优质蛋白质，还可提供216mg钙，补充乳母对钙的需要。若不增加牛奶，则应考虑每天补钙200mg。组合二既可提供25g优质蛋白质，还可提供维生素A2100μg RAE，每周一次相当于每天增加维生素A300μg RAE。

4. 增加富含维生素A的食物

哺乳期每天维生素A的推荐摄入量比一般成年女性增加600μg RAE。动物肝脏富含维生素A，若每周增加1~2次猪肝（总量85g）或鸡肝（总量40g），则平均每天可增加摄入维生素A 600μg RAE。

表12.2　获得25g优质蛋白质的食物组合举例

组合一		组合二		组合三	
食物及数量	蛋白质含量（g）	食物及数量	蛋白质含量（g）	食物及数量	蛋白质含量（g）
牛肉50g	10.0	瘦猪肉50g	10.0	鸭肉50g	7.7
鱼50g	9.1	鸡肉60g	11.6	虾60g	10.9
牛奶200g	6.0	鸡肝20g	3.3	豆腐80g	6.4
合计	25.1	合计	24.9	合计	25.0

——以上内容引自中国营养学会《中国居民膳食指南（2016）》

5. 增加含钙丰富的食物

女性在哺乳期膳食钙的推荐摄入量比一般成年女性增加200mg，总量达到每天1000mg。奶类含钙量高且易于吸收利用，是钙的最好食物来源。如果产妇每天比孕前多喝200ml奶，每天奶的摄入量能达到500ml，则可获得约540mg钙；再加上所摄入的深绿色蔬菜、豆制品、虾皮、小鱼等含钙丰富的食物，可达到推荐摄入量。为增加钙的吸收利用，还应补充维生素D或多晒太阳、多做户外运动。

组合一有1/2以上的钙来自牛奶，利用率高。如果不习惯多喝牛奶，可参考组合二增加其他含钙丰富的食物（如豆腐干、绿叶菜、芝麻酱）的摄入，以保证获得足够的钙。另外，不习惯喝牛奶或者对乳糖不耐受的产妇，可尝试用酸奶代替牛奶（表12.3）。

表12.3　获得1000mg钙的食物组合举例

组合一		组合二	
食物及数量	含钙量（mg）	食物及数量	含钙量（mg）
牛奶500ml	540	牛奶300ml	324
豆腐100g	127	豆腐干60g	185
虾皮5g	50	芝麻酱10g	117
蛋类50g	30	蛋类50g	30
绿叶菜（如小白菜）200g	180	绿叶菜（如小白菜）250g	270
鱼类（如鲫鱼）100g	79	鱼类（如鲫鱼）100g	79
合计	1006	合计	1005

——以上内容引自中国营养学会《中国居民膳食指南（2016）》

产后运动与科学减重

产后尽早开始活动有助于身体的康复，包括：促进子宫收缩和恶露排出，促进肠蠕动，减少便秘，防止尿潴留、血栓性静脉炎的发生，尤其是接受剖宫产的新妈妈尽早下地活动可以防止肠粘连，加速伤口愈合。同时，运动可以消耗多余的热量，有利于新妈妈恢复婀娜身姿、维持适宜的体重；运动还可以增强体能，提高心肺耐力及适应性，增强腹肌力量，促进产后身体早日康复。积极的产后运动还有助于促进新妈妈的心理健康、与其他人的情感交流，减少不良心境、产后抑郁的发生，缓解压力，促进睡眠，使新妈妈心情愉悦地度过产后这段特殊的时期。

1. 产后运动的现状

　　有意识进行产后运动的新妈妈并不多。宝宝出生后，新妈妈的注意力都在孩子身上——孩子吃了睡了，要给孩子擦擦洗洗；一会儿孩子醒了，排大小便、要洗小屁股……每件事情都要做好妈妈才安心。所以，产后是一段新妈妈很容易忽视运动的时间。有研究指出，即使是孕前就有运动习惯的新妈妈，产后也要过好几年才恢复规律运动的习惯。澳大利亚的一项女性健康研究发现，产后头3年女性运动量急剧下降。国外的产后运动指南建议孕期没有复杂的妊娠期问题产后要进行运动，目前还没有一个国家建议产后不要运动，但产后运动的重要性还未得到足够的重视。

2. 阴道分娩后如何运动？

　　如果妊娠状态良好且是顺产，宝宝出生几天后，新妈妈感觉身体准备好了就可以开始运动了，但要注意避免伤到会阴部位的缝合口。

运动前的准备

衣着准备： 选择宽松的衣服，穿合适的内衣充分保护乳房。母乳喂养的新妈妈运动前应给宝宝哺乳或者挤奶储存，避免运动后乳汁中产生乳酸，影响母乳味道。运动时手边放一瓶水，少量多次饮用，不断补充水分。

身体准备： 你可以花10分钟做准备活动，走一走或者在原地伸展下背部、活动髋关节和大腿肌肉。可以选择做养生保健操的准备动作：站立，手臂从体侧向上伸展过头顶，十指钩扣在一起，翻掌心向上，向上、向左、向右伸展腰背部和骨盆几秒再放松。还可以做向上抬腿的动作，抬到与地面平等的位置，保持几秒再放松。

运动时间

世界卫生组织建议成年人（18～

64岁）每周至少做150分钟中等强度的有氧运动，美国产后运动指南的建议与世界卫生组织的建议一样。那么，如何平衡照顾宝宝和自己运动的时间呢？产后6～12小时可以下地活动，从缓从慢，逐渐适应。如果有侧切缝合，开始运动的时间可以稍推迟。最开始可以每次活动10分钟，每天活动1次，逐渐增加到每天活动2～3次，每天活动20～30分钟。即使是10分钟的锻炼对身体也是有益处的。

新妈妈至少产后3周后可以进行力所能及的家务劳动，产后6周开始进行规律的有氧运动如散步、慢跑等。从每天15分钟逐渐增加到每天45分钟，每周运动4～5次。

运动形式

可以选择有氧运动，比如产后刚开始运动时，可以做活动关节的简单动作，然后尝试活动腹部、腰背部肌肉，以增加腰背部和腹部肌群的力量，也可以选择孕产妇养生保健操的第八节——腰部运动。随后逐渐增加到中等强度的运动，如果新妈妈孕前就进行高强度的运动如跑步、跳绳或游泳，产后可以循序渐进地开展这些运动，但如果觉得身体疼痛要及时停止。

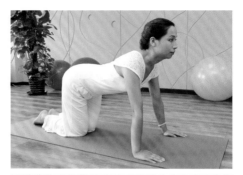
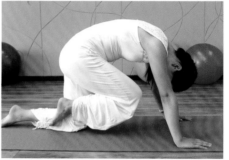
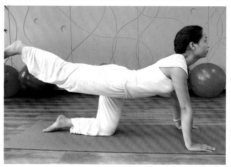
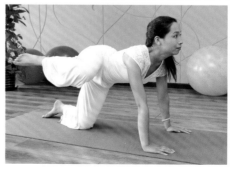

除了做有氧运动外，还要配合力量训练。美国妇产科医生学会产后指南建议，新妈妈每周至少应该有2天进行肌肉锻炼，每次20～30分钟，可以做瑜伽、普拉提、仰卧起坐、俯卧撑或举哑铃等运动项目，锻炼双腿、双臂和臀部等身体主要肌群，要循序渐进地达到中等强度。应注意的是，产后可以尽快开始盆底肌锻炼，凯格尔运动可以有效恢复盆底肌肉力量。

如果没有专门的运动时间，推着宝宝散步也是有助于控制体重的。

放松

运动结束后的放松，可以选择慢走和做伸展运动5分钟，帮助心率回归正常，避免身体酸痛。

3. 剖宫产后如何运动？

美国、澳大利亚、加拿大、英国等国家的产后运动指南均指出要根据分娩方式决定产后运动的方法。剖宫产的妈妈应该咨询医生妊娠期和分娩过程有无复杂情况再开始身体锻炼。挪威对产后运动要求较严格，建议42天产科门诊复查后，依据新妈妈的自身感受再决定如何开始产后运动。但是，有研究指出，对大多数产妇来

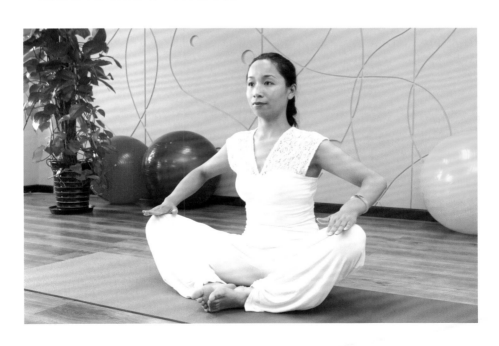

说，产后42天才开始低强度的运动太晚了。澳大利亚和英国的指南指出，可以在保健医生第一次随访后考虑开始运动；而加拿大的指南指出，可以慢慢增加有氧运动和力量训练，这些运动量都取决于身体舒适程度和产后复杂的因素如有无贫血、伤口感染等。我们一般可以参考美国和英国的指南，如果妊娠期和分娩过程没有复杂情况的剖宫产，产后可以尽快开始舒缓的运动，但如果想像孕前一样运动则需要咨询医生。

保持心情愉悦

激素水平的变化、社会角色的转变、育儿的劳累、生活秩序的改变、家庭关系的应对等，导致新妈妈心理压力增加，可能出现情绪低落、焦虑或抑郁、过分依赖等心理状况。尤其是产后2周内，新妈妈的精神特别敏感，情绪不稳定，多思多虑，担心孩子不健康、担心自己乳汁不足或某些疾病会传给孩子等，容易出现各种问题，严重时会影响身体康复及乳汁分泌。此时，家人要给予新妈妈足够的支持和帮助，帮助新妈妈保持良好的精神状态，轻松愉悦地度过产褥期。

家人尤其是丈夫不要因为宝宝的到来冷落了新妈妈，要给予新妈妈更多的关爱，创造安静、舒适的休养环境，准备可口且富有营养的饮食，多和新妈妈沟通交流，了解她的需求，让她感受到亲情的温暖。新妈妈也要学会自我调适，保证自己有充足的睡眠；尽早进行适度的运动；做一些自己喜欢做的事如读书、听音乐等，以转移注意力；可以加入一些新妈妈团体，交流育儿经验，必要时向专业人员求助，及时解决自身康复及育儿过程中的问题和困难。

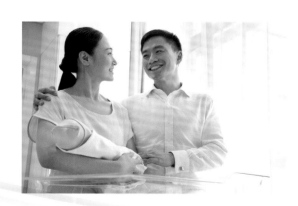

警惕产后抑郁

产后抑郁是产后常见的一种悲伤和忧郁的情绪障碍，这与新妈妈体内激素水平的剧烈波动密切相关。产后抑郁不仅影响新妈妈的自身健康和婚姻家庭，还影响着哺乳及母婴关系，对婴儿的情绪行为及发育均有不良影响。

产后抑郁的发生相对较晚，但程度较产后忧郁严重。一般多在产后2周发病，4～6周症状明显。产后抑郁的症状主要有：情绪改变、自我评价降低、几乎对所有事物失去兴趣、食欲改变、失眠或睡眠过度、感觉疲劳或虚弱、有深深的自责感，严重的甚至会反复出现自杀企图等。

产后抑郁可以通过量表进行初步筛查。爱丁堡产后抑郁量表（简称EPDS，详见第254页表12.4）主要用于评估产后抑郁情绪，也可用于评估产前抑郁和预测产后抑郁，但不能评估病情的严重程度，新妈妈可用这个量表进行自评筛查。目前我国一般将总分9分作为筛查抑郁的临界值，总分大于等于13分可诊断为产后抑郁。新妈妈若有持续的情绪低落且自评得分高，需及早到医院就诊，请专业的精神科医生进行全面的评估及必要的治疗。

知识链接

70%左右的新妈妈在产后3～4天会出现轻度抑郁状况，伴有焦虑、哭泣、易激惹等症状。产后10天左右可自行缓解，属于产后忧郁。一旦发现新妈妈有这种情况，一定要及时疏导，帮助她恢复良好的心态，预防产后抑郁。

产后抑郁的新妈妈如不治疗会对自身和孩子产生严重的长期不良影响，接受治疗会改变这种结果。因此，对于确诊产后抑郁的患者应积极治疗。目前产后抑郁治疗方法主要有药物治疗、心理治疗及物理治疗3种，可根据病情严重程度选择治疗方法，综合治疗的效果优于任何一种单一治疗。一般轻度抑郁发作可选择单一心理治疗，如果监测和反复评估病情无改善，就必须考虑药物治疗；中度以上的抑郁发作多采取综合治疗。

表12.4　爱丁堡产后抑郁量表（EPDS）

请选出近7天最接近的感觉，而不只是今天的感觉。

1.我能够笑得起来和看到事情有趣的一面	○像过去一样多	0分
	○不那么多	1分
	○肯定没那么多	2分
	○根本没有了	3分
2.我看待事物的乐趣与过去一样多	○像过去一样多	0分
	○不那么多	1分
	○肯定没那么多	2分
	○几乎没有了	3分
3.当事情做错时，我过分责备自己	○多数时间是这样	3分
	○有时是这样	2分
	○很少是这样	1分
	○从来不这样	0分
4.我无缘无故地焦虑和担心	○从来没有	0分
	○几乎没有	1分
	○有时是这样	2分
	○经常是这样	3分
5.我感到无原因的害怕和恐惧	○经常是这样	3分
	○有时是这样	2分
	○很少是这样	1分
	○从来没有	0分
6.事情压在我头上	○绝大多数时候我不能应付	3分
	○有时不能像平时那样处理好	2分
	○多数时候能处理好	1分
	○和平时一样处理得很好	0分
7.我很不愉快且睡眠困难	○多数时间是这样	3分
	○有时是这样	2分
	○很少是这样	1分
	○从来没有	0分

续表

8.我感到伤心悲惨	○绝大多数时候	3分
	○经常	2分
	○有时	1分
	○从来没有	0分
9.我不愉快而哭泣	○绝大多数时候	3分
	○经常	2分
	○偶然有	1分
	○从来没有	0分
10.我有伤害自己的想法	○是的，非常普遍	3分
	○有时候有	2分
	○几乎没有	1分
	○从来没有	0分

总分＿＿＿＿＿＿＿＿

以下一些高危人群产后抑郁发生率较高，需要引起重视，给予更多关注。

- 未婚妊娠或非意愿妊娠。
- 有精神病史或家族史。
- 有死胎、死产、习惯性流产史等不良孕产史。
- 有妊娠合并症或并发症。
- 孕期住院。
- 手术产。
- 有产前抑郁。
- 婴儿生病、虚弱或住院。
- 家庭经济困难，住房拥挤。
- 婚姻关系不和谐，对丈夫信任度低，家庭暴力或丈夫有不良行为。
- 对婴儿性别不满意。
- 产后缺乏支持、照顾和护理。

重视产后访视

　　产后访视是国家为母婴提供产后保健、促进产后恢复的重要措施，一定不要错过。出院回家后要将《母子健康手册》交到就近的社区卫生服务机构保健科，医生会根据信息于产妇出院后7天内到家里看望产妇和新生儿，了解产妇的健康状况如身体恢复情况、心理卫生情况等，以及新生儿的喂养情况、生长发育情况，解决产后恢复及新生儿喂养和护理等过程中存在的问题，并提出针对性的保健指导和建议。如果新妈妈身体有异常情况，社区医生下一周还会入户访视。产后28天时，妈妈带宝宝去社区卫生服务机构做满月检查。

产后42天复查

　　产后42天预示着产褥期的结束，新妈妈的全身各器官除了乳腺外均应恢复到非孕时的健康状态。新妈妈应带着宝宝于产后42天去医院接受常规随诊，做一次全面的健康检查，包括全身检查、妇科检查及新生儿检查，了解身体恢复情况及宝宝生长发育情况。医生会提供喂养、营养、心理、卫生及避孕方法等保健指导和建议。对于有妊娠并发症及合并症的新妈妈如患有妊娠期糖尿病、妊娠期高血压疾病、妊娠期贫血等疾病的新妈妈，产后42天复查还可以了解疾病康复情况，及时采取干预措施，必要时转诊到相应专科诊治，预防慢性疾病的发生。

识别疾病征象

不少新妈妈在"坐月子"期间会出现一些产后问题，包括子宫复旧不全、切口愈合不良、产褥感染、产后出血、乳腺疾病等，应当及时识别、治疗。

以下征象提示新妈妈的身体可能出现了问题。

- 体温高于37.5℃。
- 恶露有异味。
- 恶露淋漓不尽，或突然有大量阴道出血。
- 会阴或剖宫产缝合处疼痛，有硬结。
- 乳房胀痛，有肿块。
- 腹部疼痛、宫底压痛。
- 情绪改变、睡眠障碍、对生活失去信心等。

一旦发现以上征象，应该及时就医，以免贻误病情，影响身体康复。

哺乳期生病需要用药怎么办？

哺乳期的新妈妈用药时只有少量进入母乳，常规剂量不至于对婴儿产生毒性作用。然而，仍有少部分药物可能影响婴儿，因此，应在医生指导下用药。

为了尽量避免母亲用药对宝宝正常发育产生影响，新妈妈应掌握以下原则。

- 任何药物（包括所谓的"补药"）的应用都要有明确的指征，在医生指导下服用，不应自行用药。

- 除少数药物在哺乳期禁用外，其他药物在乳汁中的排泄量很少超过母亲用药的1%～2%，此量一般不会给宝宝带来危害，故不应中断母乳喂养。
- 通过调整用药时间，减少婴儿吸入的药量。新妈妈可以在给孩子哺乳后立即服药，并尽可能推迟下次哺乳的时间，至少间隔4小时再次哺乳，最大限度减少乳汁中药物的含量。

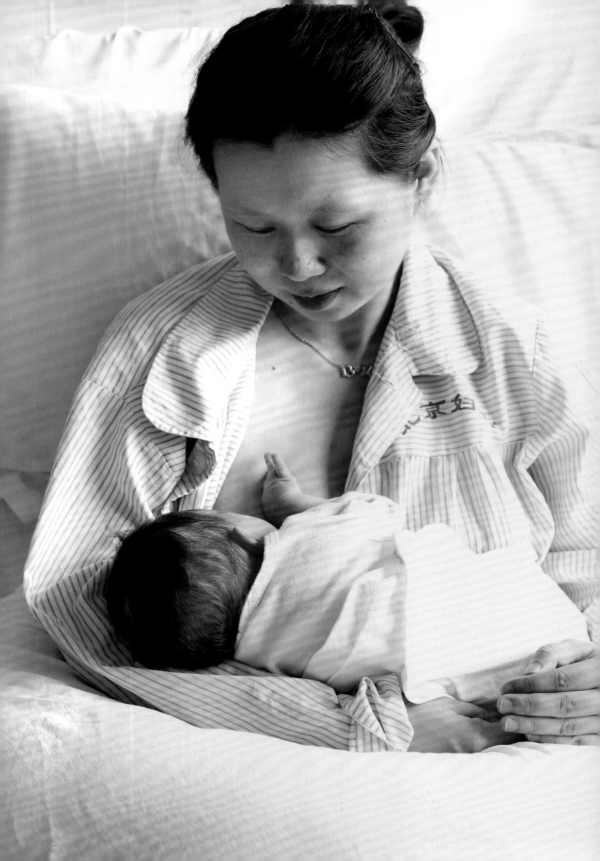

第13章
促进母乳喂养成功

　　母乳是对宝宝重要且健康安全的食物。母乳喂养是最自然的喂养方式，对宝宝、妈妈、家庭、社会都有极大的好处。

母乳喂养的好处

1. 对宝宝的好处

母乳含有满足宝宝需要的最天然的营养成分，而且母乳的成分可随宝宝月龄的增加而变化，以适应宝宝不同时期的需求。研究表明，母乳喂养可为婴儿提供免疫保护——从近期来看，可保护婴儿免受腹泻、中耳炎、呼吸道疾病、过敏性疾病的侵袭；从远期看，有预防肥胖、高血压、高血脂、高血糖等慢性病的作用。

母乳中还有各种促进婴儿生长发育的因子，能够促进婴儿大脑细胞和智力的发育；母乳喂养时婴儿的吸吮运动对语言能力的发展有促进作用。母乳喂养还可强化母婴情感纽带，为宝宝的情商培养奠定基础。有研究证实，母乳喂养的宝宝与非母乳喂养的宝宝相比情商更高。

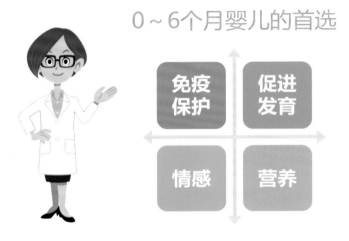

0～6个月婴儿的首选

免疫保护　促进发育

情感　营养

2. 对妈妈的好处

母乳喂养不是妈妈单方面的付出，对妈妈来说也是有益健康的最佳选择。母乳喂养可促进子宫恢复、减少产后出血的危险性，还能降低绝经前患乳腺癌、卵巢癌和由骨质疏松引起的骨折的发生概率。母乳喂养能够帮助新妈妈消耗孕期储备的脂肪（每天可多消耗500kcal热量），能够帮助新妈妈尽快恢复体形。

母乳喂养的方法

1. 从孕期开始做好乳房保健

无论是否考虑母乳喂养，准妈妈的身体都在积极地为母乳喂养做准备。乳房在怀孕期间增大许多，输乳管和泌乳细胞开始发育，乳晕色素沉着明显，乳晕的区域扩大，乳头颜色变深。乳晕处的皮脂腺肥大而隆起，形成许多圆形结节突起（蒙氏结节），其分泌的物质可以润滑和保护乳头。

有的准妈妈担心乳房太小无法泌乳、乳头扁平或凹陷不能哺乳……其实，乳房的大小与能否进行母乳喂养无关。女性的乳头形状各异，但无论是突出的乳头还是扁平或凹陷的乳头，乳汁生成和分泌功能一般都不会受到影响。只是如果乳头扁平或者凹陷，可能对婴儿衔乳造成影响，但婴儿都有能力很好地吸吮乳汁。

在检查乳头伸展性时，如果发现乳头是凹陷的，可尝试用手牵拉，若能牵出，为假性凹陷。假性凹陷不用特殊处理，只要哺喂前用手牵出乳头，即可帮助婴儿含接。

有时在妊娠晚期乳房会分泌青色或黄色的稀薄液体，这种现象完全正常，没什么可担心的。溢出的液体就是初乳，是宝宝的第一餐。初乳营养丰富，富含免疫抗体及蛋白质，初乳的出现说明乳房已经准备好迎接宝宝的到来了。

乳房的伸展性比乳头的长短、形状更重要！

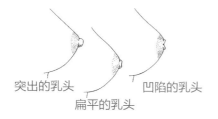

突出的乳头　　　　凹陷的乳头
扁平的乳头

温 馨 提 示

如果妈妈乳头凹陷，可以使用乳头矫正器纠正，千万不要用奶瓶喂养。如果自己不能评估，可以请哺乳顾问协助。

2. 早接触、早吸吮、早开奶

"三早"即早接触、早吸吮、早开奶。分娩后，宝宝裸体趴在妈妈的身上，母婴皮肤接触至少半小时，也可以接触更长时间。吃奶是新生儿的本能，宝宝可以自己爬行寻乳，不用担心，要相信宝宝有能力自己做到，不要给予干涉。宝宝会适应妈妈的乳房、乳头，不断地调整自己，直到吸吮成功。坚持让宝宝频繁吸吮，24小时内至少吸吮10～12次。请记住，早开奶是指宝宝出生后趴在妈妈的乳房上吸吮，刺激泌乳素的产生，而不是请催乳师。

"三早"可促进催乳素、催产素释放和乳汁分泌，可刺激子宫收缩、减少产后出血，可强化婴儿的吸吮能力，可促使胎便排出、减少新生儿黄疸的发生。初乳富含保护性免疫抗体，可提高婴儿抵抗力，还可增加母婴之间的感情。

剖宫产的新妈妈也不用担心，同样可以进行"三早"。在手术室时新妈妈与宝宝进行局部皮肤接触，进入母婴同室（产后）病房后继续进行皮肤接触，宝宝会进行寻乳吸吮，而且吸吮非常有力。

剖宫产的新妈妈没有经阴道分娩的新妈妈活动自如，饮食上有些限制，子宫收缩痛更明显，这些都不影响新妈妈和宝宝的早接触、早吸吮、早开奶。

3. 哺乳的正确姿势

哺乳前的准备

穿一件适合哺乳的、不过厚的棉质衣服。如有溢奶，更换衣服即可。

乳房不需要每次都清洗，每天清洗1次就可以。乳头上的细菌对宝宝肠道菌群建立有益，过多清洁还易发生乳头皲裂。

哺乳前无须提前用乳膏软化皮肤或者挤出初乳。特别是不要使用毛巾揉搓乳头、乳晕，否则容易导致乳头皮肤损伤而无法哺乳。只需要用清水清洁乳房，佩戴合适的棉质文胸（不要带钢托），随着孕周增加随时调整文胸大小，最好每6～8周重新测量、选择合适的孕妇文胸。

哺乳时的体位

选取可以坚持半小时以上的、舒服的体位（坐位、侧卧位、半躺式）。妈妈和宝宝都感觉舒服，才能保证哺乳成功。

- 如果采取坐位哺乳，椅子的高度要合适，并将一个垫子或枕头放在新妈妈背后。如果椅子太高，可以在新妈妈脚下放一个小凳子。注意不要让新妈妈的膝盖抬得过高，否则宝宝的鼻尖不能对着妈妈的乳头。如果坐在床上，背后可以垫一个枕头，以增加舒适感。
- 侧卧位时要将身体整个侧过来，不要扭着身体，腰部可以用靠垫等支撑。
- 半躺式哺乳可以垫高上半身，比如可以半躺在床上，用被子和枕头支撑新妈妈的背部和头部；也可以是沙发的拐角加一个靠枕。可以半躺半坐，全身重量都有依靠，颈部和

特别提示

新妈妈采取侧卧式哺乳时，不要将宝宝环抱于臂弯中，手臂应外展或上扬。因为哺乳过程中泌乳素有使新妈妈放松的作用，尤其是在夜间困倦时新妈妈易搂紧宝宝，使宝宝窒息。

背部不需要用力。

无论采取何种姿势，只要新妈妈感觉舒适、宝宝能大口喝奶就没有问题。

如果听到宝宝吧唧嘴的声音，说明宝宝没有吃到奶。

哺乳姿势的4个要点

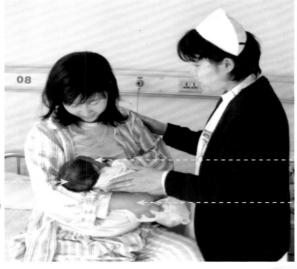

宝宝的头与身体成一条直线

宝宝的身体贴紧妈妈

宝宝的脸对着妈妈的乳房，鼻子对着乳头，下颌紧贴乳房

妈妈不只托着宝宝的头和肩，还应托着宝宝臀部

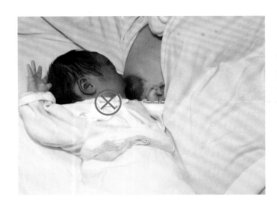

错误：宝宝的身体未贴紧妈妈，脖子扭着吃奶，宝宝的头与身体未成一条直线

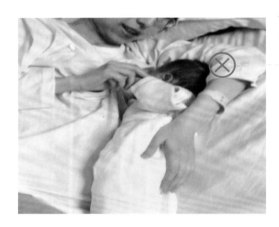

错误：妈妈的胳膊环绕着宝宝，哺乳时妈妈容易困倦，易引起宝宝窒息

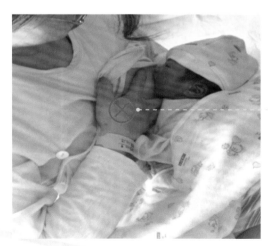

错误：妈妈的手指呈剪刀形，正确的应该是呈C字形，这样不易出现乳腺堵塞

婴儿的正确含接

妈妈的手成C字形托起乳房，用乳头触碰宝宝的嘴，宝宝张大嘴；将宝宝贴近自己；宝宝将妈妈的乳头及大部分乳晕含接口中，下颌贴紧乳房，面颊鼓起，慢而深地吸吮。

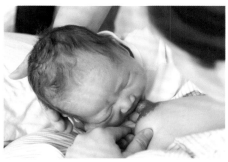

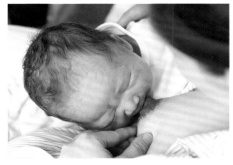

宝宝吸吮时会有暂停，这是正常的，宝宝需要停歇吞咽母乳，而且这也说明你的乳汁流速正常。

哺乳后的拍嗝

宝宝出生后身体各器官未发育完全，胃成水平位，贲门松弛，易吐奶、溢奶。哺乳后一定要把宝宝竖起，轻拍背部，让宝宝把胃部空气吐出来。

拍嗝时要注意宝宝的安全，一定要扶住宝宝的颈部及腰部，手掌为空心拍，应竖抱宝宝而不是横抱。拍嗝后要让宝宝侧卧，溢奶时奶液可以顺嘴角流下，避免将奶呛入气管。

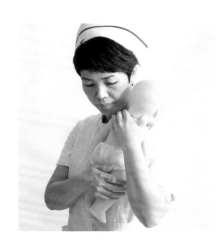

4. 母婴同室，按需哺乳

母婴同室指母婴24小时在一起，分开时间（接受各项治疗、检查的时间）累计不超过1小时。爱婴医院实施的是母婴同室，并且多为床旁护理，乙肝疫苗接种、沐浴、抚触等都在床边完成。

按需哺乳指根据妈妈的需求和宝宝的需求哺乳，无时间限制，随时饿随时吃，白天、夜间都要进行哺乳。

母婴同室，妈妈能够及时发现宝宝

饥饿征兆、及时哺乳，增进母子感情。出院后一定要继续实行母婴同室，特别是夜间不要将宝宝完全交给月嫂看护和喂养。夜间泌乳素分泌更多，妈妈奶胀了、有射乳反射时就可以把宝宝抱过来哺乳。如果母婴分离，按需哺乳将大打折扣，妈妈的乳房易出现问题。

增加泌乳量的方法

增加泌乳量最简单、最有效的方法就是让宝宝多吸吮。另外，妈妈要心情愉悦，多触摸宝宝，多看宝宝，多听宝宝的声音，这些都能触发催乳素和催产素的释放，增加乳汁的分泌。

5. 如何增加泌乳量

要想知道如何增加泌乳量，就要了解乳汁是如何产生的。乳头周围布满了神经末梢，宝宝的吸吮可刺激乳头，使其将神经冲动传递给腺垂体，使之产生催乳素及催产素。催乳素通过血液到达乳腺，刺激乳腺分泌乳汁。催乳素的浓度随宝宝吸吮频率和强度的增加而升高。催产素也经血液到达乳房，使乳腺周围的上皮细胞收缩，乳腺内的乳汁排入乳腺小管，从乳头的乳腺管口排出。

家人应多关心哺乳的妈妈，经常与她沟通，帮助她调整心态、舒缓压力、树立母乳喂养的信心。

充足的营养是泌乳的基础，而食物多样化是营养充足的基础。除营养素外，摄水量与乳汁的分泌量也密切相关。所以，哺乳妈妈不但应该多喝水，

还要吃流质食物（鸡汤、鱼汤、排骨汤等），每餐都应有带汤水的食物，但要注意，餐前不宜喝太多汤，以免影响食量。可在餐前喝半碗，吃到八九成饱时再喝一碗汤。喝汤的同时要吃肉。肉汤的营养成分大约只有肉的1/10，为了满足妈妈和宝宝的营养，应该连肉带汤一起吃。另外，不宜喝多油浓汤，以免影响食欲，及引起宝宝脂肪消化不良性腹泻。煲汤的材料宜选择一些脂肪含量较低的肉类如鱼类、瘦肉、去皮的禽类、瘦排骨等，也可以喝蛋花汤、豆腐汤、蔬菜汤、面汤及米汤等。可

 特别提示

尽量做到生活有规律，每天保证8小时以上的睡眠时间，与宝宝同步睡眠，避免过度疲劳。

根据需要，加入对补血有帮助的煲汤食材，如红枣、红糖、猪肝等；还可以加入对催乳有帮助的食材，如仔鸡、黄豆、猪蹄、花生、木瓜等。

6. 上班后：背奶妈妈

返回职场的妈妈，上班后需要挤奶。有时间可以间隔2～3小时挤1次，没有时间至少也要上午、下午各挤1次。每次每侧乳房挤15～20分钟，时间不能过长。只有将乳房不断地排空，才能有新的乳汁产生。可以将挤出的母乳放在冰箱的冷藏层（不要把乳汁储存在冰箱门的位置），用冷链带回家喂宝宝。如果没有冷链条件，挤出的母乳就弃掉。

挤奶或吸乳前应洗净双手和吸乳配件。储奶瓶预先清洗消毒或使用预消毒的储奶袋（储奶袋为一次性使用产品，由于不能重复清洗和消毒，故

 特别提示

储存奶按母乳收集时间先后顺序使用。解冻的母乳不可再冷冻，只可冷藏。冷藏的母乳一旦加热，即使未喂食也不可再冷藏，应丢弃。

母乳的储存时间

- 冰箱冷藏室（2～4℃）：可保存24小时。
- 冰箱冷冻室（-18℃）：可保存3个月。
- 深冻冰柜（-18℃）：可保存12个月。

不可重复使用）。

纯母乳喂养的宝宝每顿母乳量一般在60～120ml，为减少浪费，建议冷冻乳汁每份储存量不超过120ml。由于母乳冷冻后体积会增加，建议母乳量不超过容器量的3/4。

多次吸出的乳汁可以在冷藏至相同温度后合并，一般建议吸出后冷藏1小时后合并，但不可将新鲜母乳和冷冻的母乳合并。母乳冷藏后会分层，这是正常现象。加温时轻轻摇匀即可，避免剧烈摇晃而导致成分破坏。

喂奶时从冰箱冷冻室拿出来的母乳，应先置于冰箱冷藏室解冻。使用前可在37～40℃温水中加热（也可以使用温奶器快速加热，不会破坏营养成分）。不要使用微波炉，因为微波炉加热不均匀，可能会烫着婴儿。直接在火上加热、煮沸会破坏母乳的营养。喂宝宝之前用手腕内侧测试温度，合适的奶温应和体温相当。注意不要用口腔试奶温。

母乳喂养的常见问题

新妈妈在母乳喂养过程中常会遇到各种困难，这并不意味着必须放弃母乳喂养。只要掌握正确的方法，一定能将母乳喂养坚持到底！

1. 宝宝吃饱了吗?

注意喂哺宝宝时，要将一侧乳房中的前奶和后奶都让宝宝吃到。很多宝宝的体重增加缓慢，就是因为吃的是妈妈两侧乳房的前奶。前奶是在一次哺乳过程中前期产生的奶，后奶是在一次哺乳过程中后期产生的奶。前奶较后奶颜色发蓝，富含大量水、蛋白质、乳糖及其他营养物质。由于宝宝吃了大量前奶，从中获得了他所需要的水分，相当于宝宝的开胃菜，

前奶和后奶

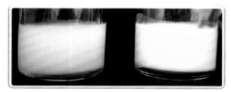

前奶	后奶
开胃菜，解渴，含有大量水和糖，安慰性吸吮主要吃的是前奶，避免摄入过多的热量	正餐，宝宝吃了耐饿，含有丰富而高热量的脂肪，宝宝饥饿时大量摄入后奶

配方奶没有前奶、后奶的变化，易导致热量摄入过多，引起肥胖

能让宝宝解渴，因此在纯母乳喂养期间甚至在热天也不需要给纯母乳喂养的宝宝补充其他水分。后奶外观较前奶白，富含脂肪，为宝宝提供较多的热量，是宝宝的正餐，宝宝吃了更加耐饿。如果新妈妈一侧乳房喂哺时间过短（少于20分钟），可能导致宝宝吃不到足够的后奶，出现频繁饥饿。

2. 宝宝是饿了吗?

宝宝只有哭才是饿了吗？告诉你，宝宝不只是通过哭表达饿，还有其他信号：宝宝睡得不安稳了，眼睛似睁非睁时就是饿了。宝宝还会张开眼睛左右找寻或寻求自我安慰——吃手。每一个动作都在告诉妈妈他饿了，如果妈妈没注意到这些信号，宝宝会用声音告诉妈妈他饿了，那就是大哭。所以，妈妈要学会观察宝宝，及时发现宝宝饿了的信号。

以下几方面提示宝宝吃饱了

- 宝宝自己吐出乳头，表情满足、安静。
- 观察宝宝的小便次数及颜色：出生第1天1次小便，第2天2次小便，第3天3次小便，第4天4次小便，第5天5次小便，以上情况都是正常的。出生7天后24小时应有6次以上小便（无色或浅黄色）。
- 观察宝宝的大便次数及颜色：出生第1天是黑色的胎便，量多，次数多；第2天黑色，量比第1天少；第3天、第4天是黄绿色；第5天是黄色的稀软便；后期均是黄色的母乳性稀软便。纯母乳喂养的宝宝很少出现便秘。
- 纯母乳喂养的宝宝白天每次能睡1~2小时。
- 妈妈的乳房从饱满、沉甸甸变得松软。
- 满月时体重增长1000g以上，2~3个月每月体重增长750g。

表13.1　出生1~7天大小便次数及颜色

日龄	小便次数	大便次数	大便颜色
第1天（出生日）	1	4	黑色
第2天	2	3	黑色或墨绿色
第3天	3	3	棕色、黄绿色、黄色
第4天	4	4	棕色、黄绿色、黄色
第5天	5	4	黄色
第6天	6	4	黄色
第7天	6	4	黄色

说明：出生1~7天，观察小便和大便次数和颜色，可以判断是否摄入足够的母乳。低于上述次数或者颜色明显偏离的，应及时与医护人员联系。

3. 生理性乳胀和病理性乳胀

乳胀分为生理性乳胀和病理性乳胀两种。生理性乳胀往往出现在阴道分娩第2天或剖宫产第3天。生理性乳胀是乳房血液和淋巴液供应增加，乳房并没有很多乳汁。感觉不到生理性乳胀并不意味着奶量少，关键要早接触、早吸吮、早开奶。分娩数天后，乳腺管通畅，有乳汁从乳头溢出，属正常乳房充盈，此时只需要让宝宝频繁有效地吸吮，排空乳房，乳房的重、肿、硬感就会减轻。

乳腺管未通畅时乳房充盈过度，

出现病理性乳胀的主要原因

- 宝宝出生后母乳喂养开始得晚，未进行"三早"。
- 宝宝含接姿势不正确。
- 没有按需哺乳或母婴分离时未及时将乳汁挤出。
- 每次喂哺时间不足，不能将乳房中的乳汁排空。

组织液和血液增加，阻碍乳汁的流出，可引起病理性乳房肿胀，主要有以下表现。

- 乳房皮肤紧绷。
- 红肿、胀痛。
- 没有乳汁溢出。
- 体温升高可持续24小时。

缓解病理性乳胀要做到以下几点。

- 哺乳姿势及婴儿含接姿势要正确。
- 增加喂奶次数，夜间哺乳要勤。
- 及时将乳汁挤出，排空乳房。
- 心情放松。
- 适当减少汤汁摄入。
- 冷敷乳房，不要热敷。

4. 担心无奶或少奶

初为人母的女性常担心乳汁不够、没奶，只要妊娠期乳房正常发育，产

后就能正常分泌乳汁。不妨先了解一下乳房的发育。乳腺发育受神经系统和内分泌腺活动的调节，出生到青春期乳腺只有单导管，青春期乳腺导管生长迅速，妊娠期是乳腺发育最明显的阶段。高水平的雌激素和孕激素使乳腺迅速生长发育如乳腺导管系统扩展、分支，形成腺小叶之间的导管，每个导管的末端开始形成没有分泌的腺泡，至最后腺泡明显增大，充满大量脂肪球分泌物，具有分泌功能，临产时可以分泌乳汁。

宝宝胃容量开始只有5～7ml，而且胃壁比较僵硬，不能容纳很多奶。出生3天后宝宝的胃容量达到几十毫升，这时妈妈开始分泌乳汁，乳量是随着宝宝的需求增长而增多的。乳房排空得越彻底，下次乳汁分泌得越多。

出生第**1**天，
宝宝胃容量相当于弹珠大小

出生第**3**天，
宝宝胃容量相当于乒乓球大小

出生第**5**天，
宝宝胃容量相当于鸡蛋大小

对于一些特殊的宝宝，如巨大儿、早产儿、糖尿病妈妈生的宝宝等，可以采取乳旁加奶，这样既刺激了新妈妈的乳汁分泌，又满足了宝宝生长发育的需要，还不易产生乳头错觉，宝宝恢复健康后依然可以进行纯母乳喂养。

5. 乳头疼痛、皲裂

新妈妈乳头疼痛的原因是含接不良，即宝宝吸吮时含接的是乳头，没有含接住大部分乳晕。当宝宝含接不好时，吸吮会来回牵拉乳头，用嘴摩擦乳头的皮肤，妈妈会觉得很疼。起初乳头可出现压痕，多次刺激就会破坏乳头皮肤，造成皲裂。

如果新妈妈在宝宝吸吮时感觉乳头疼痛，可将小拇指从婴儿嘴角放入其口中，使婴儿松开乳头重新含接，注意不可将乳头从婴儿口中强行拔出。如果这些做法均未改变乳头疼痛，可以看看宝宝的舌系带有无异常。

乳头发生皲裂后，最重要的是纠正宝宝的含接姿势，这一点非常重要！

哺乳时先让宝宝吸吮健康一侧的乳头，再吸吮患侧。这时宝宝已经不太饿了，对患处的损伤小。另外，喂

特 别 提 示

不要用肥皂、酒精擦洗乳头。如果在家不能治愈乳头皲裂，可以到医院的母乳喂养咨询室或请哺乳顾问到家指导。

完奶后挤一滴母乳涂在乳头上，暴露乳头片刻，待乳汁干后再穿衣服；或涂抹安全的治疗乳头皲裂的药物（羊脂膏）。如果衣服摩擦乳头造成疼痛，可以使用乳头保护罩，几天以后乳头皲裂就愈合了。

6. 乳腺炎

导致乳腺炎的原因主要有以下几点。

- 部分或全部乳腺管引流不畅。主要是因为喂哺不频繁或婴儿无效吸吮；衣服太紧，导致乳房受压。
- 手指按压乳房或卧位时压住部分乳房阻挡了乳汁排出，应进行纠正。
- 大而垂的乳房引流差，建议变换喂哺姿势；或喂哺时托起哺乳侧乳房，帮助乳房下部改善引流，使乳房各乳腺管通畅。

新妈妈可以根据在孕妇学校学到的母乳喂养知识，检查哺乳姿势和婴儿含接姿势是否正确（门诊的哺乳期乳腺炎病例多数是哺乳及含接姿势不正确引起的）。

哺乳时先喂健侧乳房，因为疼痛可能会抑制射乳反射，可在射乳反射开始后再换到患侧乳房。另外，新妈妈还应做到：频繁有效喂哺宝宝，与宝宝睡在一起；哺乳时可以采用不同体位哺乳，有助于从乳房各个部位排出乳汁；穿宽松的哺乳文胸，夜间侧卧时避免乳房受压。

宝宝吃奶时，从阻塞部位的乳腺

知识链接

乳腺炎是乳腺周围组织发炎，不会影响乳腺腺泡分泌乳汁，因此患乳腺炎的新妈妈可以继续哺乳，并通过频繁的吸吮帮助减轻乳腺炎引起的不适感、促进乳腺炎的好转。

管上方朝乳头方向轻轻按摩，有助于缓解阻塞。

另外，新妈妈每次喂完奶后要排空乳房，学会挤奶，适当休息。必要时在医生指导下服用抗生素。乳腺脓肿需要外科切开引流。

 特别提示

遇到母乳喂养问题时，不要寄希望于网络上的信息，一定要找专业的母乳喂养支持组织。以下支持组织可帮助你：

- 母乳喂养咨询门诊：出现母乳喂养问题时可以到母乳喂养咨询门诊，带着宝宝来更利于问题的解决。
- 社区家庭访视：出院后3天内将《母子健康手册》交到社区卫生服务机构，社区医务人员会安排家庭访视，有母乳喂养问题可以咨询他们。

- 产后42天检查：产后42天到分娩医院复查，医生会检查婴儿、询问母乳喂养情况。
- 母乳喂养热线电话：每个爱婴医院都设有母乳喂养咨询电话，由经过母乳喂养知识培训的专业人员接听并解答问题。

相信你，相信宝宝，不要破坏你与宝宝之间的协调性，多接触宝宝，按需哺乳，做到母婴同室、自己亲喂宝宝，饮食合理，母乳喂养一定能成功。

7. 妈妈感冒了

新妈妈如果感冒了，不建议和宝宝分开或暂停母乳喂养。因为当新妈妈受到细菌感染时，由于处于同样的生活环境中，宝宝往往已经接触到细菌，这时与宝宝分离反而容易带给宝宝更大的风险。新妈妈可以通过乳汁将抗体传递给宝宝，能够给宝宝提供免疫保护。如果担心将病菌传递给宝宝，可以在哺乳时佩戴口罩。

8. 母乳性黄疸

母乳性黄疸指发生在健康足月或近足月的母乳喂养儿中，以未结合胆红素升高为主的高胆红素血症。根据其血清胆红素峰值出现得早晚，分为早发型母乳性黄疸和迟发型母乳性黄疸。母乳性黄疸与母乳摄入不足有关，常见于母亲缺乏哺喂知识、乳头有问题、乳汁分泌不足、给新生儿过早喂糖水而对母乳需求减少及新生儿无效吸吮等。

早发型母乳性黄疸发生于出生后1周以内的母乳喂养儿，又称母乳喂养性黄疸。以下措施可预防早发型母乳性黄疸：早开奶（生后1小时内开始喂奶），24小时内喂哺10次以上，夜间勤哺乳，限制加水，保证母乳摄入量。

迟发型母乳性黄疸又称母乳性黄疸，发生于出生7～10天后，可在生理性黄疸之后发生，或在生理性黄疸减轻后又加重，高峰常在出生后2～3周，持续4～6周甚至更久。确切机制目前还不清楚，可能与某些母乳成分、肠道菌群和遗传因素有关。建议到医院就诊，查明原因。

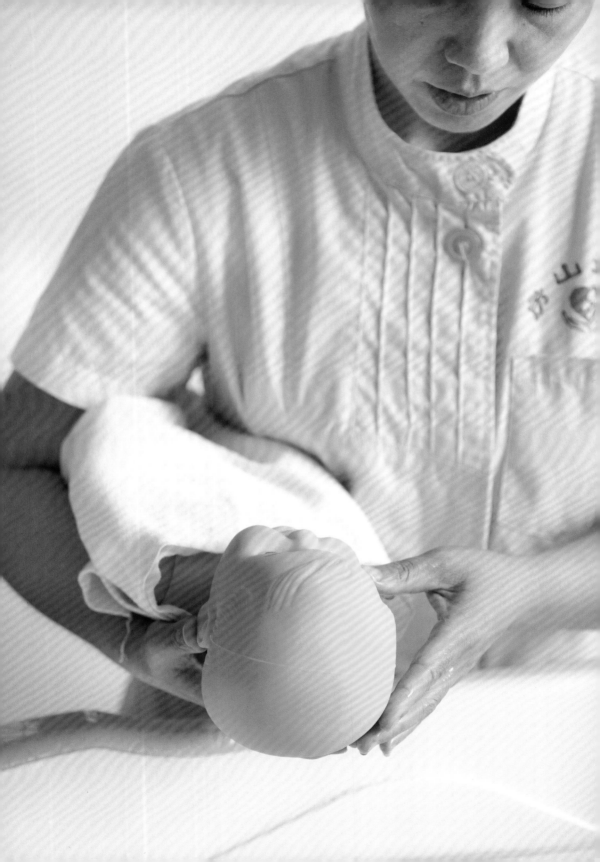

第14章

新生儿护理

　　宝宝的诞生给家庭带来了许多欢乐，但也带来了一些烦恼，因为迎接小生命的到来要做很多准备如准备纸尿裤、小衣服、婴儿床等，但这些都不是最重要的，最重要的是学习照顾新生儿的知识。只有掌握更多的育儿知识才能应对自如，不会像有些新妈妈那样被自己的宝宝搞得手忙脚乱，不但自己累，还没有照顾好宝宝。

新生儿到来前的准备

幸福的准爸爸准妈妈，在期待宝宝出生的同时也一定在采购各种母婴用品。哪些是宝宝的必需品呢？迎接宝宝要做什么准备呢？

1. 房间及环境准备

刚出生的小宝宝应该和妈妈住在一起，居住的房间既是新生儿的房间也是妈妈产后休养的地方，所以居住环境要适合妈妈和宝宝。房间应干净整洁、空气新鲜。每日开窗通风20～30分钟。通风换气时妈妈和宝宝可以到其他房间，避免吹穿堂风。室温以22～25℃为宜，湿度以55%～60%为宜。

2. 用品准备

在给新生儿准备用品时，不仅要注重美观，更要注重实用和安全，这样才不会对新生儿娇嫩的身体造成伤害。

婴儿床：宝宝的小床过软会影响脊椎的发育。小床要远离家用电器，正上方不要有灯。小床栏杆的间距不超过6cm，护栏及时拉起，防止宝宝坠床。床栏杆上不要拴物品，以免缠绕宝宝；不要搭挂衣物，防止飘落遮盖宝宝口鼻。不要在婴儿床上堆放其他物品，以确保不会包裹或压住宝宝。

被褥：新生儿的被褥应单独准备，材质要选用质地柔软、保暖性好、颜色浅淡的棉布或软布，不宜用

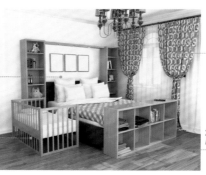

卫生，空气新鲜

每日通风

避免吹穿堂风

室温：22～25 ℃

洗澡时升高温度

湿度：55%～60%

合成纤维或尼龙织品，后者吸水性、透气性差，易致汗疹或皮炎。

衣服：新生儿的衣服应是纯棉、柔软的，宽松易穿脱，不限制关节活动。内衣的颜色最好为浅色。

护理用品：准备洗澡盆、水温计、沐浴液、小毛巾、大浴巾、润肤露、护臀霜、75%酒精、消毒棉签、指甲剪等。

婴儿服　　　　　　　　婴儿抚触油

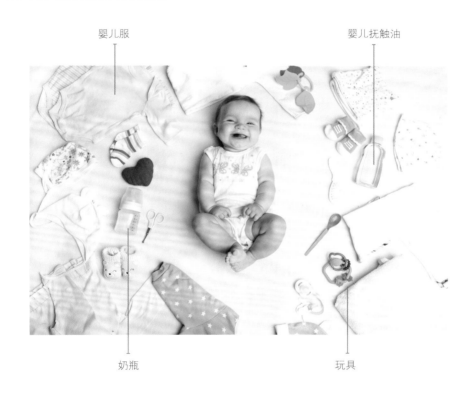

奶瓶　　　　　　　玩具

哺乳用品：准备宝宝用的奶瓶、奶瓶刷等；妈妈用的吸乳器、防溢乳垫等。

尿布：给宝宝使用的纸尿裤应该选择大品牌、质量有保证的。若用传统的尿布，应该选择柔软、易吸水、浅色的，方便观察宝宝二便的情况。尿布尺寸要合适，以防侧漏。

玩具：选择的玩具应颜色纯正如红色、绿色和蓝色，形态大小适合小手抓握；会发出悦耳的声音；质地光滑，没有棱角；无毒，易清洗；不宜太小，以免吞食。常见的玩具有花铃棒、吹塑彩环或彩球、塑料小动物、带铃的环及软塑料材质且能捏响的玩具等。

3. 抚养人的心理准备

对一个家庭来说，小生命的诞生意味着家庭关系的调整，夫妻升职为父母，老人、保姆也会参与育儿这件事。一家人最应该做的是心理上的准备，积极调整家庭关系和家庭成员的心态，有统一的育儿观。

年轻的爸爸妈妈要注意以下3点：

一是要有经营美满婚姻的能力：和谐的夫妻关系会给孩子带来安全感、自信等，父母需要努力经营自己的婚姻。

二是共同承担抚养孩子的责任：老人、保姆等人只是协助者，年轻的父母要承担起养育孩子的主要责任。

三是无条件接受宝宝：两个层面，一方面是接受宝宝的性别、外貌、身体上一些特殊的地方；另一方面是接受宝宝的气质特点和成长的快慢等，不盲目与别的孩子攀比。

新生儿的吃喝拉撒睡

从脐带结扎至生后28天，这段时间称为新生儿期，是宝宝从母亲子宫内到外界生活的适应阶段，需要爸爸妈妈的细心照顾。

1. 新生儿的喂养

世界卫生组织（WHO）和联合国儿童基金会（UNICEF）联合倡议：

生后1小时内开始母乳喂养，最初6个月内纯母乳喂养。婴儿6月龄后应及时添加辅食，在添加辅食的基础上继续母乳喂养至2岁或以上。

母乳喂养

妈妈们都知道母乳所含的营养成分最适合宝宝生长发育。科学研究发现，母乳可促进宝宝智力发育、增强免疫保护、预防过敏，而母乳的成分也是随着宝宝的生长发生变化的，所以说母乳不仅是食物，还是保护的延续和爱的给予。母乳喂养的方法上文已经做过介绍，提醒准妈妈们除了看书学习外，还要参加孕妇学校的学习，那里会有专业的医护人员手把手地教您。

人工喂养

都说喂配方奶是不能吃母乳的宝宝的无奈选择，但是生产厂家为了宝宝的健康也是参照母乳对配方奶的成分不断改进，所以完全吃配方奶或者混合喂养的宝宝的妈妈也不要过于自责。

给宝宝喂配方奶的妈妈要注意以下几点

- 按照奶粉外包装上的比例冲调奶粉。奶粉冲调得过稠不利于宝宝消化吸收，过稀则含有宝宝生长发育的营养素过少，时间长了会导致宝宝营养不良。
- 冲调奶粉的水如果温度过高，会使奶粉结块，无法充分溶解；还会使奶粉中的乳清蛋白产生凝块，影响消化吸收。另外，某些对热不稳定的维生素、免疫活性物质等很容易因此遭到破坏，使营养价值减低。水温偏低，则直接影响奶粉的溶解和宝宝的消化吸收。所以，冲调奶粉前一定要参看包装上的冲调说明并正确掌握水温。

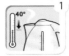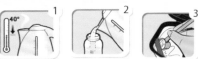

- 奶嘴滴速要适宜。滴速过快，新生儿来不及咽下会发生呛奶。新生儿期一般选用圆孔小号奶嘴。
- 喂奶姿势有讲究。喂奶时斜抱着宝宝，让他呈半直立位，可以抱紧些，让宝宝能够闻到妈妈身上的气味，增加他的安全感。然后用奶嘴轻轻触碰宝宝的嘴唇，宝宝就会含住奶嘴开始吃奶。拿奶瓶的方式要注意，用手托住奶瓶瓶身，使奶瓶后部始终略高于前部，让奶水一直充满整个奶嘴和瓶颈后再放入宝宝口中，这样可以预防宝宝吸入过多的空气。在喂食宝宝的过程中家长要随时观察新生儿呼吸、面色、有无呛咳等异常情况。

- 在两次喂奶的间隙，人工喂养的宝宝应适当喝点儿水，以利代谢废物排出，天气炎热时更应注意。水量以不超过奶量为宜。
- 新生儿体质存在个体差异，有些会出现过敏现象，表现为荨麻疹、血管性水肿、湿疹、恶心、呕吐、鼻炎、胃食管反流、便秘、腹泻等（也有一部分宝宝仅表现为烦躁不安、睡眠不好等）。如有上述情况建议带宝宝看医生，以便明确原因并正确应对。
- 罐装奶粉每次开罐使用后务必盖紧盖子，将其储存在阴凉、干燥的地方。
- 新生儿对细菌的抵抗力比较弱，因此奶瓶、奶嘴、瓶盖、奶瓶环、垫片等所有要用到的器具应每天清洁消毒，并且干燥保存。大人每次给宝宝喂奶前都必须彻底洗净双手，奶粉勺要注意正确放置并消毒，以免手上的细菌粘在勺上污染奶粉。

喂养相关问题：溢乳

足月儿出生时吞咽功能已经发育完善，但食管下部括约肌松弛、胃呈水平位、幽门括约肌较发达（呈入口松、出口紧的状态），容易发生溢乳。

2. 新生儿的二便

二便能反映宝宝的进食量和消化情况。喂养方式不同，二便的性状和次数也不相同，爸爸妈妈们要学会观察。

大便

胎便：足月儿生后24小时内排出胎便，为墨绿色，2～3天排完。若出生后24小时尚不见胎便排出，应检查有无肛门闭锁或其他异常如巨结肠等。

母乳喂养儿的大便：母乳喂养宝宝的大便次数较多，一般每天2～5次，也有的宝宝可排便7～8次，随月龄增加会减少。大便呈金黄色，较稀，带有酸味，均匀一致。

人工喂养儿的大便：喝配方奶宝宝的大便次数会少一些，有的每天排便，有的可能会隔几天才排一次便，妈妈要注意观察宝宝排便是否规律。大便通常为淡黄色或土黄色，比较干燥、粗糙，常有臭味。

有些宝宝由于神经系统发育还不成熟，控制不好排便，每一块换下

每天可排便 7～8次
满月时体重增长1000g以上为正常

母乳喂养儿便：较稀，金黄，酸，次数多
人工喂养儿便：硬，淡黄，臭，次数少
小便：每天6次以上，微黄

母乳喂养儿便

人工喂养儿便

减少溢乳的方法

- 喂奶前避免宝宝哭闹，先给宝宝更换尿布。喂奶后不要立刻更换尿布，以免由于活动引起溢乳。
- 母乳喂养时让宝宝含住乳晕，使用奶瓶时要让奶汁充满奶嘴，以免吸入过多空气。
- 如宝宝吃奶急要适当控制一下，如果奶水比较冲，妈妈要用手轻轻夹住乳晕后部，保证奶水缓缓流出。
- 喂奶后竖着抱宝宝，轻轻给宝宝拍背，直到打嗝，再缓缓放下。
- 体位调节：一是可以让宝宝侧卧（在1个小时后即可平卧）；二是喂奶后斜抱一会儿；三是把整个上半身适当垫高一点儿，通过重力作用减少溢乳。
- 溢乳不可怕，最怕的是奶液误吸入呼吸道引发窒息。宝宝溢奶后误吸发生呛咳的急救口诀：侧头清口鼻，拍背打脚底。
- 如果宝宝呕吐频繁、量多，应及时就医。

的尿布上都粘有一点儿大便也是正常的。如果宝宝便量少且便中含有深绿色的黏液，可能是没有吃饱。宝宝满月时体重增长1000g以上为正常。

小便

新生儿生后一般24小时内开始排尿，少数在48小时内排尿。超过48小时未见宝宝排尿要请医生查找原因。最初几天排尿3~4次，一周左右每天至少6次以上（代表吃奶量还可以），有的宝宝可达20次。尿液呈透明淡黄色，但有时尿酸盐结晶呈略微混浊的红褐色，3天左右会消失。

3. 新生儿的睡眠

睡眠是新生儿生活中的主要内容，良好的睡眠是婴幼儿生长发育的重要保障。

通过观察、研究新生儿的行为表现，按照新生儿觉醒和睡眠的不同程度分为6种意识状态：2种睡眠状态——非快速眼动睡眠（深睡）和快速眼动睡眠（浅睡）；3种觉醒状态——警觉的静止、运动的警觉和不安；另一种是介于睡眠和醒之间的过渡形式，即昏昏欲睡（详见表14.1）。

在婴儿非快速眼动睡眠状态，妈妈会感觉宝宝睡得很香甜，这个时段宝宝的身体会分泌生长激素，有利于体格生长。

婴儿快速眼动睡眠：眼通常是闭合的，仅偶然短暂地睁一下，眼睑有时颤动，经常可见到眼球在眼睑下快速运动。呼吸不规则，比安静睡眠时稍快。手臂、腿和整个身体偶尔有些活动。脸上常显出可笑的表情，如做怪相、微笑和皱眉。有时出现吸吮动

表14.1 睡眠—觉醒状态

状态	描述
非快速眼动睡眠	眼睛紧闭、静止不动、呼吸规律、完全休息
快速眼动睡眠	眼动急剧、呼吸不规律、眼球自然地运动
周期睡眠	缓慢呼吸和急促呼吸交替
昏昏欲睡	眼睛一睁一闭、呼吸不规律、活动增加
警觉的静止	眼睛明亮、专注、呼吸规律、身体静止
运动的警觉	不断地移动、发声、呼吸不规律、不太关注环境
不安	哭、身体不断移动

作或咀嚼运动。快速眼动睡眠会帮助新生儿建立和发展脑细胞新的功能联系，增强学习能力。家长在这个时段不要打断宝宝的睡眠，不间断的睡眠对婴儿的生长发育十分重要。

昏昏欲睡状态：通常发生于刚醒后或入睡前。眼半睁半闭，眼睑出现闪动，眼闭合前眼球可能向上滚动。目光变呆滞，反应迟钝。有时微笑、皱眉或噘起嘴唇。常伴有轻度惊跳。当小婴儿处于这种睡眠状态时，要尽量保证他安静地睡觉，千万不要因为他的一些小动作、小表情而误以为"宝宝醒了""需要喂奶了"而去打扰他。

警觉的静止状态：这是家长跟宝宝交流的最佳时机，丰富的视听、触觉刺激都会促进宝宝大脑和情感的发展。

从小养成良好的睡眠习惯

- 宝宝入睡前不要摇晃他，培养其独自入睡的能力。
- 要让宝宝与父母同屋不同床，有助于宝宝夜晚睡整觉。
- 要用睡眠仪式等方式提高宝宝夜晚睡眠效率。
- 睡姿：最好仰卧、侧卧交替。
- 6个月以前的宝宝严禁趴着睡觉！因为小宝宝颈部肌肉发育不成熟，还不能自如地抬头、转头和翻身，俯卧时容易发生意外——窒息。
- 合理使用床上用品，小婴儿不用枕头。
- 白天、夜晚室内光线要有明显区别，以帮助新生儿分辨昼夜。

表14.2　出生至1岁宝宝睡眠—觉醒规律

年龄	白天清醒/玩耍时间	睡眠时间	夜晚睡眠时间	夜醒时间
0～4周	约1小时	每次1.5～2.5小时，每天4次，最长可一次睡3～4小时	2小时/段，每晚4段，最长可连续睡眠3.5小时	30分钟/次，每晚3次
4周至3月龄	2～2.5小时	每次1.5小时，每天4次，最长可一次睡2小时	2～2.5小时/段，每晚4段，最长可连续睡眠3.5小时	30分钟/次，每晚3次
3～6月龄	2.5～3小时	每次1.5小时，每天3～4次，最长可一次睡2小时	2.5～3.5小时/段，每晚3～4段，最长可连续睡眠3.5～5小时	20～30分钟/次，每晚2～3次
6～12月龄	3～4小时	每次1.5小时，每天2～3次，最长可一次睡2小时	3.5～4.5小时/段，每晚2～3段，最长可连续睡眠5～6小时	小于20分钟/次，每晚1～2次

注：情况因人而异，存在个体差异也是正常的。

新生儿的家庭护理

1. 如何抱新生儿

把宝宝安全地抱起又让他觉得舒服，正确的手法很重要。无论用什么方法抱起宝宝，都应该遵循3个字"轻、慢、稳"，注意颈部和臀部这两个着力点，以保护新生儿的头部和腰部。

抱起新生儿

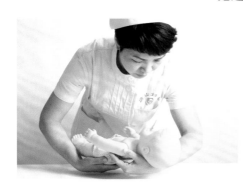 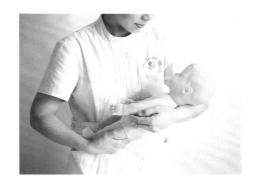

放下新生儿

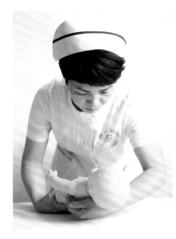 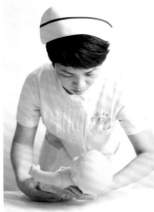 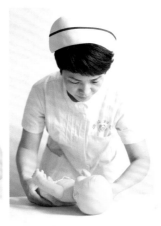

2.如何给新生儿洗澡

对新手爸妈来说，给宝宝洗澡可不是件简单的事情。别紧张，练习几次就熟悉了。

父母：修剪指甲，取下手部饰品，洗净双手。

宝宝：精神状态好，喂奶前（或后）1小时洗澡。

环境：关闭门窗，避免吹对流风，室温以26～28℃为宜，稳定的室温可以减少洗澡时宝宝热量的流失。

物品：准备澡盆、水温计、浴液、小毛巾、大浴巾、干净内衣、尿布、包被、润肤露、护臀霜、75%酒精、消毒棉签等。

水温：以38～39℃为宜，可用水温计测量或用手肘内侧测试水温。湿疹严重的婴儿，洗澡水适宜温度为38～39℃，不宜过高

特别提示

使用婴儿专用、对眼睛无刺激的中性或弱酸性的沐浴液；浴后使用润肤剂可以减少皮肤失水，维持皮肤角质层完整性，加强皮肤屏障功能；给宝宝洗澡的时间不宜过长，控制在10分钟以内；洗澡后可给宝宝做抚触。

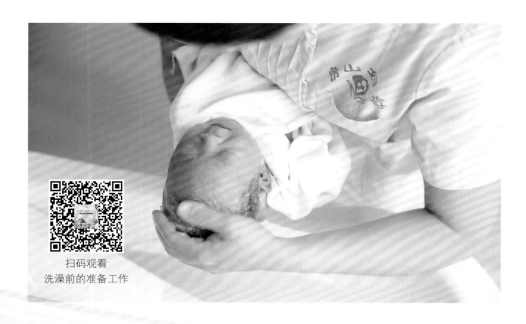

扫码观看
洗澡前的准备工作

清洁头面部

新生儿头部面积约占体表面积的20%，最初几次洗澡或家中的温度无法维持在26～28℃，可以头和身体分开洗。脱掉宝宝的衣服，用大浴巾将宝宝的身体裹住，露出头面部。

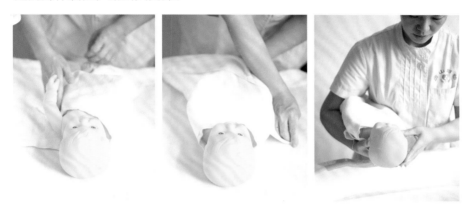

首先由内眦向外眦清洗宝宝的眼部（可用干净的小毛巾蘸水清洗），然后清洗鼻部、口周和脸颊。

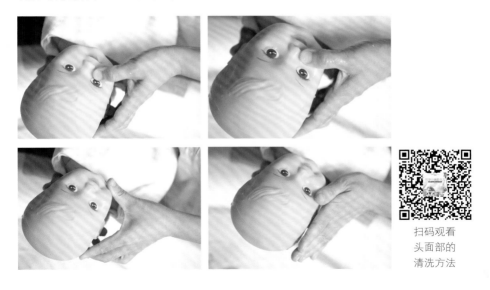

扫码观看头面部的清洗方法

一只手稳住宝宝的头颈部，拇指及示指（或中指）堵住宝宝的双耳，避免耳朵进水，用肘关节夹住宝宝的身体。先打湿头发，取适量婴儿沐浴露轻柔按摩头部，清水洗净，擦干。

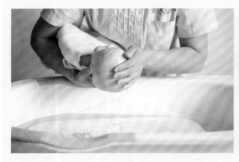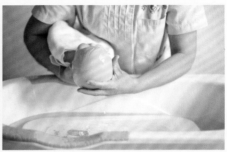

新生儿皮肤上的汗腺、皮脂腺分泌功能较强，皮脂易溢出，多见于头顶部（尤其是前囟门处）、眉毛、鼻梁、外耳道以及耳后根部等处，如不经常清洗，就会与空气中的灰尘、皮肤上的碎屑形成厚厚的一层痂皮。因此，清洗时应当先用植物油涂擦在痂皮上面，浸泡变软后，再用水清洗干净，决不可用手将痂皮撕下来，以免损伤皮肤。

清洁身体

给宝宝洗完头后，撤去包裹的浴巾，前臂垫于宝宝的颈后部，拇指托住宝宝的肩部，其余四指托住宝宝的臀部，先将宝宝的双脚或双腿轻轻放入水中，再逐渐让水慢慢浸没臀部和腹部，让宝宝呈半坐位。

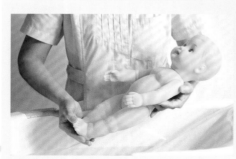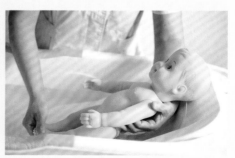

先洗颈部和躯干，再洗四肢。

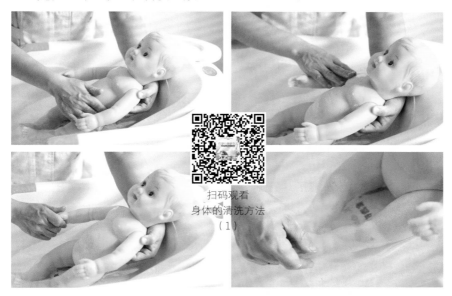

扫码观看
身体的清洗方法
（1）

洗完前身后将宝宝翻过来，使其趴在父母的前臂上，由上到下洗背部、臀部和腘窝皮肤皱褶处。

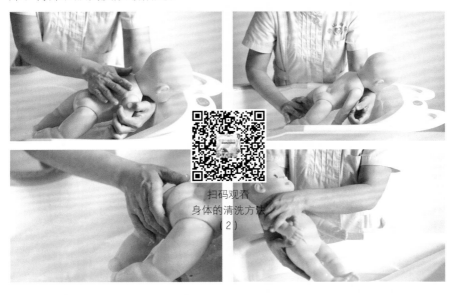

扫码观看
身体的清洗方法
（2）

　　洗完后，双手托住宝宝的头颈部和臀部，将其抱出浴盆，放在干浴巾上迅速吸干身上的水（不要用力擦拭）。大人在双手上涂抹润肤油，为宝宝从上到下、从前到后轻柔涂抹全身。臀部可涂抹护臀霜，会阴部保持清洁干燥。垫好尿布，穿好衣服，最后进行鼻部和耳部的清洁。

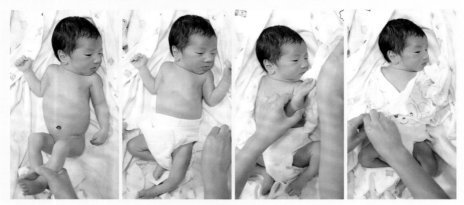

　　不推荐使用爽身粉，因为爽身粉吸水后容易阻塞毛孔，不利于排汗，反而会加重痱子、尿布疹等皮肤问题。另外，爽身粉容易产生飞粉，易被宝宝误吸入呼吸道。

脐部护理

　　用消毒棉签蘸75%的酒精轻轻擦净脐窝和脐轮，不遮盖，不包扎，让脐带暴露、自然干燥。

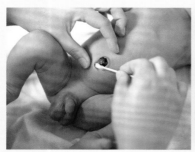
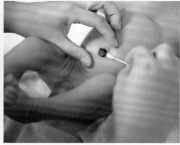

扫码观看
新生儿脐部
护理方法

3. 保暖与体温

正常新生儿体温为36～37℃（腋下），不要在其运动、哭闹、吃奶后马上测体温。由于新生儿的体温调节功能不完善，环境温度过高或过低都可对其健康造成损害。最适宜的温度是24℃，此时机体既不散热也不需由肌肉运动及化学产热（棕色脂肪燃烧）。新生儿血流分布躯干及内脏多、四肢少，因此应根据躯干的冷暖加减衣服。躯干凉需加衣服或升高室温，前额、后背有汗需减衣服，室温低时将衣服预热后再穿戴。不要给新生儿戴手套、裹蜡烛包，以免限制其触觉和运动能力的发展。

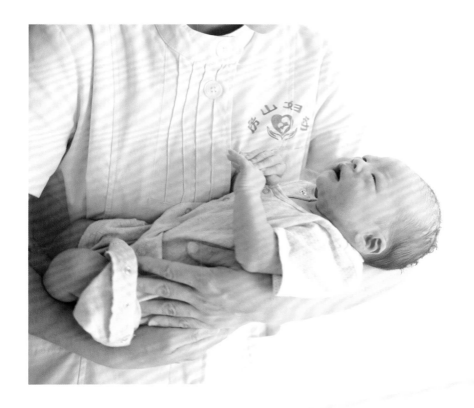

4. 五官保健

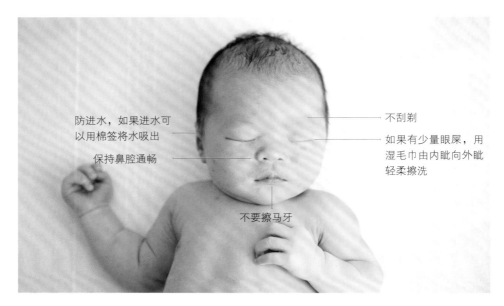

防进水，如果进水可以用棉签将水吸出

保持鼻腔通畅

不刮剃

如果有少量眼屎，用湿毛巾由内眦向外眦轻柔擦洗

不要擦马牙

洗澡后用棉签将分泌物轻轻地卷拨出来，也可用棉花刺激宝宝打喷嚏，促使分泌物排出，从而达到使鼻腔通畅的目的。若是干性分泌物，应先涂少许软膏、橄榄油或用滴管滴1~2滴生理盐水，使其变得松软或不再黏附在黏膜上，再用棉签将其小心翼翼地拨出；或刺激新生儿打喷嚏，促使鼻腔分泌物排出。

马牙是牙龈上可见的由上皮细胞堆积或被黏液包囊的黄色小颗粒，可存在较长时间，会自行消失，切勿挑破，以防感染。

如果发现宝宝经常眼泪汪汪的，有可能是泪道不通，需要带孩子就医。一般医生会给宝宝使用眼药水，还会教给妈妈按摩的手法。如果宝宝眼部红肿可能有眼睑感染，有黄绿色分泌物可能是结膜炎，应及时就医。

5. 指甲护理

宝宝指甲长了会藏污纳垢，还会抓伤自己，给宝宝剪指甲很必要。修剪时应特别小心，选用钝头的剪刀或前部呈弧形的指甲剪，不能剪得过短，以免伤及甲床软组织。

6. 臀部护理

保持新生儿臀部清洁和干爽很重要。每天早上、晚上临睡前和大便之后清洗臀部。清洗时可滴入几滴沐浴露，彻底洗去大便，还可以使臀部皮肤保持湿润，洗后涂上一层薄薄的护臀霜。

新生儿皮肤很娇嫩，红臀很常见。引起红臀的原因多为湿疹、摩擦或者尿湿后换洗不及时等。妈妈一定要及时找到原因并采取措施，以免情况加重。臀部皮肤发红时可以洗完臀部后暂时不穿尿布，将臀部暴露在空气中。出现水疱、糜烂或脓疱时应及时就医。

男婴的臀部护理

阴囊皱褶处应该清洁干净，不要忘记清洗阴囊的背面；轻柔推动包皮，用清水清洁龟头。穿戴尿布时把阴茎向下压，以免尿液上流。

宝宝出生后一定要检查其双侧睾丸是否降到阴囊里。隐睾包括睾丸下降不全及睾丸异位（多位于腹腔），早产儿发生率为30%，足月儿发生率为4%。腹腔的温度较阴囊内高，睾丸上皮萎缩，阻碍精子形成，可导致不育，发生肿瘤的机会较睾丸正常下降者多。

女婴的臀部护理

会阴部要用清水冲洗。水温要适宜，太热会刺激皮肤黏膜。擦拭和清洗时应从外阴开始，再到肛门，以防大便污染外阴。外阴部有少量白色分泌物是正常现象，不要用毛巾等物擦洗阴唇黏膜。

新生儿特殊的生理现象

1. 生理性体重下降

生后2～3天，宝宝的体重会下降，很多妈妈担心宝宝是否生病了或怀疑自己的母乳不好。其实这是一种正常的生理现象：刚出生宝宝的进食还没有形成规律，经皮肤及肺部排出的水分相对较多，加上胎便的排出，可出现暂时性的体重下降，7～10天可自行恢复。宝宝体重下降程度不超过出生时体重的10%，不用特殊处理。

2. 生理性黄疸

生后2～3天，有些宝宝的皮肤、巩膜会微微泛黄，第4～6天颜色最深，这种情况主要是因为宝宝在妈妈肚子里是处于低氧环境，为了提高携氧量，宝宝需要更多的红细胞。断脐后宝宝有了自主呼吸，不需要过多的红细胞了。红细胞破坏，产生胆红素。新生儿的肝功能还不健全，无法代谢大量的胆红素，因此引起皮肤、巩膜黄染。大多数程度轻，血清总胆红素（TSB）足月儿不超过12.9mg/dl，早产儿不超过15mg/dl。如果宝宝精神好、吃奶正常，就不需特殊治疗。一般情况下，宝宝吃奶多、排便多，黄疸会很快消褪。所以，对出现黄疸的宝宝要保证其进食量。一般足月儿2周消褪，早产儿3～4周消褪。

如果生后24小时内即出现黄疸，而且很快加重，每天胆红素上升幅度>5mg/dl。黄疸程度重，除皮肤、巩膜发黄外，泪水、尿液有时也呈现黄色；或生理性黄疸减退或消失后又重新出现，宝宝精神不好，嗜睡，吸奶无力或呛奶，肌张力减退，哭声无力，严重者可有昏迷不醒、烦躁不安。这种情况属于病理性黄疸，应尽快带宝宝看医生。

3. 假月经

一些女婴在出生后5～7天可有灰白色黏性分泌物从阴道流出，可持续2周，有时为血性，俗称"假月经"。这是因为胎儿在母体受大量雌激素的刺激，出生后体内雌激素水平急剧下降，造成有类似月经的血性分泌物排出，属正常的生理现象，不需要做任何处理。

4. 胎生青痣

一些新生儿的背部、臀部可见蓝绿色色斑，此为特殊色素细胞沉着所致，俗称"青记"或"胎生青痣"，随宝宝年龄增长而消褪。

5. 新生儿乳腺肿大

不论女婴还是男婴，生后4～7天常见乳腺增大、泌乳。这是由于宝宝在胎儿期受母亲雌激素影响所致，2～3周后这种现象可自行消失。切不可挤压，以防止乳腺红肿、发炎，严重的甚至可引起败血症。如果是女婴，挤压会造成乳腺发炎，使部分乳腺管堵塞，可影响成年后的乳腺分泌。

6. 粟粒疹

在新生儿鼻尖、鼻翼、颊等处，常可见到因皮脂腺堆积形成的针头样黄白色的粟粒疹，脱皮后自然消失。

7. 新生儿红斑

常在生后1~2天内出现，原因不明。皮疹呈大小不等、边缘不清的斑丘疹，散布于头面部、躯干及四肢，不会引起不适感，多在1~2天内迅速消褪。

异常情况的信号

1. 皮肤颜色异常

- 活动后皮肤为红色或发绀，可能是红细胞增多症的表现。
- 皮肤苍白，可能是新生儿贫血的表现。出血、溶血、红细胞生成障碍是病理性贫血的三大原因。
- 皮肤青紫，一般见于口唇、颊黏膜、鼻尖、鼻唇间、耳郭、甲床、指尖等毛细血管丰富的部位，可由心血管及肺部疾病引起。
- 皮肤黄染，可能是新生儿黄疸的表现，常有多种病因同时存在。

2. 过度哭闹

- 喂奶量过多或吃奶时吸入过多空气，引起胃胀不适。
- 肠绞痛、乳糖不耐受、肠套叠、嵌顿疝等引起腹痛。
- 牛奶过敏引起腹泻和过敏性皮疹导致烦躁不安。

宝宝过度哭闹应引起家长的重视，及时带宝宝到医院就诊。

3. 脐部红肿、出血

每天应对新生儿脐带进行检查和护理，观察脐轮有无红肿、异常分泌物、出血、渗血等现象。

脐炎：轻者脐轮与脐周皮肤轻度红肿，或伴有少量浆液脓性分泌物。重者脐部和脐周明显红肿、发硬，分泌物呈脓性且量多，常有臭味。炎症可向周围皮肤或组织扩散，引起腹壁蜂窝织炎、皮下坏疽、腹膜炎、败血症等。

脐窦：卵黄管远端残存并向脐孔处开口，局部可见鲜红色凸起的黏膜面，创口不愈合，经常有少量分泌物。应带宝宝到有小儿外科的医院治疗。

脐疝：由于脐环关闭不全或薄弱，腹腔脏器由脐环处向外突出到皮下，形成脐疝。宝宝出生后1年内腹肌逐渐发达，多数疝环逐渐狭窄缩小、自然闭合，预后良好。患儿4岁以上仍未愈合可行手术修补。平时应防止哭闹过多、咳嗽、腹泻、便秘等腹腔内压力增加的情况，如不能还纳应立即就医。

4. 男婴阴囊增大

鞘膜积液：可发生于一侧或双侧，常于生后2个月内吸收，不能吸收的到小儿外科接受治疗。医生会将其与腹股沟斜疝及睾丸肿瘤相区分。

腹股沟斜疝：肠管经缺损的地方进入阴囊，使发生疝气的阴囊增大。宝宝哭闹或呈立位时肠管进入阴囊，呈卧位安静时肠管回到腹腔。治疗方法由医生根据情况而定。妈妈不要让宝宝过度哭闹，如果疝气不能回到腹腔、阴囊持续增大，要及时带宝宝就医。

新生儿疾病预防

1. 疫苗接种

疫苗接种是降低宝宝患病风险最有效的手段之一，可以预防多种传染性疾病。如果由于各种原因宝宝没有及时接种疫苗，应该联系分娩的医院尽快补种。

新生儿乙肝疫苗接种
接种乙肝疫苗，预防乙型肝炎。

时间：出生第1天、满月、6个月时分别接种第1针、第2针、第3针。

位置：右上臂。

低出生体重儿和早产儿一般状况不太平稳时可在体重增至2500g时或早产儿在矫正胎龄40周时再接种第一针。

感染乙肝的母亲所生婴儿应在

生后24小时立即注射抗乙肝免疫球蛋白，同时接种乙肝疫苗。

新生儿卡介苗接种

预防结核病。

时间：出生第2天。

位置：左上臂。

反应：接种局部可发红，有红肿硬块、脓包、破溃、结痂，不需要处理。

低出生体重儿在体重增至2500g时再接种，早产儿在矫正胎龄40周或体重增至2500g时再接种。

未接种者2个月内尽快补种。

2. 佝偻病的预防

新生儿生后数天开始补充维生素D。足月儿每日口服400IU；早产儿每日口服800IU，3个月后同足月儿。晒太阳是预防佝偻病的简单有效措施，不必常规补充钙剂。

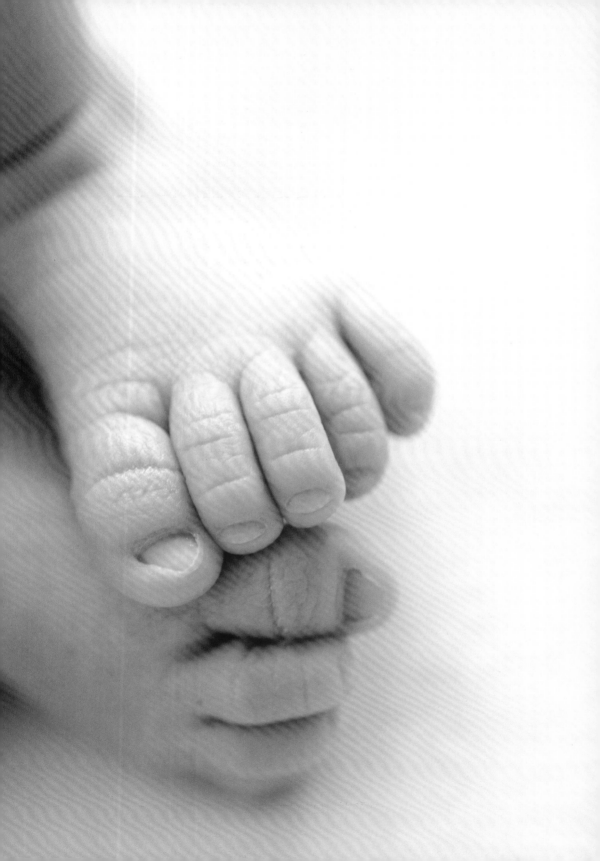

第15章

新生儿神经心理发育与儿童早期发展

　　儿童神经心理发育的生理基础是神经系统的生长发育，尤其是脑的发育。新生儿脑重约390g，9月龄时脑重约660g，2岁时脑重900～1000g，7岁时脑重已基本接近成人脑的重量即1350～1400g。出生后2年内脑发育是最快的。随着脑的发育，儿童的心理与行为也变得越来越成熟，表现在儿童语言的表达、运动正确性及协调性的发展、控制能力及分析综合能力的提高、情绪的逐渐稳定、个性特征的形成和社会适应能力的发展等。

新生儿神经心理发育

生命早期的大脑很不成熟，但可塑性最大、代偿能力也最强。大脑的可塑性是指大脑可以被环境和经验所修饰，具有在外界环境和经验的作用下不断塑造大脑结构和功能的能力。儿童期神经系统从结构到功能经历从不成熟到成熟的过程，是大脑可塑性最强的时期，也是儿童行为发展经历巨大改变的时期。

人们通常认为孩子的大脑完全由父母双方的遗传基因决定，然而神经学家发现孩子出生后最初几天、几个月甚至几年内的经历和体验都对大脑发育有巨大影响。先天条件和后天培养对孩子的神经心理发育的作用是相辅相成的。研究显示，如果个体在婴幼儿早期其特定需求能被满足，其潜能就可以得到充分的开发。这些特定需求包括：安全感、自信、正确的引导、合理的自由和约束、被爱的感觉以及丰富的环境刺激。

宝宝出生后，通过触觉、视觉、听觉、嗅觉认识新的环境。他们喜欢被拥抱，喜欢看人脸，喜欢看颜色鲜艳的玩具，能够辨别妈妈的气味和声音……那么作为家长，应该如何与孩子玩耍、如何与孩子交流、如何逗孩子笑呢？

家长应该了解孩子各个阶段的正常发育情况，根据不同阶段的特点引导孩子。现在，我们从运动、认知、语言和社交4个方面分别了解一下。

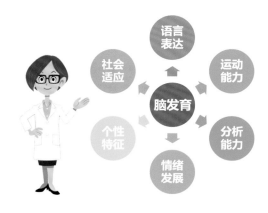

1. 运动能力的发展

婴幼儿运动能力的发展与脑的形态及功能的发育密切相关，还与脊髓及肌肉的功能有关。通常我们说的运动，根据其运动方式可以分为粗大运动和精细运动。

新生儿粗大运动的特点

新生儿因能力所限，仅能被动地处于仰卧位或俯卧位。处于仰卧位时，其上肢活动多位于身体两侧，随着月龄的增加双手可逐渐于胸前接近、相触；其下肢多呈屈曲状，清醒时表现为随意运动。处于俯卧位时，其双腿屈曲于腹下，看上去臀部高于头部，且头转向一侧，用一侧脸着床，可以瞬时抬起头后换另一侧脸着床。

粗大运动的家庭训练

从出生开始，就可以在宝宝吃完奶1小时左右、状态比较好的时候，帮助宝宝翻到俯卧位，让他趴一趴。一开始他会用一侧脸着床，但他自己会调整，让两侧脸轮流着床。家长要观察宝宝的状态，如果他累了就帮他翻回去，和他玩一会儿后可以再让他趴一趴。慢慢地，你会发现随着宝宝的成长，他的头越抬越高，而且他很喜欢用这种姿势观察周围的环境。宝宝趴着的时候，要和他说话或用玩具逗他玩，这样他会坚持得时间长一些，

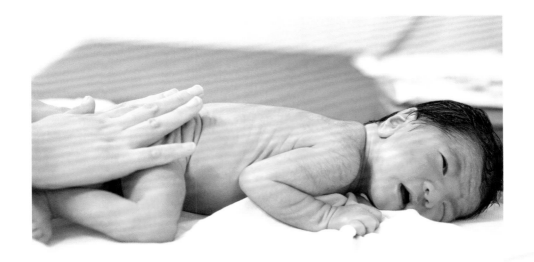

头也会抬得高一些。选择的玩具应颜色鲜艳，发出的声音不要太刺耳。不要剧烈摇晃玩具，要轻轻地摇，吸引宝宝抬头。你还可以轻柔地抚摸宝宝，帮助宝宝活动四肢。

特别提示

不要给足月新生儿包裹蜡烛包，但有一些特殊情况的新生儿仍需要包裹蜡烛包，如早产儿、肌张力高的患儿、有睡眠障碍的患儿等。值得注意的是，不要包裹得太紧，妈妈可以把手伸进包被里试一试。

新生儿精细运动的特点

所谓"心灵手巧"，手指越灵活的孩子，头脑也更加聪明。很多爸爸妈妈都有这样的经历：把东西放在新生儿的手心里，他就会牢牢地将其抓住。其实，这只是婴儿的一种先天反射，我们称其为"抓握反射"。这种反射是不受大脑控制而做出的本能反应，并不代表宝宝已经知道如何使用他的小手了。

新生儿的小手大部分时间都紧握成拳，手不能主动张开，还不会抓住

知识链接

精细动作发育规律：先用手掌的小指侧握物，然后用手掌的拇指侧握物，最后能够用手指捏取物体；先用中指对掌心一把抓、后用拇指和示指对捏；先能握物，后能主动放松。

玩具。慢慢地，宝宝可以将手放进嘴里吸吮，接着他能渐渐将手放在眼前细看，到3月龄时可将两手握在一起放在眼前玩。

精细运动的家庭训练

父母要有意识地把一些有细柄的玩具放在宝宝手中，如花铃棒、拨浪鼓等。刚开始可以先用不同的玩具轻轻地触碰宝宝手的第一、第二指关节，让他感受不同的物体。待宝宝的手完全展开后，将玩具柄放入宝宝手中，使之握紧再慢慢抽出。也可以等宝宝抓住玩具后，大人握住宝宝的手，帮其摇出响声，同时说"摇！摇！"以引起婴儿视听的关注。

妈妈可以在宝宝睡醒的时候给他的小手做按摩，促进拇指外展；还可以把自己的大拇指放在宝宝手心里，让他练习抓握。这类练习能够帮助宝宝增强对手部的意识。

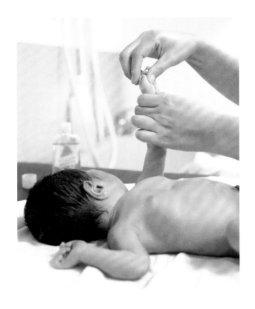

特 别 提 示

需要注意的是，不要给宝宝戴手套。刚出生的宝宝已经长出了指甲，长长的指甲经常会划伤脸，为了保护宝宝的脸，家长通常会给宝宝带上小手套。其实，戴手套不但阻碍了宝宝手部动作的锻炼，还限制了他的触觉发展，而且可能会发生手套内的线头缠绕在宝宝的手指上的情况，若不能及时发现，会造成不必要的损伤。家长可以用婴儿专用的指甲剪为宝宝勤剪指甲，要在光线充足的地方进行，最好是在宝宝入睡后，以免剪伤宝宝的手指。

除了上面这些训练方法外，还可拿宝宝的手去触碰某些物体，如在宝宝吃奶时把他的手放在妈妈乳房上或脸上，让他触摸。大人抱着宝宝时可在宝宝的眼前放一些玩具，让他去触碰，以帮助他进行早期的感知活动。

2. 认知能力的发展

认知能力是指人脑加工、储存和提取信息的能力，即人们对事物的构成、性能与他物的关系、发展的动力、发展方向以及基本规律的把握能力，是人们完成活动最重要的心理条件。知觉、记忆、注意、思维和想象的能力都属于认知能力。新生儿对一切都很好奇，通过看、听、嗅、触认识新的环境。这个时期，给予宝宝充分和适宜的刺激，可以促进其认知能力的发展。

新生儿的视觉

新生儿出生后就有视觉并且对光线刺激有反应，但并不敏感，而且存在生理性远视，所以看到的东西是模糊不清的（1岁时视力可以达到0.2～0.25）。新生儿会逐渐形成对视线范围中某个点的聚焦能力，同时学会用眼睛跟随移动的物体。喜欢注视距离面前20～38cm的物体，能够对简

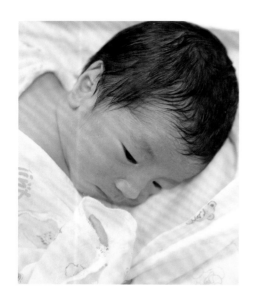

单的几何图形进行视觉扫描，尤其对人脸感兴趣，特别喜欢注视家人尤其是妈妈的脸，并且能够模仿家人的面部表情。满月时最远可以看到约90cm处的物体。

视觉的家庭训练

根据新生儿的视觉发育特点，家长可以对其进行适当的视觉训练。可以采用以下训练方法：家长与宝宝面对面，一边与其说话一边慢慢将头从一侧转到另一侧。宝宝一开始只能在小范围内跟随家长的头部运动，而且反应比较缓慢。不要着急，很快他的目光就可以在很大范围内跟上家长的头部运动了。接下来，可以用较小的红色圆球对宝宝进行追视训练。但

是，无论是家长还是玩具都要在距宝宝面前30cm左右处移动，因为这个距离宝宝看到的图像最清晰。

图案的对比越强烈，就会越吸引宝宝，所以宝宝最喜欢看黑白图案或对比强烈的条纹、同心圆或棋盘格。可以用这类卡片训练宝宝的注视和追视能力。

通过对声、光习惯化，重点培养宝宝的昼夜节律，促进其建立和发展良好的有昼夜节律的睡-醒模式。采用的方法为：夜间一般在光线较暗的环境中比较容易入睡，避免在明亮的环境下睡觉，以免产生光压力。如果宝宝恐惧黑暗、有不安全感，可以在卧室开盏小夜灯，但也应在睡后熄灯。如果早晨日光会导致宝宝早醒，可加挂遮光窗帘。

 特别提示

需要注意的是，刚出生的宝宝双眼运动尚不协调，有时看起来像斜视。随着月龄的增长，这一现象会自然消失。另外，要注意不能用强光刺激宝宝的眼睛，即使在晒太阳的时候也要避免阳光直射宝宝的眼睛。

新生儿的听觉

孕期，胎儿在子宫内就有听力。新生儿娩出后，因为外耳道有残留的羊水，听觉不灵敏；大约1周羊水完全排出，听觉就有明显改善。足月新生儿的听觉灵敏度虽不如成人，但已经相当好。到3月龄时更加完善，能感受发声的方位，并向声源转头。

听力正常的婴儿会非常注意人类的声音并且对噪声也很敏感，听到声音会做出如眨眼或凝视、啼哭或啼哭停止、惊吓反应、呼吸改变等反应。

听觉的家庭训练

很多家长为了引起宝宝的关注或想通过转移宝宝注意力让宝宝停止哭泣，喜欢用力摇动摇铃发出很大的声音，其实这对宝宝的听力是有损害的。进行听觉刺激训练时，需要选择摇动起来声音不是很刺耳的玩具，在距离宝宝耳边10cm的位置轻轻地摇，观察宝宝的反应。

可以给宝宝连续几天反复读一些婴幼儿喜欢的故事，然后隔两天再读，当他听到时会变得很安静。

适当的声音刺激有助于宝宝适应周围的环境，也有助于听觉的发育。家里不要过于安静，尤其是白天，否则不利于宝宝的睡眠和听觉的发育，要给予宝宝一些适当的声音刺激。可以在宝宝清醒时，以正常音量和宝宝说话；当宝宝在白天入睡时，可以在宝宝睡觉的房间和他人小声聊天。

新生儿的嗅觉与味觉

嗅觉的适宜刺激是气味，新生儿出生时嗅觉中枢及神经末梢已发育成熟。有研究发现，在新生儿头两侧各放一个蘸有母亲乳汁的防溢乳垫和其他产妇乳汁的乳垫，出生后6天的新生儿能准确地把头转向自己母亲用过的乳垫一侧。母亲如果吃了挥发性的食物如大蒜、洋葱，这种气味会通过母乳转移，宝宝闻到后会影响食欲。

宝宝对不同的味觉也有不同的反应：对糖水等甜味会表现出愉快，对柠檬汁等酸苦的味道会表现出不愉快。

新生儿的皮肤感觉

皮肤感受器位于皮肤下毛囊神经末梢和触觉小体，皮肤因受力的强度不同而产生不同的感觉。皮肤感觉包括痛觉、触觉、温度觉。新生儿痛觉已经存在，但相对其他感觉不甚敏感，尤其是躯干、眼、腋下部位，疼痛刺激后会出现泛化现象。新生儿的触觉高度灵敏，尤其是眼、前额、口周、手掌、足底等部位，大腿、前臂、躯干处触觉比较迟钝。新生儿对温度也比较敏感，能觉察出配方奶的温度太高或太低，冷的刺激比热的刺激更能引起明显的反应。他们喜欢接触柔软的衣物和玩具，不喜欢冰冷、坚硬的感觉。用温热的手轻轻抚摸婴儿，他们会安静下来并且放松身体。皮肤感觉对婴儿的生存和适应有重要意义。婴儿也可以通过触觉感知父母的情绪，他们喜欢被温柔地抱起并轻轻地摇晃。

皮肤感觉的家庭训练

抚触是指通过抚触者的双手对被抚触者的皮肤各部位进行有次序、有技巧的抚摸。抚触可以刺激宝宝的淋巴系统，增强抵抗疾病的能力；保护宝宝的皮肤，降低各种婴儿皮肤病的发生率；改善宝宝的消化系统，缓解结肠胀气；平复宝宝的情绪，减少哭泣；加深宝宝的睡眠深度，延长睡眠时间；帮助婴儿及其父母得到平和安静的感觉，促进亲子关系的和谐发展。

一般在新生儿出生24小时后即可开始对其进行抚触，建议在洗完澡后、两次哺乳间进行。每次抚触15～20分钟，每日2～3次为佳。

抚触注意事项

- 不能给有疾病的新生儿做抚触，如肺炎患儿、早产儿、窒息的新生儿等。
- 不能在宝宝饥饿或进食后1小时内给他做抚触。
- 室温最好在25～26℃，准备好毛巾和换洗衣物。
- 抚触前抚触者应取下手上的饰品，以免擦伤宝宝的皮肤。
- 抚触者应先洗净双手，再把婴儿润肤油倒入手中揉搓，待双手温暖再进行抚触。
- 每个动作重复4～6次，力度以使宝宝皮肤微微发红为宜。
- 抚触时可播放一些柔和的轻音乐，使宝宝保持愉快的心情。

- 抚触过程中注意和宝宝进行语言和情感的交流。
- 宝宝在抚触过程中出现哭闹、肌张力提高、皮肤苍白、呕吐等反应，应停止该部位的抚触。若以上反应持续1分钟以上，应完全停止抚触。

扫码观看
新生儿抚触的
准备工作

扫码观看
新生儿抚触的好处
及注意事项

头面部抚触

用两手拇指从宝宝的前额中央沿眉骨向两侧移动。

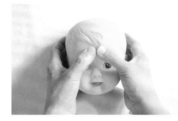 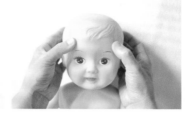

扫码观看
头面部抚触手法

用两手拇指从宝宝的下颌中央向外、向上移动（似微笑状）。

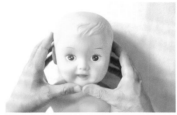 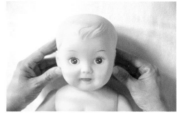

一只手托住宝宝的头部，另一只手掌面从宝宝的前额发际向上、向后滑动，至后下发际，停止于两耳乳突（耳垂后处），轻轻按压。

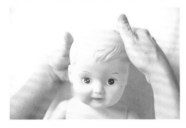 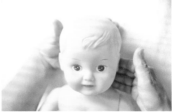

胸部抚触

两手分别从胸部的外下侧向对侧的外上侧移动（似X形）。

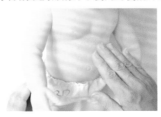 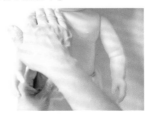

腹部抚触

右手从宝宝腹部的右下侧滑向右上腹（似I形）。

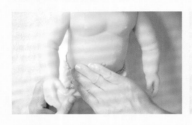 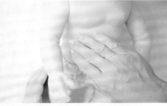

扫码观看
胸腹部抚触手法

右手从宝宝腹部的右上侧水平滑向左上腹，再滑向左下腹（似L形）。

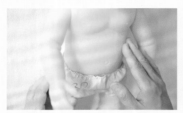 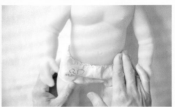

将两个动作连贯起来做一遍（似U形）。

四肢抚触

双手抓住宝宝上肢近端（肩），边挤边滑向远端（手腕），并搓揉大肌肉群及关节。

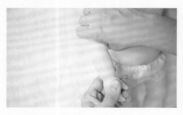 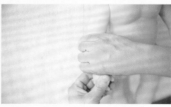

扫码观看
四肢抚触手法

下肢与上肢相同（从大腿根向足的方向）。

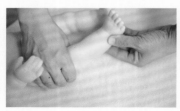 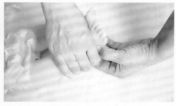

背部抚触

婴儿呈俯卧位。

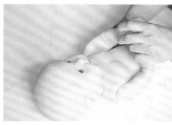 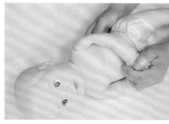

扫码观看
背部抚触手法

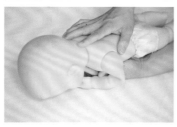 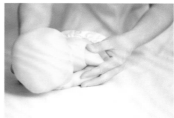

沿着脊柱由上到下按摩。

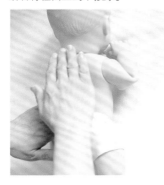 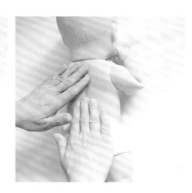

两手掌分别于脊柱两侧由中央向两侧滑动。

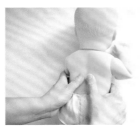 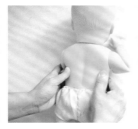

手足抚触

两手指指腹从宝宝的手掌面依次推向指端，并提捏各手指指尖，活动关节。足与手相同。

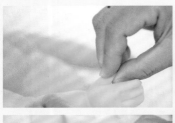
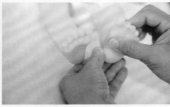

扫码观看
手足抚触手法

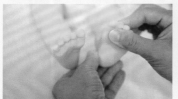
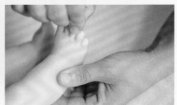

3. 语言能力的发展

语言是人类特有的一种高级神经活动，是人类社会中约定俗成的符号系统。人们通过应用这些符号达到交流的目的，包括对语音符号的运用（口头表达）和接受（理解），也包括对文字符号的运用（书写）、接受（阅读）以及肢体语言和手语。

当妈妈与宝宝交流时，宝宝会注视妈妈的面孔，停止啼哭，有时能上下点头、自发细小的喉音。在养育过程中，任何生活环节都是与宝宝沟通交流的机会。0～3月龄的婴儿处于反

知识链接

婴儿语言的发生期大致经过3个阶段：反射性发声阶段、咿呀学语阶段和模仿发音-说话阶段。

射性发声阶段，这个时期主要表现为各种刺激引起婴儿啼哭。4～8月龄的婴儿进入咿呀学语阶段，可以发出连续的音节，4月龄进入这个阶段，8月龄达到高峰。此时婴儿的发音会经历两个相反的变化：一是逐步增加符合母语的声音，二是逐步淘汰环境中听

不到的声音。9~12月龄的婴儿进入模仿发音-说话阶段，此时能发出的连续音节不只是同一音节的重复，而是明显增加了不同音节，并且音调开始出现多样化。婴儿快到1岁时能模仿说出有意义的音如"爸爸""妈妈"，此时为说话的萌芽期。

新生儿可以通过视线的接触开始交流，并通过视线离开终止交流。因此，妈妈在哺乳时要注意与宝宝沟通交流，不要在哺乳时只顾与家人交流或看电视而忽略了宝宝；要适时地表扬宝宝，安慰宝宝，努力营造一个和谐、温馨的哺乳环境。母乳喂养不仅给宝宝提供最佳的营养和免疫保护，也为母子交流提供了最佳时机。每次吃奶时宝宝通过观察妈妈的眼神、表情、语言、气息、动作等，逐渐认识妈妈、与妈妈交流。例如，每次喂奶前，看到宝宝在张口找妈妈的乳头或做出吸吮的动作时，妈妈可以抱起宝宝并轻声地说："宝宝饿啦，妈妈要给宝宝喂奶了。"哺乳时，妈妈可以亲切地看着宝宝的眼睛，温柔地说"宝宝吃得真好，将来一定又聪明又壮实"这样鼓励、赞美的语言；宝宝吃完奶，妈妈给宝宝拍嗝时可以说："宝宝吃饱了，妈妈给宝宝拍拍，拍出嗝就舒服

了。"每天坚持这样做，经过一段时间，宝宝就会模仿妈妈的语调或口型并给予回应。妈妈也可以利用给宝宝换尿布、穿脱衣服、洗澡的时机，关注宝宝的身体变化，告诉宝宝妈妈在为他做什么、问宝宝是不是感觉不舒服，来表达妈妈对宝宝的关爱。

此方法来自于世界卫生组织专家斯巴林教授的"ABCD快乐育儿法"中的语言优先、读中学、养中学、玩中学的理念。养育、玩耍和生活体验是孩子学习和成长最自然的过程，因此，在自然的养育活动中父母与孩子进行语言交流和亲子互动是促进孩子早期发展的最好方式。

生命早期宝宝通过哭声表达各种感受和需求：饥饿、疲倦、疼痛、厌倦或恐惧。妈妈需要慢慢读懂宝宝哭声中的细微差别，以判断宝宝是饿了、困了还是尿湿了。无论是什么原因引起的新生儿啼哭，哭声音调都是相同的，父母无法区分。宝宝1个月后哭声出现分化，细心的妈妈就会区分哪种哭声表示饥饿、哪种哭声表示疼痛。妈妈除了用耳朵倾听，还需要用眼睛观察，因为宝宝很快就会开始使用肢体语言了，如用微笑表达"我很高兴"、扭过身去表达"我生气了"。

4.社交及情感发展

情绪和情感是根据人对客观事物是否符合自身的需要而产生的态度体验。情绪有以下特点：短暂性、强烈性、易变性、真实性、外显性、反应不一致性和易冲动性。新生儿已经有最初的情绪反应，吃饱、睡足了会表现出愉快，否则就会哭闹。妈妈要学会观察，要读懂宝宝的哭声，而不是一味地抱宝宝，更不要过度摇晃宝宝，以免造成宝宝脑损伤。

如果宝宝开始哭闹，排除饥饿、尿湿、生病等情况后，可尝试下述方法帮助宝宝入睡。

● 轻柔地发出哼哼声。
● 用柔和的音调轻轻地对宝宝说话。
● 轻轻地、有节奏地拍打婴儿床或宝宝的大腿、肩膀和腹部。
● 轻轻抚摸宝宝的手臂和腿。
● 轻柔地、一下一下地抚摸孩子的前额和头顶。
● 轻轻地摇晃婴儿床。

不要在宝宝睡觉时一直抱着他。当宝宝安静下来或者宝宝快要睡着时，将他轻轻放回婴儿床上。如果宝宝变得不安，抱起他，给他一些安慰，然后停留在婴儿床附近，当他平静后再将他放回床上。当宝宝平静下来后，逐步减少对宝宝的安抚，例如拍得更慢、更轻。当大人对自己的安抚方法更有自信时，可以不在摇篮或者婴儿床边安抚他，从而给他一个机会学习让自己平静下来并且入睡。

婴儿早期最重要的是宝宝的各种需求得到及时满足，宝宝的安全感建立起来，形成健康的情感依恋。情感依恋的形成是宝宝情绪社会化的一个重要标志，一般6～7月龄时形成。从宝宝出生开始，当宝宝哭闹时，家长要做出反应，及时满足其需求，减少宝宝的紧张感，逐渐建立起宝宝与家长间的信任。有时宝宝会因为不高兴而哭闹，家长可以用转移注意力的方法缓解宝宝的不良情绪。如果采取忽视或不耐烦的态度对待宝宝的哭闹，宝宝对周围人的信任感会降低，会变得胆小、不合群。有与了足够的安全感，宝宝才能更勇敢地尝试和外界接触。

特 别 提 示

要记住，每个宝宝都是独一无二的，反应也各不相同，要寻找出适合自己宝宝的方式。

儿童早期发展

1.儿童早期发展的概念

　　儿童早期发展是指从胎儿期到学龄前期儿童的生理、心理和社会能力等潜能的全面发展，是儿童健康的重要组成部分，更是人一生健康和能力的基础。儿童早期综合发展是一个系统工程，涉及医学、行为科学、教育学、社会学等领域，包括卫生、营养、教育、环境和保护5个方面。母亲产前和产后保健、儿童卫生保健、营养状况、智力开发、学前教育、生活技能的培养、父母科学育儿的能力、饮食卫生、情感关怀等各种因素均能影响儿童的早期发展。

2. 儿童早期发展的服务内容

孕期营养与心理保健

　　生命最初的1000天（宫内和出生后最初的2年），是对人一生健康影响最大的时期。妊娠期科学的营养摄入是确保母子健康的重要因素，是开启孩子健康人生的关键。孕产妇心理异常不仅对孕产妇本人的健康有影响，而且对胎儿和婴儿的健康发育也将产生重大影响。

儿童体格生长监测

　　身高、体重、头围是最能代表儿童生长状况的指标。通过对儿童上述指标进行定期的测量与评价，可以有效地判断孩子的生长发育水平，帮助家长找出儿童生长发育异常如低体重、生长迟缓、肥胖等的原因，及时给予早期干预及治疗。

儿童营养与喂养指导

　　合理的营养是维持儿童健康成长的重要因素，应针对儿童的营养状况进行科学的检测与评价，如母乳喂养与辅食添加的指导、膳食营养的计算、营养状况的评价、营养性疾病的诊治、儿童进食行为的评估及指导、喂养困难儿童的咨询与指导等。

儿童神经心理行为发育筛查

　　儿童期因某种生理缺陷、功能障碍或不利环境因素作用导致的心理活动和行为异常，可表现在儿童认知、行为、情绪和生理等方面。随着传统的"生物"医学模式向"生物-心理-

社会"医学模式的转变，儿童心理行为专科将儿童的躯体和行为心理统一起来，主要针对儿童情绪问题、行为问题（包括品行问题）、注意缺陷多动障碍、抽动障碍、学习问题、性心理问题和睡眠问题、精神发育迟缓、孤独症、智力障碍、语言障碍以及认知发育、人格发育和社会适应能力等进行全面评估和诊断，争取做到早发现、早干预、早治疗、早预防，以促进其身心健康发展。

家庭育儿规划及育儿技能指导

家庭是孩子的第一所学校，父母既是孩子的养育者又是孩子最好的老师，父母的养育态度和行为对儿童的身心发展会产生直接的长远影响。提高父母和其他养育人的养育能力，是促进孩子早期发展的重要措施。家庭教育是一门教导父母如何了解和满足子女身心发展需求，善尽父母职责，以协助子女有效成长、适应与发展的学问。

高危儿管理：科学化、规范化、制度化

高危儿群体很大，他不是指一类疾病或综合征的患儿，而是泛指一类具有导致脑发育障碍高危因素的特殊儿童群体。无论哪类高危儿，都要接受系统的监测和发育测评，目的在于及早发现病理征象和相关表现，及时

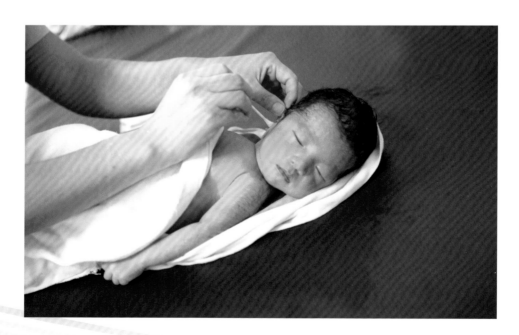

进行早期干预、监护和管理，促进儿童的发育，减少和避免功能性障碍和疾病的发生。

偏离儿童的早期干预

由于各种环境和养育因素的影响，婴幼儿可能出现不同类型的发育迟缓或发育偏离正常轨迹的表现。由于婴儿神经系统功能发育的生理特征，当神经细胞受到组织学损伤后，并不会立即出现临床症状及体征，而是在以后的生长发育过程中逐渐出现。因此，早期发现以及给予预防性干预治疗显得非常重要，治疗越早效果越好。

疾病的预防

儿童早期发展的基本目标是努力消除疾病和致病因素对儿童的危害，并努力保障和促进儿童获得生理、心理和社会能力的全面发展。2011年，北京市卫健委启动了儿童早期综合发展服务工程，在全国首次开展创建由政府支持、在专业机构成立的儿童早期综合发展服务中心。截至2013年底，北京市16个区县妇幼保健院按照统一标准建立了儿童早期综合发展服务中心。北京市卫健委在全国率先编写了《北京市0～3岁儿童早期综合发展技术规范（试行）》和《北京市0～3岁儿童早期综合发展工作指南（试行）》，指导北京市16个区县的儿童早期综合发展服务工作全面开展、共同进步。

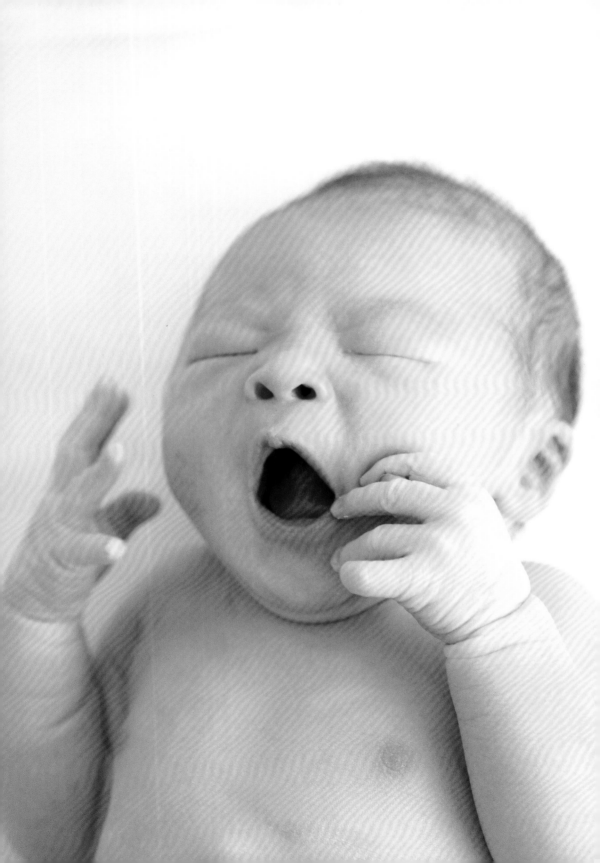

第16章
关注婴儿睡眠质量

　　"为什么我的宝宝越到晚上越兴奋？都快11点了他还不想睡觉，每天晚上睡觉都特别费劲儿，都要连哄带吓唬才能弄到床上。""我家宝宝晚上睡觉总是出汗，半夜会醒好几次！""我家宝宝越听睡前故事越兴奋。"你身边的宝宝的父母是否正在为这些问题烦恼？你是否为宝宝出生后可能出现的睡眠问题而担忧？睡觉是人的本能，为什么会出现这么多问题呢？如何才能避免出现这些问题？如果出现这些问题你该怎么办？这一章，我们一起来了解一下婴儿睡眠的问题。

什么是健康的婴儿睡眠？

要想了解什么是健康的婴儿睡眠，首先要了解睡眠的一般过程即睡眠分为哪几个阶段、每个阶段有什么特点以及随着年龄的增长，睡眠的过程会发生哪些变化。

1. 睡眠的一般过程

睡眠分为两个过程，我们称之为"两个时相"：非快速眼动睡眠（NREM）和快速眼动睡眠（REM）（详见表16.1）。

非快速眼动睡眠又分为3个阶段4个时期，分别是入睡期（1期）、浅睡期（2期）和深睡期（3期、4期）。在入睡期，人开始有昏昏欲睡的感觉，肌肉开始放松，大脑对外界的警惕度也降低了，这个阶段其实就是从清醒状态到睡眠状态的过渡。过了这个阶段就进入浅睡期，全身肌张力降低，旁人几乎观察不到睡眠者眼球的运动。但是，在这一阶段如果有外界干扰，人还是很容易醒来，而且可能会说自己还没睡着。过了这个阶段就会进入深睡期，呼吸会变得缓慢而有规律。如果这时旁边有人呼唤且声音不够大，就不容易把睡眠者叫醒。

在经历一两个非快速眼动睡眠期后，就会进入快速眼动睡眠期，这是睡眠最深的阶段。在这一阶段，呼

表16.1　NREM睡眠与REM睡眠的区别

特征分类	NREM睡眠期	REM睡眠期
快速眼动	无	频发
心率、血压	减慢、降低	稍快、稍升高
呼吸	深慢、规律	浅快、不规律
梦的回忆	无	有
自主神经系统	副交感神经兴奋	交感神经兴奋
对发育的作用	生长激素分泌增多	有助于中枢神经系统的发育和记忆能力的提高

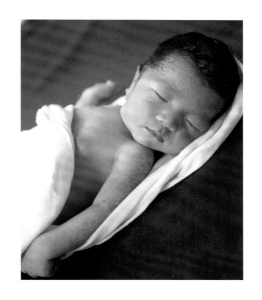

吸和心跳不再那么有规律，全身肌肉完全放松，但大脑依然处于忙碌的状态，梦就是发生在这个阶段。优质的快速眼球运动睡眠有助于婴幼儿神经系统的发育和记忆功能的提高。

两个时相在整个睡眠过程中所占比例并不是一成不变的。正是由于快速眼球运动睡眠对儿童发育非常重要，所以年龄越小，快速眼球运动睡眠所占比例越大，而年龄越大所占比例越小。

儿童睡眠的昼夜节律会随着年龄增长发生变化。在3月龄前，特别是新生儿期，宝宝饿了就醒、饱了就睡，一般没有明显的昼夜节律。随着年龄增长，白天睡眠时间逐步减少，夜间醒来次数也会减少，到4~6月龄的时候，生物钟开始建立，多数宝宝夜间逐渐不再需要进食，可以睡整宿觉了。到1岁左右，宝宝白天只需睡两小觉；4岁时，只需在午后睡1个多小时；而到了成年期，人们晚上入睡时间越来越晚，所需要的睡眠时间变少了。

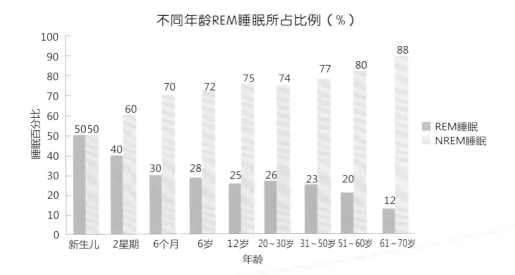

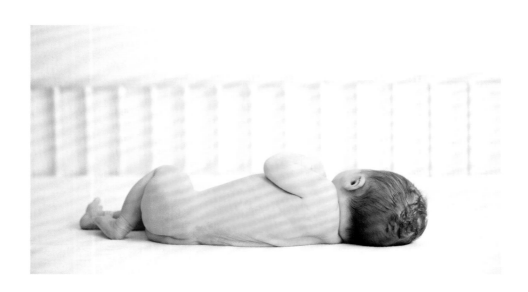

2. 婴幼儿睡眠的特点

在了解了关于睡眠的一些基本知识以后，我们再来看一看婴幼儿睡眠有哪些特点。

每天需要睡多长时间？

2017年，国家卫健委发布了《0～5岁儿童睡眠卫生指南》（后文简称《指南》）。这是我国首次就儿童睡眠发布国家指南（卫生行业标准），《指南》对0～5岁儿童每天的睡眠时长提出了具体建议（详见表16.2）。

从表16.2可以看出，首先，随着宝宝一天天长大，睡眠的时间越来越少；其次，《指南》给出的标准是一个范围，而不是一个固定值。因为每一个孩子都是独特的个体，有自己的

表16.2　0～5岁儿童推荐睡眠时间

年（月）龄	推荐睡眠时间
0～3月龄	13～18小时
4～11月龄	12～16小时
1～2岁	11～14小时
3～5岁	10～13小时

睡眠规律。一定要记住，孩子不是按照教科书标准长大的，无论是饮食还是睡眠，每个宝宝都有自己独特的模式。表16.3、表16.4给出了不同月龄的睡眠—觉醒规律，供大家参考。

● 6～9月龄的宝宝，上午、下午可能还多次睡觉。

● 9～12月龄的宝宝能养成上午、下午各睡一觉的习惯。

表16.3 0～6月龄睡眠—觉醒规律表

年（月）龄	睡眠合计时间	清醒/玩耍时间	每次睡眠时间	平均睡眠次数
0～4周	>16小时	约1小时	1.5～3小时	5～7次/24小时
4周至3月龄	15.5小时	1～1.5小时	1.5～2.5小时	4～5次/24小时
3～5月龄	15小时	1.5～2.5小时	1.5～2.5小时	白天3次
6月龄	>14小时	2～2.5小时	1.5～2小时	白天2～3次

表16.4 6～12月龄及以上睡眠—觉醒规律表

6～9月龄	9～12月龄	12月龄以上
·清晨吃奶（可能再次入睡） ·清醒2.5～3小时（吃辅食，玩耍） ·睡眠1.5～2小时 ·清醒2.5～3小时（吃奶，吃辅食，玩耍） ·睡眠1.5～2小时 ·清醒2.5～3小时（吃奶，吃辅食，玩耍，洗澡，吃奶，进入睡前活动—安静时间） ·上床睡觉	·清醒3～4小时（吃奶，玩耍，加餐） ·睡眠1～2小时 ·清醒3～4小时（午餐，吃奶，玩耍） ·睡眠1小时 ·清醒3～4小时（加餐，玩耍，吃辅食，洗澡，吃奶，进入睡前活动-安静时间） ·上床睡觉	·早餐、玩耍 ·加餐、玩耍 ·午餐，睡眠1次 ·加餐、玩耍 ·晚餐，洗澡，进入睡前活动—安静时间 ·上床睡觉

婴儿睡眠的分期

下面我们再来看一下婴儿睡眠的分期。在前面谈睡眠的一般过程时我们提到，睡眠分为快速眼动睡眠和非快速眼动睡眠。对于6月龄以下的小婴儿而言，快速眼动睡眠和非快速眼动睡眠并没有明确的界限。所以，我们把6月龄以下婴儿的睡眠分为3个阶段：活跃睡眠期，相当于成人的快速眼动睡眠和非快速眼动睡眠的浅睡眠阶段；安静睡眠期，相当于成人的非快速眼动睡眠的3期和4期；还有未定睡眠期，一般是从一种睡眠状态到另一种睡眠状态的过渡阶段。

快速眼动睡眠的质量是儿童智能发育的重要基础。从进化的角度来讲，越高级的动物，快速眼动睡眠的时间越多。研究发现：爬行动物是没有快速眼动睡眠的，鸟类的快速眼动睡眠只能持续几秒钟，哺乳动物快速眼动睡眠的时间则能占到整个睡眠时间的15%～20%，而人类新生儿的快速眼动睡眠时间占整个睡眠时间的50%。

为什么要关注婴儿睡眠？

睡眠对儿童的生长发育有非常重要的意义。在婴儿期，睡眠障碍发生率高，且很多妈妈没有意识到宝宝存在睡眠问题。此外，婴儿容易发生睡眠安全问题。

1. 睡眠对婴儿的生长发育有重要意义

我们常说"吃喝拉撒睡"，睡觉和吃喝拉撒一样都是人的本能，是人最基本的生理需求。我们知道，越基本的需求对生存的意义就越重大。我们不能几天几夜不吃不喝，同样我们也不能几天几夜不睡觉。

睡眠对儿童体格和心理、智能的发育均有非常重要的作用。

体格发育特别是身高的增长，受生长激素的影响显著。儿童处于深度睡眠时，生长激素的分泌量是清醒时的3倍。如果深度睡眠时间少、质量不高，生长激素分泌不足，就会影响孩子的体格发育。有研究表明，睡眠不足会增加儿童肥胖和营养不良的风险。睡眠与肥胖关系的相关研究发现，6～12月龄的婴儿如果每天睡眠时间少于12个小时，其3岁时的BMI值比同龄人的BMI平均值高16%，超重的风险增加2.04倍。

睡眠质量不仅影响儿童的体格发育，还会影响其心理和智能发育。睡眠是储能的过程，睡眠时间充足、

婴幼儿睡眠是生长型睡眠

头围大小
出生时约34cm
1岁时约46cm

学习记忆
能力发展

体格
生长

生长激素分泌
22点至午夜2点是关键期
睡眠时是非睡眠时的3倍

情绪行为
发展

家庭生活
质量

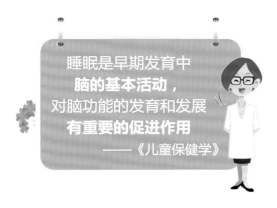

睡眠是早期发育中**脑的基本活动，**对脑功能的发育和发展**有重要的促进作用**
——《儿童保健学》

睡眠质量好，宝宝的精神状态就好，睡眠不足会影响宝宝的情绪。我们知道，大脑的发育需要两种营养，一种是物质方面的营养，包括蛋白质、脂肪、维生素等；另一种是环境，就是外界刺激。现在的家长越来越重视早期教育，那么早期教育是什么呢？一句话概括，早期教育就是给孩子适宜的外界刺激，包括视觉、听觉、运动等各方面的刺激。那么，刺激是如何促进孩子大脑发育的呢？通俗地说，就是孩子的大脑白天接受刺激，晚上睡觉的时候对这些刺激进行加工，将刺激内化为孩子自己的东西。这种加工就是在宝宝处于浅睡眠的时候实现的。

多项研究发现，睡眠剥夺对视觉运动的协调能力、反应速度、注意力及短时记忆力均有明显影响。持续存在的睡眠障碍对儿童的体格、认知、情绪、行为的发展以及内分泌等多个系统功能均存在不良的影响，可导致儿童生长发育迟缓及学习、记忆能力下降，使多动、易怒、攻击性强等情绪和行为问题及意外伤害的发生率增加。婴幼儿期有睡眠节律问题的孩子，儿童期发生智力、行为等问题的可能性更大，主要表现为以下几方面。

- 智　　力：注意力不集中，创造力受损
- 行　　为：攻击性强，多动
- 情　　绪：易怒，低落
- 生长发育：生长激素分泌减少
- 免　　疫：内分泌代谢功能紊乱
- 家　　庭：父母情绪紧张，睡眠不足

2. 年龄越小睡眠障碍发生率越高

无论是国外还是国内，近些年都有一些儿童睡眠相关的调查。结果显示：儿童睡眠问题比较普遍；年龄越小，睡眠障碍发生率越高；28%～40%的0～3月龄婴儿存在睡眠障碍。

知识链接

婴儿的睡眠障碍主要表现为睡眠节律紊乱、入睡困难、频繁夜醒。

婴儿睡眠障碍不少见

· 年龄越小，睡眠问题发生率越高。
· 28%~40%的0~3个月婴儿有睡眠问题。

—— 摘自《中国婴幼儿睡眠健康指南》

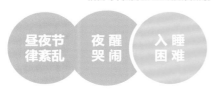

昼夜节律紊乱　夜醒哭闹　入睡困难

宝宝睡不好，全家都闹心！

婴幼儿睡眠常见问题

· 睡不实、哼唧较劲儿
· 一惊一乍
· 睡一会儿就醒
· 不睡大觉
· 不睡整宿觉
· 抱着睡，放下就醒
· 入睡困难
· 黑白颠倒
· 头睡偏了

· 夜啼，睡觉摇头
· 闹觉
· 黏妈妈，要妈妈哄
· 总吃夜奶
· 夜间不睡觉，自己玩儿
· 晚睡晚起
· 叼着奶瓶睡
· 喜欢趴着睡，压迫心脏
· 不睡小床，换地方睡不易入睡

什么是睡眠节律紊乱？简单地说就是该睡的时候不睡——白天睡眠难以控制，夜间清醒；入睡过早，甚至傍晚入睡。

入睡困难就是怎么哄也不睡，一般界定标准是每次入睡平均所需时间超过20分钟。

频繁夜醒是指6月龄以上的婴儿夜间醒来次数达到3次或3次以上。

另外，婴儿还容易出现异态睡眠，比如遗尿、磨牙、用口呼吸、呼吸暂停、梦呓、梦游、打鼾、喉头哽噎、夜惊（梦魇）、肢体痉挛性抽动等。有以上情况之一且该情况每周至少发生3次、持续至少1个月者即可诊断为睡眠障碍。

3. 婴儿出现睡眠障碍的主要原因

上面提到的这些问题，除了异态睡眠需要家长带孩子到医院诊治以外，其他问题都是由于家长不恰当的育儿行为造成的。

首先来看一下是什么原因导致婴儿出现睡眠障碍。

母亲与孩子同床睡觉

国内调查显示，62.5%的家庭的孩子和母亲同床睡觉。我们为什么要建议婴儿与父母同屋不同床睡觉呢？

第一是出于安全的考虑。有证据表明，新生儿与父母同屋不同床睡觉能使发生婴儿猝死综合征的风险降低50%。父母的床上用品对于婴儿来说太厚重，风险很高。为了降低婴儿猝死综合征的风险，我们一般建议孩子从出生就开始独自睡婴儿床，父母可把婴儿床放在父母床的旁边。

第二是为了保证睡眠质量。孩子的睡眠需求比成人高，一般比家长睡得早，父母上床睡觉时比较敏感的孩子容易被打扰甚至惊醒。另外，孩子睡觉时很难整夜不醒，晚上也会有一些动静，而且考虑到孩子在身边妈妈往往也不敢睡得太实，显然也会影响妈妈的睡眠质量。

光线污染影响睡眠

人类社会的发展过程中，古人很少有睡眠问题。为什么？因为他们是日出而作、日落而息。为什么日落而息？因为这时候光线暗下来了，我们的间脑底部有一个分泌腺——松果体，当光线变暗的时候，生物钟会传递睡眠信号，松果体会分泌褪黑素，让人体温下降并有犯困的感觉，加上一天的劳累，人就会有疲惫的感觉。同时，人类会随着四季的变化而改变作息时间。而今天，一方面我们变成了手表的"奴隶"，一年四季按照固定的时间睡觉；另一方面，电灯的出现改变了我们的生活，让我们的家里夜晚也亮如白昼。所以，改善睡眠第一件事就是让家里的光线暗下来，家里的灯光最好是暖光，不要太亮。什么样的灯光最适合我们呢？大家

如果住过酒店就会发现，服务优质的大酒店，房间里是没有大灯的，那种光线才是最适合我们的睡眠的。

睡前看电视、手机、平板电脑等电子产品

其实这也是一个光线污染问题。当我们睡前看完微信朋友圈就很难入睡，因为光让我们警觉，使我们深睡眠减少、浅睡眠增加、做梦增多。看电视、平板电脑都会影响入睡。

过度安抚

过度安抚最常见的是抱睡和奶睡，孩子越小，抱着睡的情况就越多。常常有家长说："我们家孩子一放下就醒，一直都抱着才能睡着。"孩子睡得特别轻，时间长了，抱着不行了，就得摇着睡。然后摇着也不行

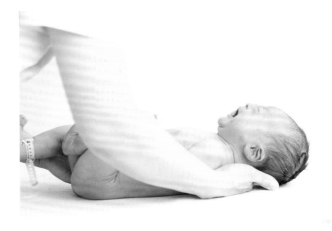

了，就开始走着睡。再严重的就是开车睡，曾经有家长为了让孩子睡着，半夜开着车围着北京的五环转。家长越来越累，孩子的睡眠质量也越来越差。

白天活动量不足

现在的孩子普遍营养状况较好，但参加户外运动的时间越来越少，体能没得到释放，身体没有进入疲劳状态。有的孩子在黑暗状态下还能玩一两个小时，甚至更长时间。

4. 婴儿容易发生睡眠安全问题

曾有这样的报道，有一个7月龄的宝宝，在白天小睡时被父母放入安装了床围的床上。1个小时后父母发现宝宝卡在床围与床垫的缝隙中，鼻子被床围堵住，窒息死亡。一个鲜活的生命就这样因为父母的疏忽离开了这个世界，留给父母的只有痛苦和懊悔。可一切悔之晚矣！婴儿睡眠安全是一个不容忽视的问题。

婴儿在睡眠过程中，除了有可能发生窒息这种危及生命的严重事件外，还可能发生其他的问题，比如呼吸出现异常而又未能引起家人的足够重视。婴儿正常的呼吸频率为每分钟30～50次，如果呼吸次数减少、呼吸过慢，则提示可能吸氧不足，导致大脑缺氧，影响宝宝的智力发育；如果呼吸过快，则提示宝宝可能有发热或呼吸不畅。关注宝宝睡眠安全，最重要的就是关注宝宝的呼吸安全。

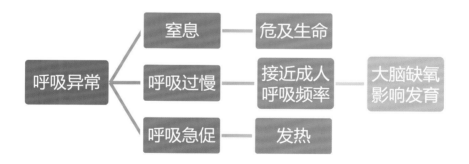

家长应该怎么办？

认识到睡眠对宝宝健康成长的重要性，家长应该为保障宝宝的优质睡眠做些什么呢？如果宝宝出现睡眠问题，又该如何应对呢？

1. 营造适宜的睡眠环境

婴儿需要什么样的睡眠环境呢？婴儿的睡眠环境主要包括两个方面：一个是物理环境，比如室内的温度、湿度、光线、声音等；另一个是人文环境，就是我们的育儿方式，比如我们对宝宝的安抚方式、宝宝的入睡方式等。在这里我们主要谈谈如何营造婴儿睡眠的物理环境。

2017年，国家卫健委发布的《0～5岁儿童睡眠卫生指南》建议：卧室应空气清新、温度适宜。可在卧室开盏小灯，睡后应熄灯。不宜在卧室放置电视、电话、电脑、游戏机等设备。那么具体应该如何做呢？

声音

相对安静的环境是婴儿睡觉的必要条件，但也不是说不能有一点儿声音，没有必要特意轻手轻脚，家人之间的正常交流没必要因为宝宝睡觉而停止。同时，应避免大量噪声的出现，比如玩电脑或手机游戏的声音、电视的声量开得过大、喧哗声等。单

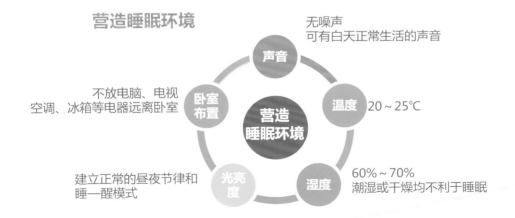

营造睡眠环境

声音
无噪声
可有白天正常生活的声音

温度
20～25℃

湿度
60%～70%
潮湿或干燥均不利于睡眠

光亮度
建立正常的昼夜节律和睡—醒模式

卧室布置
不放电脑、电视空调、冰箱等电器远离卧室

营造睡眠环境

调的、有节奏的声音有助于宝宝入睡，比如雨点声、催眠曲等。

温度

最适宜儿童睡眠的温度一般是 $20\sim25℃$，被子里的温度为29℃。但要考虑季节、区域等差异，尽量不要与室外温差过大。比如，冬天室温可以在上述范围内偏低一些，夏天可以偏高一些，过热或者过冷都不利于宝宝的睡眠。

湿度

适宜的睡眠湿度一般为60%～70%，被子里的湿度一般为50%～60%。

光亮度

室内光亮度的选择应当有助于宝宝睡眠节律的建立。白天只需要轻纱遮挡窗户，不必特意遮蔽光线，要让宝宝认知和习惯白天的光亮；晚上尽量不开灯，宝宝有特殊情况需要照顾时可开启小夜灯。

卧室布置

卧室墙面装饰的颜色、家具摆放应有助于睡眠，尽量不要放置电视、电脑等干扰宝宝睡眠的物品。空调、冰箱等电器启动频繁，尽量远离卧室，以免影响宝宝睡眠。

2. 保障宝宝的睡眠安全

国家卫健委发布的《0～5岁儿童睡眠卫生指南》关于睡眠安全提到了两点。

- 婴儿宜睡在自己的婴儿床里，与父母同一房间。幼儿期可逐渐从婴儿床过渡到小床，有条件的家庭宜让儿童单独在一个房间睡眠。

- 1岁之前宜仰卧位睡眠，不宜俯卧位睡眠，直至婴儿可以自行变换睡眠姿势。

为了更好地保障儿童睡眠安全，这里有几条建议。

第一，推荐婴儿与父母同屋不同床，婴儿床放在父母床的旁边。有资料显示，妈妈不和宝宝同床睡眠，能将婴儿猝死综合征的发生率降低一

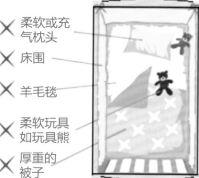

✗ 柔软或充气枕头
✗ 床围
✗ 羊毛毯
✗ 柔软玩具如玩具熊
✗ 厚重的被子

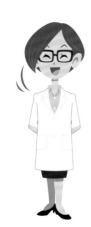

半；母婴同床睡眠，不但会增加宝宝发生意外的风险，而且也会影响妈妈和宝宝的睡眠质量。

第二，建议小婴儿采用仰卧的睡姿。因为小婴儿颈部肌肉力量不足，当外物（比如枕巾或者随风吹来的塑料袋）堵住宝宝的口鼻时，宝宝没有足够的力量将头移开，从而增加了发生意外的风险。当宝宝学会翻身以后，就可以不干预宝宝的睡眠姿势了。

第三，被子不要遮盖婴儿的头部和面部，尤其注意不要遮住婴儿的口鼻。一般婴儿的被子盖到齐胸的位置，既能起到保暖的作用，又能防止意外的发生。

第四，合理使用婴儿床上用品，上文提到的7月龄窒息而亡的婴儿就是父母因为使用婴儿床围造成了悲剧的发生。婴儿床上不要放置床围、柔软或充气的枕头、毛绒玩具等这些可能堵住宝宝口鼻的物品，床上铺的褥子不要太软。这些安全细节如果不注意，可能在不经意间导致意想不到的悲剧。

第五，关注宝宝睡眠时的呼吸。呼吸过快提示可能发热，过慢则提示呼吸暂停或者口鼻发生堵塞。对于早产儿或者发生过呼吸暂停的婴儿，可以使用特殊腕表或睡眠监测床垫等一些能够监测婴儿睡眠呼吸状况的工具，随时监测宝宝的睡眠呼吸状况。如果发现宝宝在睡眠过程中出现呼吸过慢或者暂停，可以通过改变宝宝的睡眠体位、弹宝宝脚心、轻拍宝宝后背、唤醒宝宝等方式帮助宝宝恢复正

夜晚睡眠效率高的宝宝
智力发展指数测试值也相对较高！

$$\frac{夜晚睡眠总时间}{（睡眠潜伏期+夜晚睡眠总时间+夜晚觉醒总时间）} \times 100\% = 夜晚睡眠效率$$

——《中国婴幼儿睡眠健康指南》
中国疾病预防控制中心妇幼保健中心发布

常的呼吸。足月儿的监测应持续到症状消失至少3～6个月；早产儿的监测应持续到呼吸暂停消失至少1个月；多胞胎如果有同胞死于婴儿猝死综合征（SIDS），其他婴儿应持续监测到同胞死亡年龄之后至少1～6个月。

在宝宝处于相对安静的状态（睡觉时）时数每分钟呼吸的次数，2月龄以下的婴儿呼吸≥60次/分、2～12月龄的婴儿呼吸≥50次/分，应警惕肺炎发生。

3. 提高宝宝的睡眠质量

除了睡眠安全，睡眠质量对宝宝的健康成长也同样重要。中国疾病预防控制中心妇幼保健中心2013年发布的《中国婴幼儿睡眠健康指南》指出：夜晚睡眠效率高的宝宝，智力发展指数测试值也相对较高。

那么，如何提高宝宝的睡眠质量呢？《中国婴幼儿睡眠健康指南》建议：

- 安排3～4项睡前活动，如盥洗、如厕、讲故事等。活动内容基本每天保持一致，固定有序，活动量适度。活动时间控制在20分钟以内，活动结束时尽量确保宝宝处于较安静的状态。

- 培养宝宝独自入睡的能力，在宝宝瞌睡但未睡着时将其单独放入小床，不宜摇睡、搂睡。将喂奶或进食与睡眠分开，至少在睡前1小时喂奶。允许宝宝抱安慰物入睡。宝宝哭闹时父母先耐心等待几分钟，再进房间短暂待在其身边，1～2分钟后立即离开，重新等候，并逐步延长等候时间，帮助宝宝学会独自入睡和顺利完成整个夜间的连续睡眠。

以上建议可以概括为两句话：第一句话是帮助宝宝建立睡眠仪式，第二句话是培养宝宝独自入睡的能力。

帮助宝宝建立睡眠仪式

在宝宝1岁之前建立睡眠仪式，有助于宝宝形成睡眠条件反射。对1岁以上的宝宝来说，良好的睡眠仪式可以帮助其提高自己合理安排作息时间的能力，建立昼夜节律的睡—醒

宝宝觉醒状态下放入小床 ➡ 减少助睡方法（拍抱、喂奶等）➡ 3～4个月后基本可固定作息时间

模式。

那么，如何帮助宝宝建立良好的睡眠仪式呢？首先睡眠仪式的时间不宜过长，一般在20分钟以内；其次要固定有序，先做什么后做什么，形成固定的顺序，帮助宝宝建立条件反射；最后要创造温馨安静的氛围，让宝宝在活动结束时处于安静的状态。每个宝宝都有自己的特点，我们介绍的是一些基本的原则，家长可以根据这些原则结合宝宝的特点，建立适用于自家宝宝的睡眠仪式。

培养宝宝独自入睡的能力

睡眠仪式建立以后，我们要做的第二件事就是培养宝宝独自入睡的能力。如何培养宝宝独自入睡的能力呢？

首先，要尽早开始培养，越早越好，一般建议从宝宝一出生就开始。父母要学会识别宝宝的睡眠信号（或者叫疲倦信号），当宝宝出现这些信号时，说明宝宝要入睡了。表16.5给出了宝宝常见的一些疲倦信号，供大家参考。

宝宝出现疲倦信号的时候，就是培养宝宝独自入睡的最佳时机，但这个时候宝宝还不具备自我安抚的能力，需要父母的帮助。那么应该如何帮助宝宝提高独自入睡的能力呢？

当观察到宝宝发出疲倦信号的时候，就可以开始做睡前准备了，比如为宝宝更换尿片、包裹宝宝等；营造适宜睡眠的卧室环境，比如灯光调暗、说话音量调低；减少与宝宝的互动，将他放到床上。需要注意的是，不宜摇睡、搂睡。应将喂奶或进食与睡眠分开，从宝宝3月龄开始减少夜间哺乳，6月龄开始停止夜间哺乳，1岁以上的幼儿睡前1小时内不喂奶。

如果宝宝哭闹，可以先耐心等待

表16.5 婴儿活跃及疲倦信号

活跃信号		疲倦信号
·警觉：眼睛、头或身体转向说话人	·紧握拳	·哭闹、焦虑
·笑	·打呵欠	·烦躁
·盯着看护人	·吸吮	·不配合游戏
·抓住看护人和物体	·皱眉	·注意力不集中
·手嘴活动	·眼神不专注	·揉眼睛、耳朵或鼻子
·肢体运动	·肢体乱动	·需要更多的肢体接触

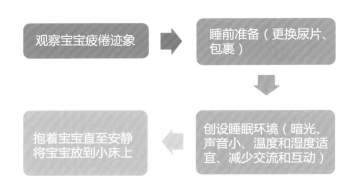

3分钟左右，再进入房间短暂地待在其身边，1~2分钟后立即离开。如果宝宝依然哭闹，那就重新等候，并逐步延长等候时间至5分钟、7分钟（最长不超过10分钟），然后重复前面的过程。通过这样一个过程，大约1~2周即可帮助宝宝学会独自入睡和顺利完成夜间连续睡眠。

正确识别和处理夜醒

频繁夜醒是婴幼儿最常见的睡眠问题之一，可影响婴幼儿学习、记忆等认知能力的发育。造成这一问题的主要原因有两个：第一个原因是没有经验的父母把宝宝的浅睡眠误以为是夜醒，开始给宝宝喂奶、换尿布，人为地增加了宝宝醒来的次数；第二个原因就是不恰当的养育方式增加了宝宝夜醒的次数。

● 夜醒的识别

要想正确识别宝宝的夜醒，就要了解婴儿夜间睡眠的一些行为表现。我们知道，宝宝的睡眠分为活跃

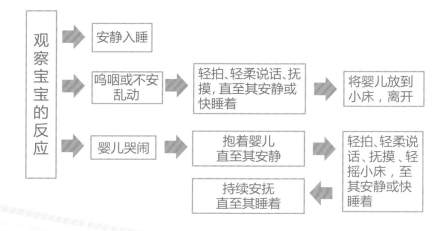

期和安静期。在宝宝的睡眠处于活跃期时，宝宝的眼球快速运动，偶尔会睁眼，四肢和躯体有小动作，会有微笑、皱眉、吸吮、咀嚼等面部表情或动作，轻微的声响可引发宝宝惊跳或啼哭。而当宝宝真正醒来时会安静、持续地睁眼，甚至哭闹。

• 宝宝夜醒怎么办？

在儿童保健门诊，医生曾经接待过一位妈妈，她说宝宝8月龄了，每天夜醒十几次，醒了父母不理他他就哭，每次都要抱起来摇晃着才能睡着，父母担心睡眠不好会影响孩子的发育。医生问这位妈妈宝宝每天晚上几点上床睡觉、家长如何让宝宝入睡、入睡前一般宝宝在做什么。这位妈妈告诉医生，宝宝一般晚上10点左右入睡，大多数时候都是她抱着宝宝

边摇边走边哼着催眠曲——这就是这位妈妈给宝宝营造的入睡环境。那么，这个环境和宝宝夜间多次醒来有什么关系呢？

我们知道，睡眠包括非快速眼动睡眠和快速眼动睡眠。每个睡眠周期都包括这两种睡眠状态，而在睡眠周期之间我们会醒来。只是在正常状态下，醒来之后会很快再次入睡，所以我们没有感觉。如果在我们醒来的时候周围环境发生了变化（和入睡时的环境不一样了），比如被子不见了，我们就会完全清醒过来。回到那位妈妈的问题，宝宝入睡时处于妈妈抱着摇晃的状态，当宝宝醒来时发现环境变了：妈妈没在身边或者妈妈没抱着他摇晃，这时候宝宝就会完全醒过来。只有他习惯的入睡方式（如妈妈的

• 许多父母将活跃睡眠期的夜动误认为是夜醒 • 出于爱心，一些父母会为了检查纸尿裤或喂奶而唤醒婴儿，造成婴儿睡眠中断，宝宝以哭闹回应	• 父母应正确认识活跃睡眠期的夜动 • 婴儿活跃睡眠期的快速眼动睡眠，会帮助他们建立和发展脑细胞新的功能联系，增强学习和记忆能力 • 不间断的睡眠对婴儿的生长发育十分重要

摇晃和催眠曲）再次出现，宝宝才能再次入睡。

这个问题怎么解决呢？方法就是我们前面提到的培养宝宝独自入睡的习惯！

除了拍、抱以外，另一个导致夜醒的原因就是夜间哺乳。有调查显示，妈妈对6～11月龄的婴儿夜间哺乳的比例高达81.3%。一般来说，3月龄的宝宝夜间哺乳1次就可以满足其需要，4～5月龄的宝宝50%以上可以睡整夜觉，如果6月龄以上的宝宝依然吃夜奶，很可能是妈妈的意愿而非孩子的营养需要。这样做的结果就是让宝宝将吃奶变成睡眠环境的一部分，从而引发睡眠问题。

4. 坚持写睡眠日记

很多细心的父母有写育儿日记的习惯，记录宝宝的日常生活、生长发育、智力发育等情况。我们建议父母坚持给宝宝写睡眠日记，睡眠日记可以帮助父母发现宝宝早期可能存在的睡眠问题。父母可以自己记录，也可以借助手机在线工具记录。

表16.6　睡眠日记之夜晚入睡情况

日期	昨晚上床睡觉时间	今早起床时间	入睡所需时间（分钟）	夜醒次数	夜醒总时间（小时）	总睡眠时间（小时）
举例						
5.3	20：20	7：30	25	2	1′25″	9′20″

表16.7　睡眠日记之夜醒记录

夜醒的时间和持续的时间		
①夜醒时间：	再次入睡时间：	简要描述
②夜醒时间：	再次入睡时间：	发生事件
③夜醒时间：	再次入睡时间：	

表16.8　睡眠日记之白天入睡情况

日期	入睡时间	醒来时间	睡眠时间	入睡时间	醒来时间	睡眠时间

优质睡眠3+3

三要
- 要在宝宝犯困时把他放到小床上，培养其独自入睡能力
- 要让宝宝与父母同屋不同床睡觉，有助于其夜晚连续睡眠
- 要用睡眠仪式、睡眠日记等方式提高宝宝的睡眠效率

三不要
- 不要依赖拍抱或摇晃等安抚方式让宝宝入睡
- 不要让宝宝依赖上吃奶才能入睡
- 不要干扰宝宝夜间活跃睡眠期的夜动